Wissenswertes für die Praxis 1

Erkältungs- krankheiten 2

Magen- und Darmbeschwerden 3

Inhalt

Leber- und Gallebeschwerden 54

Zur Selbstbehandlung von Leber- und Gallebeschwerden 55
Leberbeschwerden 55
Gallebeschwerden 58
   Gestörter Galleabfluß 58
   Gallensteine, Gallekoliken 61
   Gallenblasen- oder Gallenwegsentzündungen 63

Rheuma und Gicht, Ischias und Hexenschuß 64

Zur Selbstbehandlung von Rheuma und Gicht 65
Zur Sebstbehandlung von Ischias und Hexenschuß 66
Rheuma und Gicht 66
Ischias und Hexenschuß 75

Blasen- und Nierenbeschwerden 76

Zur Selbstbehandlung von Blasen- und Nierenbeschwerden 77
Akute und chronische Blaseninfektion 77
Nieren- und Blasenspülung 79
Nieren- und Blasenstärkung 80
Nieren- und Blasensteine 81

Schlafstörungen, Nervosität, depressive Verstimmungen 84

Zur Selbstbehandlung von Schlafstörungen, Nervosität, depressiven Verstimmungen 85
Zur Entspannung und Schlafvorbereitung 85
Depressive Verstimmungen 90

Leber- und Gallebeschwerden **4**

Rheuma und Gicht, Ischias und Hexenschuß **5**

Blasen- und Nieren- beschwerden **6**

Schlafstörungen, Nervosität, depressive Verstimmungen **7**

Inhalt

Herz- und Kreislaufbeschwerden 92

Zur Selbstbehandlung von Herz- und Kreislaufbeschwerden 93
Zur Herzstärkung 93
Bluthochdruck 96
Nervöse Herzbeschwerden 97
»Herzbauchweh« (Roemheld-Syndrom) 99
Erste Hilfe bei Bewußtlosigkeit 99

Beschwerden im Kopfbereich 100

Zur Selbstbehandlung von Beschwerden im Kopfbereich 101
Kopfschmerzen 101
Zahnschmerzen 103
Ohrenschmerzen 104
Nasenbluten 105
Heuschnupfen, Pollenallergie 105

Kinderkrankheiten 106

Zur Selbstbehandlung von Kinderkrankheiten 107
Blähungen im Säuglings- und Kleinkindalter 107
Zahnungsdurchfall im Säuglings- und Kleinkindalter 108
Säuglingsschnupfen 109
Wundbehandlung im Säuglings- und Kleinkindalter 110
Milchschorf und Ekzeme im Säuglings- und Kleinkindalter 110
Geschwächte Abwehrkräfte 110
Schlafstörungen 111
Erkältungskrankheiten 111
Zur Vorbeugung von Erkältungen 111
Halsschmerzen 112 · Fieber 112
Schnupfen 114 · Husten 115
Asthma 117
Masern, Mumps, Windpocken 117
Bauchschmerzen 118
Appetitlosigkeit 118 · Bettnässen 119
Schmerzen beim Wasserlassen 120
Durchfall, Würmer 121
Schulprobleme 122 · Akne 121

Herz- und Kreislauf-beschwerden **8**

Beschwerden im Kopfbereich **9**

Kinderkrankheiten **10**

Inhalt

Frauenbeschwerden 124

Zur Selbstbehandlung von
    Frauenbeschwerden 125
Periodenschmerzen (Dysmenorrhoe) 125
Blutarmut und Eisenmangel 127
Konstitutioneller Fluor (Weißfluß) 127
Vegetative Dystonie
    des kleinen Beckens 128
Beschwerden während der
    Wechseljahre 130

Altersbeschwerden 132

Zur Selbstbehandlung von
    Altersbeschwerden 133
Zur allgemeinen Stärkung 133
Altersherz 135
Arthrose 135
Altershusten 136
Prostata-Beschwerden 137
Altersbedingte Schlafstörungen 139
Altersbedingte Appetitlosigkeit 140
Fehlender Durst 140
Durchfall 141
Blähungen und Bauchkrämpfe 141

Hautprobleme 142

Zur Selbstbehandlung von
    Hautproblemen 143
Hautunreinheiten, Akne 143
Müde Haut 144
Wunde oder spröde Haut 144
Trockene Haut 145
Hautausschläge 145
Warzen, Sommersprossen 145
Schuppenflechte (Psoriasis) 146
Gürtelrose 147
Hautpilz und Fußpilz 148
Hühneraugen 148
Zecken 148
Schweißfüße, schwitzende Hände 148
Erfrierungen, Frostbeulen 149
Auf- und Durchliegeschäden
    (Decubitus) 149

Frauenbeschwerden **11**

Altersbeschwerden **12**

Hautprobleme **13**

Inhalt

Leichte Verletzungen, Geschwüre, Abszesse 150

Zur Selbstbehandlung von leichten Verletzungen, Geschwüren, Abszessen 151
Erste Hilfe bei leichten Verletzungen 151
Geschwüre, Abszesse 154

Verbrennungen, Verbrühungen, Sonnenbrand 156

Zur Selbstbehandlung von Verbrennungen, Verbrühungen, Sonnenbrand 157
Erste Hilfe bei Verbrennungen und Verbrühungen 157
Erste Hilfe bei Sonnenbrand 157

Frühjahrs- und Herbstkur 158

Wissenswertes zur Frühjahrs- und Herbstkur 159

Hausmittel von A bis Z 162

Beschwerden-Register 174

Leichte Verletzungen, Geschwüre, Abszesse **14**

Verbrennungen, Verbrühungen, Sonnenbrand **15**

Frühjahrs- und Herbstkur **16**

Hausmittel von A bis Z **17**

Beschwerden-Register **18**

Über dieses Buch

Hausmittel waren für mich seit jeher etwas Besonderes; meine Großmutter war es, die mir als Kind immer wieder mit ihren Mitteln geholfen hat – bei Schnupfen und Husten, bei Bauchweh oder einem aufgeschlagenen Knie. Immer wußte sie Rat, bereitete in der Küche etwas für mich fast Geheimnisvolles zu, das mir, ich wußte es, bestimmt helfen würde. Während ich den von ihr gebrauten Tee trank, saß sie an meinem Bett, manchmal las sie mir sogar etwas vor. War es ein Umschlag oder ein Wickel, der meine Schmerzen lindern sollte, strich und wickelte sie mich liebevoll ein – und schon dadurch ging es mir besser.

Hausmittel sind überlieferte Anwendungen und Rezepturen, ursprünglich aus der Zeit, da es nur wenige fertige Arznei- oder Heilmittel gab. Viele Menschen konnten sich einen Arzt oder eine teure Medizin nicht leisten, und die Wege zu den wenigen Ärzten waren weit und beschwerlich. Deshalb mußte man sich bei Krankheiten, Verletzungen oder Unpäßlichkeiten selbst helfen – man behandelte sich mit Mitteln aus Garten, Feld oder Wald auf ebenso einfache wie praktische Weise. Häufig war die Mutter oder die Großmutter zugleich Ärztin und Apothekerin für die ganze Familie.

Untaugliches geriet schnell in Vergessenheit, während Bewährtes von Generation zu Generation weitergegeben wurde. So sammelte sich im Lauf der Zeit ein großer Erfahrungsschatz an, und alles wurde sorgfältig aufgeschrieben. Das handgeschriebene »Arznei- und Doktorbuch« einer Familie gehörte häufig zur Mitgift der Braut.

Später ging dieses Wissen um die alten Mittel vielen Menschen weitgehend verloren. Durch die zunehmend bessere medizinische Versorgung, die eine Flut bequem anzuwendender und schnell wirkender Arzneimittel mit sich brachte, gerieten die Hausmittel mehr und mehr in Vergessenheit.

Heute, da man weiß, daß auch den modernen Arzneimitteln in ihrer Wirkung Grenzen gesetzt sind oder daß sie mit unerwünschten Nebenwirkungen verbunden sein können, wendet man sich den natürlichen Heilmitteln wieder zu – immer häufiger wird Bewährtes aus dem alten Hausmittelschatz angewendet. »Keiner hat mir so richtig helfen können, aber mit dem Hausmittel meiner Großmutter sind meine Beschwerden verschwunden« – diesen Satz habe ich in meiner Apotheke immer wieder gehört. Man könnte einwenden, daß die geschilderte Wirkung Einbildung sei; die moderne medizinische Forschung, die viele der alten Hausmittel wissenschaftlich untersucht hat, bestätigt aber inzwischen die häufig überraschende Wirksamkeit altbewährter Rezepturen.

Im Laufe der Jahre haben mir viele Menschen unterschiedlicher Herkunft und Mentalität von ihren Hausmitteln erzählt, von Mitteln, die in ihren Familien seit langer Zeit immer wieder mit Erfolg angewendet werden.

So lernte ich nicht nur viele bewährte Mittel kennen, sondern erfuhr auch, daß wohl jeder eine eigene, durch Überlieferung geprägte Vorstellung von Hausmitteln hat.

Für diesen Ratgeber habe ich aus meiner über Jahrzehnte entstandenen Sammlung jene Hausmittel ausgewählt, die ich zur Selbstbehandlung empfehlen kann. In den einzelnen Kapiteln (Inhalt, Seite 2) – von Erkältung über Magen- und Darmbeschwerden bis zu Kinderkrankheiten und Altersbeschwerden – habe ich jeweils zunächst Zusammenhänge erläutert, die Sie kennen sollten, danach Hausmittel zur Behandlung einzelner Beschwerden vorgestellt – mit Anleitungen für Zubereitung und Anwendung. Machen Sie sich bitte vor der Selbstbehandlung mit der Erläuterung vertraut.

In der Zusammenstellung Hausmittel von A bis Z (Seite 163) finden Sie alle in diesem Buch empfohlenen Hausmittel in alphabetischer Reihenfolge. Zugeordnet sind jeweils die Beschwerden, bei denen sie helfen. Die Seitenzahlen führen Sie zu den Erläuterungen im Text.

Um Ihnen ein rasches Auffinden des passenden Mittels zu ermöglichen, sind im »Beschwerden-Register« (Seite 175) die in diesem Ratgeber erläuterten Beschwerden und Erkrankungen in alphabetischer Reihenfolge zusammengestellt. Die Seitenzahlen führen Sie zu den Erläuterungen im Text und den passenden Mitteln.

Das wiedererwachte Interesse an Hausmitteln hat dazu geführt, daß alte Rezepturen ohne das Wissen um ihren Wert weitergegeben werden – auch solche, gegen deren Anwendung die Wissenschaft nach neueren Erkenntnissen Bedenken hat. Deshalb mache ich Sie auch auf jene Hausmittel aufmerksam, die zwar seit jeher als heilkräftig gelten, bei denen es jedoch inzwischen als erwiesen gilt, daß sie eher schaden als nützen. So kann Untaugliches aus den Hausapotheken verschwinden, Bewährtes auch weiterhin helfen.

Hausmittel bewirken keine Wunder. Ihr Wert liegt in einem verantwortungsvollen Umgang mit dem, was sie uns zu bieten haben. Dazu ist es notwendig, die Grenzen der Selbstbehandlung (Seite 15) und den »Wichtigen Hinweis« (Seite 180) genau zu beachten. Bitte informieren Sie sich sorgfältig vor jeder (Selbst)-Behandlung über die vorschriftsmäßige Anwendung des jeweiligen Mittels, und halten Sie sich genau an die angegebenen Dosierungen (Wissenswertes für die Praxis, Seite 14). Wenn Sie dies beachten, können Sie sich und Ihrer Familie helfen, auf natürliche Weise gesund zu bleiben oder bald wieder gesund zu werden.

Apotheker Mannfried Pahlow

1 Wissenswertes für die Praxis

Grenzen der Selbstbehandlung

Hausmittel sind Naturheilmittel. Aber: Was wirksam ist, hat auch Nebenwirkungen. Es ist also falsch zu glauben, daß alles, was uns die Natur zur Linderung von Beschwerden oder zur Heilung von Krankheiten zu bieten hat, in jedem Fall nur hilft und niemals schaden kann. Dieser Irrtum führt in vielen Fällen zu einem unvorsichtigen Umgang mit Hausmitteln: Falsch angewendet, in zu hoher Dosis oder zu lange eingenommen, können sie Ihnen auch Schaden zufügen.
Hausmittel sind nur dann Heilmittel, wenn man um ihre Wirkung weiß und sie gezielt anwendet – also die richtige Zubereitung, die passende Dosierung sorgfältig beachtet.

Die Anwendung von Hausmitteln darf nie zur »Kurpfuscherei« werden. Bevor Sie mit der Behandlung beginnen, sprechen Sie am besten mit Ihrem Arzt. Viele Ärzte stehen einer Anwendung mit Hausmitteln positiv gegenüber und begrüßen eine solche Initiative als Unterstützung ihrer Therapie.

Wichtig: Eine Selbstbehandlung darf nicht von Schwangeren durchgeführt werden.

Wenn Sie bei vermeintlich harmlosen Befindlichkeitsstörungen eine Behandlung ohne ärztlichen Beistand durchführen möchten, beachten Sie bitte folgendes:
• Sind die Beschwerden nach längstens drei Tagen nicht verschwunden, oder treten die Beschwerden nach Absetzen der Anwendung bald wieder auf, muß unbedingt der Arzt hinzugezogen werden.
• Hohes Fieber und starke Schmerzen sind Alarmsignale! Sie erfordern einen Arztbesuch.
• Stellen sich nach der Anwendung eines Hausmittels Magenschmerzen, Übelkeit, Durchfall oder allergische Hautausschläge ein, muß das Mittel sofort abgesetzt werden. Sollten die Beschwerden nach längstens zwei Tagen nicht verschwunden sein, ist ärztlicher Rat notwendig.
• Bitte beachten Sie auch die Hinweise im Text, die Sie auf die Grenzen der Selbstbehandlung aufmerksam machen, sowie den »Wichtigen Hinweis« auf Seite 178.

Über die Anwendung der Hausmittel

Hausmittel können ihre Wirkung nur dann entfalten, wenn sie gezielt eingesetzt, richtig zubereitet und genau dosiert werden.

Mit dem folgenden Überblick über die in diesem Ratgeber empfohlenen Anwendungen möchte ich Ihnen vermitteln, was Sie für den richtigen Umgang mit Hausmitteln wissen müssen. Genaue Anleitungen für Zubereitung und Anwendung eines jeden Hausmittels finden Sie im Text.

Innerliche Anwendungen

Tees und Teemischungen

Der Heilpflanzentee ist die am meisten genutzte Anwendung – entweder aus einer einzelnen Droge, also ungemischt, oder als Teemischung. Alle Tees bekommen Sie in gleichbleibender Qualität in der Apotheke. Rezepte für Teemischungen habe ich so angegeben, wie sie verschrieben werden, der Verständlichkeit wegen mit deutschen Namen, wobei die Zahlen, beispielsweise »Baldrianwurzel 20,0«, angeben, wieviel Gramm einer Droge in einer Teemischung enthalten sein sollen.

Die richtige Teezubereitung ist von ausschlaggebender Bedeutung. Es macht einen großen Unterschied, ob die Teekräuter mit kaltem oder kochendem Wasser übergossen werden. Die Angaben für die Dauer des »Ausziehens« sind ebenso genau zu beachten wie Hinweise auf Trinktemperatur oder die Art des Teetrinkens (ob schluckweise oder über den Tag verteilt). Wichtig ist außerdem, ob der Tee gesüßt oder ungesüßt getrunken werden darf. Halten Sie sich bitte auch an die Angaben über Dosierung und Anwendungsdauer. Erst alles zusammen macht den Erfolg einer Anwendung mit Heiltees aus.

Wichtig: Für Diabetiker ist das Süßen der Tees nicht erlaubt.

Arzneiweine, Arzneischnäpse

Arzneiweine (Medizinalweine) und Arznei-schnäpse bekommt man größtenteils fertig in der Apotheke, im Reformhaus oder in der Drogerie; man kann sie aber auch selbst ansetzen. Dazu habe ich Ihnen genaue An-leitungen gegeben sowie die Dosierung und Anwendungsdauer jeweils vorgeschrieben.

Wichtig: Arzneiweine und Arzneischnäpse enthalten meistens die gleiche Menge Alkohol wie ungemischte Weine oder Schnäpse.

Säfte

Säfte aus Heilpflanzen sind zum größten Teil in der Apotheke, im Reformhaus oder in der Drogerie in guter Qualität erhältlich. Sie selbst herzustellen lohnt sich meistens nicht. Frische Fruchtsäfte dagegen lassen sich mit einem Haushaltsentsafter auf einfache Weise selbst zubereiten. Dosierung und An-wendungsdauer sind jeweils angegeben.

Wichtig: Für Diabetiker sind gesüßte Fruchtsäfte nicht erlaubt.

Tropfen, Tinkturen

Tropfen und Tinkturen aus Heilpflanzen sind, einzeln oder gemischt, in der Apotheke erhältlich. Dosierung und Anwendungsdauer sind jeweils angegeben.

Wichtig: In den Tropfen und den Tinkturen ist Alkohol enthalten.

Ätherische Öle

Ätherische Öle sind in der Apotheke oder im Reformhaus erhältlich. Dosierung und Anwen-dungsdauer sind jeweils angegeben.

Geiste

Bei Geisten wie etwa dem Melissengeist han-delt es sich meist um Auflösungen ätherischer Öle in Weingeist. Sie sind in der Apotheke, im Reformhaus oder in der Drogerie erhältlich. Dosierung und Anwendungsdauer sind jeweils angegeben.

Wichtig: In den Geisten ist Alkohol enthalten.

Homöopathische Hausmittel

Homöopathische Hausmittel sind in der Apotheke erhältlich. Man kann sie in zwei Darreichungsformen einnehmen – entweder als Streukügelchen (Globuli) oder in Tropfenform.

Wichtig: In den homöopathischen Tropfen ist Alkohol enthalten.

Äußerliche Anwendungen

Tees und Teemischungen

(Ungesüßte) Tees und Teemischungen eignen sich auch für den äußerlichen Gebrauch – zum Gurgeln, Mundspülen, für Inhalationen und Dampfbäder, für Voll-, Teil- und Sitzbäder sowie für Verbände, Umschläge und Waschungen. Zubereitung und Anwendung mit Dosierung und Anwendungsdauer sind jeweils angegeben.

Ätherische Öle

Ätherische Öle für die äußerliche Anwendung eignen sich für Inhalationen, Dampfbäder und Einreibungen, jedoch nicht bei Säuglingen und Kleinkindern unter 5 Jahren. Sie sind ebenfalls in der Apotheke oder dem Reform-haus erhältlich. Zubereitung und Anwendung mit Dosierung und Anwendungsdauer sind jeweils angegeben.

Wichtig: Manche Menschen reagieren auf ätherische Öle mit Hautjucken. Tritt eine solche Reaktion bei der Anwen-dung dieser Hausmittel auf, müssen sie sofort abgesetzt werden.

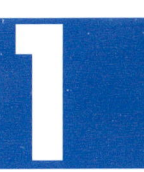

Badeextrakte, Badeöle

Badeextrakte und Badeöle aus Heilpflanzen eignen sich als Zusätze für Voll-, Teil- und Sitzbäder. Sie sind in der Apotheke, im Reformhaus oder in der Drogerie erhältlich, man kann sie aber auch selbst ansetzen. Dazu habe ich Ihnen genaue Anleitungen gegeben, außerdem die Dosierung, die Badetemperatur und die Anwendungsdauer jeweils vorgeschrieben.

Salben, Emulsionen

Salben und Emulsionen eignen sich für Einreibungen und Auflagen. Sie sind in der Apotheke, im Reformhaus oder in der Drogerie erhältlich. Sie selbst herzustellen lohnt sich in den wenigsten Fällen. Die Zubereitung, Dosierung und Anwendungsdauer ist jeweils vorgeschrieben.

Fluide, Geiste, Spiritus

Fluide, Geiste und Spiritus sind alkoholische Lösungen mit verschiedenartigen Wirkstoffen oder Mischungen daraus. Sie eignen sich für Einreibungen, Auflagen und Umschläge. Man bekommt sie in der Apotheke, im Reformhaus oder in der Drogerie. Die Zubereitung, Dosierung und Anwendungsdauer ist jeweils vorgeschrieben.

2 Erkältungskrankheiten

Zur Selbstbehandlung von Erkältungskrankheiten

Jeder kennt sie, die unangenehmen Beschwerden in Hals und Rachen, die mit Trockenheit, Brennen oder Kratzen beginnen, um sich bald zu Schmerzen mit Schluckbeschwerden und zur Rötung und Schwellung der Schleimhäute zu steigern. Wird nicht rechtzeitig etwas dagegen unternommen, greift diese Entzündung nach einigen Tagen auf die Bronchien über – Hustenreiz und starke Schleimbildung sind die lästigen Symptome bei entzündeten Bronchien (Bronchitis). Fieber, Schnupfen und – in ungünstigen Fällen – Nebenhöhlenkatarrhe sind die weiteren unangenehmen Begleiterscheinungen. Umgangssprachlich wird dies alles meist als »Grippe« bezeichnet, während der Arzt korrekterweise von einem grippalen Infekt spricht.

Gegen die echte Grippe, die Influenza, die durch nur wenige, der Wissenschaft bekannte und deshalb direkt bekämpfbare Viren hervorgerufen wird, kann man sich durch die jährliche Grippeschutzimpfung wirksam schützen. Nicht aber gegen die »gewöhnlichen« Erkältungskrankheiten. Die Zahl der Erreger, die diese Beschwerden auslösen, ist schier unübersehbar, und viele sind bis heute noch nicht einmal genau bestimmt worden.

Die sonst so wirksamen Antibiotika richten bei grippalen Infekten nur wenig aus; ihr vorschneller Einsatz ist deshalb auch wenig sinnvoll. Mit Hilfe altbewährter Hausmittel kann man jedoch gerade die vielen verschiedenartigen Erkältungsbeschwerden nicht nur spürbar lindern, sondern auch den Heilungsprozeß beschleunigen und die Genesungszeit verkürzen. Das hat man zu allen Zeiten getan; heutzutage kommt man in verstärktem Maße wieder auf diese alten, bewährten Mittel zurück. Krankheitserreger umgeben uns überall; ist unser Abwehrsystem intakt, dann erkranken wir nicht oder zumindest weniger schwer. Durch die Anwendung von Hausmitteln können die Abwehrkräfte unseres Körpers aktiviert werden. Auf diese Weise ist er in der Lage, sich der Krankheitserreger ohne Hilfe starker Medikamente zu erwehren. Das

bedeutet, daß man Hausmittel in Erkältungszeiten sowohl vorbeugend nutzen, als auch durch ihren Soforteinsatz das Fortschreiten der Erkrankung verhindern kann.
Bei chronischen Erkrankungen der Atemwege, bei Asthma, Lungenemphysem, Staublunge oder Raucherkatarrh mit ihren Beschwerden wie Reizhusten, Atemnot und starker Verschleimung der Bronchien, lassen sich durch die Anwendung von Hausmitteln ebenfalls gute Ergebnisse erzielen.

Zur Vorbeugung von Erkältungen

Oft weiß man genau, daß man sofort etwas tun muß, um einer Erkältung vorzubeugen. Man mußte im Regen ohne Schirm nach Hause gehen, hat in zugiger, kalter Luft auf den Bus gewartet, ist mit nassen Füßen herumgelaufen oder hat nach dem Schwimmen im Sommer den nassen Badeanzug zu lange anbehalten. Wer dann sofort einige vorbeugende Maßnahmen ergreift, ein heißes Fußbad nimmt und gleichzeitig Lindenblüten-Tee trinkt, kommt meist ohne Erkältung davon.

Heißes Fußbad und Lindenblüten-Tee

Das heiße Fußbad gehört, zusammen mit dem Lindenblüten-Tee oder dem Holunderblüten-Tee, in der Hausmittelmedizin zu den wichtigsten Vorbeugemitteln gegen eine drohende Erkältung. Wer durchgefroren nach Hause kommt, nimmt ein heißes Fußbad, um einen Schnupfen zu verhindern.

Wichtig: Nicht anwenden bei Venenleiden!

• Zubereitung und Anwendung: Einen Eimer mit so heißem Wasser füllen, wie man es gerade verträgt, und die Füße und Unterschenkel etwa 5 Minuten hineinstellen.

Gleichzeitig trinkt man einen Lindenblüten-Tee mit Honig. Auch in Zeiten besonderer Ansteckungsgefahr (Spätherbst und Frühjahr) empfiehlt es sich, regelmäßig Lindenblüten-Tee zu trinken. Schon immer war die schweißtreibende Wirkung des Lindenblüten-Tees beliebt, vor allem bei Erkältungskrankheiten, die mit einer Schwitzkur (Seite 21) behandelt werden dürfen.

Darüber hinaus aktiviert er die Abwehrkräfte des Körpers; Erkältungskrankheiten, die mit Fieber einhergehen, werden durch eine Behandlung mit Lindenblüten-Tee schneller überwunden.

• Zubereitung und Anwendung: 1 Teelöffel Lindenblüten mit $1/4$ Liter kochendem Wasser übergießen, 10 Minuten ziehen lassen, abseihen und mit 1 Teelöffel Honig süßen. 1 Tasse Tee mäßig warm trinken, nach 3 bis 4 Stunden eine weitere Tasse Tee trinken. (Diabetiker nicht süßen.)

Holunderblüten-Tee

Auch der Holunderblüten-Tee ist ein gutes Vorbeugemittel gegen eine beginnende Erkältung, weil er, wie der Lindenblüten-Tee, die körpereigenen Abwehrkräfte hervorragend zu stärken vermag. Als Bestandteil der Schwitzkur (Seite X) wird er wie der Lindenblüten-Tee ebenfalls mit Erfolg angewendet.

• Zubereitung und Anwendung: 1 gehäuften Teelöffel Holunderblüten mit $1/4$ Liter kochendem Wasser übergießen, 10 Minuten ziehen lassen, abseihen und mit 1 Teelöffel Honig süßen. 1 Tasse Tee mäßig warm trinken, nach 3 bis 4 Stunden eine weitere Tasse Tee trinken. (Diabetiker nicht süßen.)

Empfehlenswerte Teemischungen

Man ist gut beraten, wenn man in der kalten und nassen Jahreszeit einen Heilkräutertee zum »Haustee« erhebt. Er mobilisiert die körpereigenen Abwehrkräfte und verringert auf diese Weise die Anfälligkeit für Erkältungen. Damit er zum Frühstück und zum Abendessen gerne getrunken wird, muß er auch gut schmecken.

Hier zwei bewährte Teemischungen:

Lindenblüten-Melissen-Teemischung

Lindenblüten	10,0
Melissenblätter	10,0
Hagebuttenfrüchte mit Samen	10,0
Erdbeerblätter	5,0
Brombeerblätter	5,0
Holunderblüten	5,0
Hibiskusblüten (Rote Malve)	5,0
Fenchelfrüchte	5,0

Lindenblüten-Kamillen-Teemischung

Lindenblüten	20,0
Kamillenblüten	20,0
Melissenblätter	10,0
Pfefferminzblätter	10,0
Hagebuttenfrüchte mit Samen	10,0
Orangenblüten	10,0

• Zubereitung und Anwendung: 2 Teelöffel der jeweiligen Mischung mit $1/4$ Liter kochendem Wasser übergießen, 20 Minuten ziehen lassen, abseihen und bei Bedarf mit 1 Teelöffel Honig süßen und/oder Zitronensaft hinzufügen. Täglich morgens und abends je 1 Tasse Tee trinken. (Diabetiker nicht süßen.)

Roter Sonnenhut (Echinacea)

Ein ausgezeichnetes Mittel zur Steigerung der körpereigenen Abwehrkräfte und zur Vorbeugung gegen Erkältungskrankheiten ist der frische Preßsaft aus dem Kraut des Roten Sonnenhutes (Echinacea purpurea). In den letzten zwanzig Jahren hat sich dieses Mittel zu Recht einen festen Platz in der Hausapotheke erobert. Als Echinacin® oder Resistan® in der Apotheke erhältlich.

• Anwendung: nach Angabe der Packungsbeilage.

Eukalyptus-Öl

Eukalyptus-Öl (aus der Apotheke) nimmt man zur Vorbeugung in Erkältungszeiten.

Wichtig: Manche Menschen reagieren auf ätherische Öle mit Hautjucken. Tritt eine solche Reaktion bei der Anwendung dieses Hausmittels auf, muß es sofort abgesetzt werden.

Für Säuglinge und Kleinkinder unter 5 Jahren ist diese Anwendung nicht geeignet.

• Anwendung: Morgens wenige Tropfen Eukalyptus-Öl auf ein Taschentuch geben, das man immer bei sich trägt, um es bei Bedarf vor Mund und Nase zu halten und kräftig daran zu riechen. Das kommt einer Inhalation mit dem ätherischen Öl gleich.

Honig

Honig hilft dem Körper, die Krankheitserreger zu überwinden und hält den Kreislauf stabil. Ein altes Hausrezept lautet: Zur Vorbeugung und zu Beginn einer Erkältung nehme man 5mal täglich je 1 Teelöffel Honig. (Für Diabetiker nicht geeignet.)

Melissengeist

Der Melissengeist (aus der Apotheke, der Drogerie oder dem Reformhaus) hat neben vielen anderen guten Eigenschaften, die man ihm nachsagt, eine ausgezeichnete vorbeugende Wirkung in Erkältungszeiten.

• Zubereitung und Anwendung: 1 Teelöffel Melissengeist in 1 Glas heißem Wasser auflösen und mit 1 Teelöffel Honig süßen. Bei Bedarf 2mal täglich jeweils 1 Glas davon trinken. (Diabetiker nicht süßen. – In Melissengeist ist Alkohol enthalten.)

Kalte Dusche

Für den, der bei jeder Gelegenheit eine Erkältung bekommt, gibt es kein besseres Vorbeugemittel als die Abhärtung durch eine kalte Dusche. Sie regt die Durchblutung an, beschleunigt die Hautatmung und dient der allgemeinen Anregung der körpereigenen Abwehrkräfte.
Eine kalte Dusche bedeutet nicht, minutenlang unter der kalten Brause zittern zu müssen – »kurz und kalt« lautet vielmehr die Devise. So lernt der Körper, sich rasch umzustellen; auf diese Weise wird das Gefäßsystem intensiv trainiert. Nur anfangs empfindet man das kalte Wasser als unangenehm, aber man gewöhnt sich schnell daran und fühlt sich danach den ganzen Tag wohlig warm.

• Anwendung: Zunächst warm, dann heiß und abschließend einige Sekunden kalt duschen.

Wassertreten

Wassertreten, Tautreten und kurzes Umhergehen im Schnee oder auf kalten Steinen wirkt nicht nur herrlich erfrischend, sondern ist bei regelmäßiger Anwendung eine bewährte Abhärtungsmethode für alle, die ohne ausreichende Widerstandskraft gegen Erkältungen sind.

Wichtig: Wer an behandlungsbedürftigen Herzerkrankungen leidet, darf diese Methode erst nach Rücksprache mit dem Arzt anwenden!

• Anwendung: 1 bis 3 Minuten (nicht länger!) in kaltem Wasser, im Tau, Schnee oder auf kalten Steinen umhergehen. Die Füße danach mit einem rauhen Tuch warmrubbeln.

Schwitzkur

Früher war es üblich, bei Erkältungen, vor allem bei grippalen Infekten und Bronchitis, eine Schwitzkur zu machen. Auf diese Weise konnte schon manche Krankheit im Keim erstickt werden. Der Wert dieser Methode wurde später allerdings immer mehr angezweifelt, weil es hieß, die Schwitzkur sei für den Kreislauf zu anstrengend. Ich meine allerdings, daß sie vielen Menschen nur zu umständlich war und es einfacher schien, Erkältungskrankheiten mit Antibiotika zu behandeln.
Heute ist man davon überzeugt, daß eine Infektionskrankheit, die aus eigener Kraft überwunden wird, den Organismus stärkt und die Abwehrkräfte mobilisiert. Dafür ist eine Schwitzkur in besonderer Weise geeignet. Sie darf aber auf keinen Fall jeden Tag durchgeführt werden, denn das verträgt auch der stabilste Kreislauf nicht. Doch zu Beginn einer Erkältung und – wenn sie länger gedauert hat – als abschließende »Reinigung« ist sie nach wie vor von großem Nutzen.

Wichtig: Menschen mit labilem Kreislauf sollten vorher den Arzt befragen, ob sie diese Kur durchführen dürfen.

Bitte beachten Sie: Während des Schwitzens muß der Patient gut beobachtet werden. Sollten sich Kreislaufbeschwerden (blaue Lippen oder ein blasses Gesicht) einstellen, muß die Kur sofort abgebrochen werden. Mit einer Tasse Bohnenkaffee läßt sich der Kreislauf schnell wieder ins Lot bringen. Alkohol darf in dieser Situation auf keinen Fall getrunken werden.

Bereiten Sie alles vor, was Sie für die Schwitzkur brauchen. Sie benötigen dafür heißen Lindenblüten-Tee (oder Holunderblüten-Tee), eine Aspirin-Tablette, ein vorgewärmtes Laken, eine Wolldecke, ein warmes Deckbett und frische Bettwäsche zum Wechseln. Sorgen Sie dafür, daß Sie während der Schwitzkur nicht allein sind.

• Zubereitung und Anwendung: 3 gehäufte Teelöffel Lindenblüten (oder Holunderblüten) mit ¹/₂ Liter kochendem Wasser übergießen, 10 Minuten ziehen lassen, abseihen und mit 1 Teelöffel Honig süßen. (Diabetiker nicht süßen.)
Eine Aspirin-Tablette einnehmen und unmittelbar darauf den vorbereiteten Lindenblüten-Tee (oder Holunderblüten-Tee) sehr heiß und schnell trinken.
Danach sofort ein heißes Vollbad nehmen, zunächst bei einer Temperatur von 37° C, die durch Zulauf von heißem Wasser schnell auf 40° C gesteigert wird. Die Badedauer bei 40° C sollte etwa 3 Minuten betragen. Das Wasser vom Körper abtropfen lassen, sich fest in ein großes, angewärmtes Laken einwickeln, darüber eine Wolldecke wickeln und sich schnell unter ein warmes Federbett ins Bett legen. Nach kurzer Zeit kommt es zum Schweißausbruch, wodurch große Mengen Schlackenstoffe durch die Haut ausgespült werden.
Es ist ratsam, sich den Wecker zu stellen, denn mehr als 30 Minuten sollte man nicht schwitzen.
Nach dem Schwitzen gründlich abtrocknen. Wer möchte, kann anschließend eine warme Dusche nehmen. Danach in frischer Bettwäsche mindestens eine Stunde im Bett nachruhen.

Fichtennadel-Bad, Thymian-Bad, Eukalyptus-Bad

Als unterstützende Maßnahme zur Vorbeugung und für die Behandlung eines grippalen Infekts haben sich Heilpflanzen-Bäder mit Zusätzen von Fichtennadel, Thymian und Eukalyptus sehr bewährt. Die empfohlene Badetemperatur liegt bei 37° C, die empfohlene Badedauer bei 15 Minuten. Die Badezusätze kauft man am besten in der Apotheke oder im Reformhaus.

• Anwendung: nach Angabe der Packungsbeilage.

Hals- und Rachenentzündung

Diese Infektion kündigt sich an durch Trockenheit, Kratzen und Brennen in Mund und Rachen, häufig treten bald danach Schluckbeschwerden auf. Jetzt ist der richtige Zeitpunkt für einen gezielten Einsatz von Heilpflanzen gekommen. Sind erst einmal der Rachen feuerrot, das Schlucken schmerzhaft und die Sprache kloßig geworden, dauert die Behandlung natürlich länger.
Gegen Hals- und Rachenentzündungen sind vor allem verschiedene Heilpflanzen-Tees zum Gurgeln angezeigt. Kamille, Salbei und Thymian etwa sind hochwirksame Heilpflanzen mit desinfizierendem und entzündungshemmendem ätherischem Öl. Blutwurz und getrocknete Heidelbeeren enthalten viel Gerbstoff, der den Bakterien an den entzündeten Schleimhäuten den Nährboden entzieht. Huflattich, Malve, Isländisches Moos und Eibisch sind Pflanzen mit viel Schleim, der sich schützend über die kranken Schleimhäute legt, sie von Außenreizen abschirmt und dadurch die Heilung fördert.
Diese Heilpflanzen können als Gurgeltee alleine angewendet werden. Es gilt jedoch als erwiesen, daß ihre wechselseitige Anwendung oder die Verwendung in Mischungen eine noch bessere Wirkung erzielt.

Wichtig: Weitet sich die Halsentzündung zu einer Angina mit Fieber und geschwollenen Mandeln aus, bitte den Arzt befragen.

Kamillen-Tee und Blutwurz-Tee

Die Verwendung von Kamillen-Tee im Wechsel mit Blutwurz-Tee möchte ich besonders hervorheben. Die heilsame Wirkung zeigt sich sehr bald.

• Zubereitung und Anwendung: Je 2 Teelöffel Kamillenblüten und Blutwurz mit jeweils 1/4 Liter kochendem Wasser übergießen, 10 Minuten zugedeckt ziehen lassen, abseihen und abkühlen lassen (lauwarm). Beide Tees getrennt in Wärmekannen aufheben. Bis zum Abklingen der Beschwerden stündlich im Wechsel mit den Tees gurgeln.

Empfehlenswerte Teemischungen

Hier noch einige bewährte Teemischungen zum Gurgeln:

Bei den ersten Anzeichen einer Halsentzündung:

Kamillen-Salbei-Teemischung

Kamillenblüten	20,0
Salbeiblätter	20,0

Wenn schon deutliche Schluckbeschwerden auftreten:

Kamillen-Huflattich-Teemischung

Kamillenblüten	15,0
Huflattichblätter	15,0

Für geschmacks- und reizempfindliche Menschen mit Hals- und Rachenentzündungen aller Schweregrade:

Kamillen-Fenchel-Teemischung

Kamillenblüten	10,0
Fenchelfrüchte	10,0
Heidelbeeren, getrocknet	10,0
Huflattichblätter	10,0

Bei chronischer Hals- und Rachenentzündung, verbunden mit starker Heiserkeit:

Kamillen-Salbei-Heidelbeeren-Teemischung

Kamillenblüten	10,0
Salbeiblätter	5,0
Heidelbeeren, getrocknet	5,0
Huflattichblätter	5,0

• Zubereitung und Anwendung: 2 Teelöffel der jeweiligen Mischung mit 1/4 Liter kochendem Wasser übergießen, 10 Minuten zugedeckt ziehen lassen, abseihen und abkühlen lassen (lauwarm). Den Tee in einer Wärmekanne aufheben und bis zum Abklingen der Beschwerden stündlich 1mal damit gurgeln.

Eibisch-Tee

Eibisch-Tee, ein besonders wirksamer Tee gegen Halsschmerzen, enthält viel Schleim, aber auch reichlich Stärke. Damit diese nicht »verkleistert« und das Ausziehen des Eibisch-Schleims beeinträchtigt, muß der Tee kalt angesetzt werden.

• Zubereitung und Anwendung: 2 Teelöffel geschnittene Eibisch-Wurzeln mit 1/4 Liter kaltem Wasser übergießen, 60 Minuten unter gelegentlichem Umrühren ausziehen und ohne Druck abseihen; vor der Anwendung leicht erwärmen. Den Tee in einer Wärmekanne aufheben und bis zum Abklingen der Beschwerden täglich 5mal damit gurgeln.

Leinsamen-Tee

Auch Leinsamen enthält viel Schleim und eignet sich ebenfalls zum Gurgeln.

• Zubereitung und Anwendung: 1 Teelöffel ganze Leinsamen mit 1/4 Liter kaltem Wasser übergießen, 60 Minuten unter gelegentlichem Umrühren ausziehen und abseihen; vor der Anwendung leicht erwärmen. Den Tee in einer Wärmekanne aufheben und bis zum Abklingen der Beschwerden täglich 5mal damit gurgeln.

Eichenrinden-Tee

Eichenrinde ist eine wirksame Gerbstoffdroge. Der Tee, als Gurgelmittel verwendet, härtet entzündete Schleimhäute, auf denen sich Bakterien angesiedelt haben.

• Zubereitung und Anwendung: 1 Teelöffel Eichenrinde mit $1/2$ Liter kaltem Wasser übergießen, zum Sieden erhitzen, etwa 10 Minuten kochen, abseihen und abkühlen lassen (lauwarm). Den Tee in einer Wärmekanne aufheben und bis zum Abklingen der Beschwerden täglich mindestens 3mal damit gurgeln.

Kamillen-Lindenblüten-Melissen-Teemischung

Zum Trinken empfehle ich zusätzlich diese Teemischung, weil sie zur schnelleren Genesung verhilft:

Kamillenblüten	10,0
Lindenblüten	10,0
Melissenblätter	10,0
Hagebuttenfrüchte mit Samen	20,0

• Zubereitung und Anwendung: 2 bis 3 Teelöffel der Mischung mit $1/4$ Liter kochendem Wasser übergießen, 15 Minuten zugedeckt ziehen lassen, abseihen und mit 2 Teelöffeln Honig süßen. Täglich 3 Tassen schluckweise trinken. (Diabetiker nicht süßen.)

Myrrhen-Tinktur

Myrrhen-Tinktur eignet sich zum Gurgeln bei Halsentzündungen oder zur Vorbeugung bei erhöhter Infektionsgefahr in Erkältungszeiten.

• Zubereitung und Anwendung: 10 bis 15 Tropfen Myrrhen-Tinktur in $1/2$ Glas lauwarmes Wasser geben und täglich morgens und abends mit dieser Lösung gurgeln. (In der Tinktur ist Alkohol enthalten.)

Zitronen-Saft

Zitronen-Saft ist ein bewährtes Hausmittel bei Halsentzündungen und wird sowohl zum Trinken als auch zum Gurgeln verwendet.

• Zubereitung und Anwendung: Den Saft einer Zitrone mit 1 Tasse heißem Wasser verdünnen und mit dieser noch sehr warmen Mischung täglich 3mal jeweils etwa 1 Minute gurgeln. Zusätzlich den Saft einer Zitrone mit 2 Teelöffeln Honig vermischen und täglich 1mal unverdünnt trinken. (Diabetiker nicht süßen.)

Brombeer-Saft

Brombeer-Saft (selbstgemacht oder aus Apotheke, Reformhaus oder Drogerie) mit Milch, zu gleichen Teilen vermischt, wird in Rußland als Mittel gegen Halsschmerzen eingesetzt und behebt auch Heiserkeit nach langem Reden schnell.

• Zubereitung und Anwendung: Brombeer-Saft mit der gleichen Menge Milch vermischen, leicht erwärmen und bis zum Abklingen der Beschwerden alle 20 Minuten 1 Eßlöffel davon einnehmen. (Diabetiker nur ungesüßten Saft verwenden.)

Feigen-Sirup

Auch Feigen-Sirup hat sich bei Heiserkeit bewährt.

• Zubereitung und Anwendung: 4 ganze Feigen in kleine Stücke zerschneiden, mit $1/4$ Liter kaltem Wasser übergießen, zum Sieden erhitzen und so lange kochen, bis ein dicker Sirup entstanden ist. Nach dem Erkalten den Saft von 1 Zitrone daruntermischen. Bis zum Abklingen der Beschwerden stündlich 1 Eßlöffel davon einnehmen.

Emser Salz

Bei Halsschmerzen eignet sich Emser Salz (aus der Apotheke) ebenfalls zum Gurgeln.

• Zubereitung und Anwendung: 1 gestrichenen Teelöffel Emser Salz in $1/4$ Liter lauwarmem Wasser auflösen und bis zum Abklingen der Beschwerden täglich 3mal damit gurgeln.

Kartoffel-Wickel

Der Kartoffel-Wickel ist ein altes Hausmittel bei Heiserkeit und Kehlkopfentzündung.

• Zubereitung und Anwendung: Etwa 3 bis 5 weichgekochte, noch sehr warme Kartoffeln zerdrücken und den Brei in ein dünnes Tuch einschlagen. Diesen Umschlag um den Hals legen und mit einem wollenen Schal umwickeln. Den Wickel erneuern, sobald er nicht mehr warm ist.

Schnupfen, Stirnhöhlen- und Kieferhöhlenentzündung

Auch der Schnupfen gehört zu den lästigen Begleiterscheinungen einer Erkältung. Über die entzündeten Nasenschleimhäute werden die Erreger manchmal bis in die Stirn- und Kieferhöhlen weitergeleitet, die dann mit Entzündungen und mit Schwellungen reagieren. Die ersten Anzeichen für eine Stirn- oder Kieferhöhlenentzündung sind Kopfschmerzen und ein Druckgefühl über der Nasenwurzel, unter den Augen und hinter der Stirn. Spätestens dann muß man etwas dagegen tun, damit die Entzündung nicht chronisch wird. Eine »verschleppte« Stirn- oder Kieferhöhlenentzündung läßt sich nur schwer ausheilen.

Wichtig: Tritt durch die Selbstbehandlung bei Stirnhöhlenkatarrh nicht innerhalb von 2 Tagen eine deutliche Besserung ein, muß die Entzündung unbedingt ärztlich behandelt werden.

Nux vomica D6

Nux vomica D6, die homöopathische Aufbereitung der Brechnuß, eignet sich gut zur Behandlung eines beginnenden Schnupfens mit verstopfter Nase und rauhem Hals.

• Anwendung: Bis zum Abklingen der Beschwerden täglich 5- bis 6mal je 5 bis 10 Tropfen einnehmen. (In den Tropfen ist Alkohol enthalten.)

Allium cepa D4 oder Allium cepa D6

Allium cepa D4 oder D6, die homöopathische Aufbereitung der Zwiebel, ist bei Schnupfen angezeigt, wenn die Nase läuft, der Ausfluß klar, aber stark reizend ist, und Nasenflügel und Oberlippe dadurch entzündet und wund sind.

• Anwendung: Bis zum Abklingen der Beschwerden täglich 5 bis 6mal je 5 bis 10 Tropfen einnehmen. (In den Tropfen ist Alkohol enthalten.)

Bienenwaben

Bienenwaben (aus dem Reformhaus oder vom Imker) in Verbindung mit einigen Körnchen Fenchel oder Anis können Stirnhöhlenentzündungen ausheilen, behauptet die Hausmittelmedizin. Durch das Kauen echter Bienenwaben wird auch die Nase wieder frei.

• Anwendung: Ein etwa zehnpfenniggroßes Stück Bienenwabe, die noch Honig enthält, zusammen mit 4 bis 5 Körnchen Fenchel oder Anis bis zum Abklingen der Beschwerden täglich 6mal jeweils etwa 15 Minuten lang kauen.

Emser Salz

Das bewährte Emser Salz (aus der Apotheke) hilft auch gegen die lästigen Beschwerden bei Schnupfen und macht die Nase wieder frei.

• Zubereitung und Anwendung: 1 gestrichenen Teelöffel Emser Salz in 1/4 Liter lauwarmem Wasser auflösen. Etwas Flüssigkeit in die hohle Hand geben und bis zum Abklingen der Beschwerden täglich 3- bis 5mal durch die Nase »schniefen«, so daß sie in den Hals gelangt.

Kamillen-Tee

Ein ebenso altes Hausrezept gegen akuten Schnupfen ist eine Anwendung mit Kamillen-Tee. Nach spätestens 2 Tagen ist die Nase dauerhaft frei.

• Zubereitung und Anwendung: 1 bis 2 gehäufte Teelöffel Kamillenblüten mit 1/4 Liter kochendem Wasser übergießen, 10 Minuten ziehen lassen und abseihen. Etwas lauwarmen Tee in die hohle Hand geben und bis zum Abklingen der Beschwerden täglich 3- bis 5mal durch die Nase »schniefen«, so daß er in den Hals gelangt.

Kamillen-Dampfbad

Kräuter-Dampfbäder sind eine wirksame Therapie gegen Schnupfen und entzündete Nebenhöhlen. Durch den eingeatmeten Dampf gelangen die heilenden ätherischen

Öle leicht an den Ort des Geschehens und wirken dort schnell und nachhaltig. Das beste Kräuter-Dampfbad ist das Kamillen-Bad.

• Zubereitung und Anwendung: 1 gehäuften Eßlöffel Kamillenblüten in einer Schüssel mit 1/2 Liter kochendem Wasser übergießen. Kopf und Schüssel mit einem Tuch bedecken und die Dämpfe abwechselnd durch Nase und Mund einatmen. Bis zum Abklingen der Beschwerden täglich 3- bis 5mal wiederholen.

Kamillen-Thymian-Salbei-Dampfbad

Hat sich neben Schnupfen auch schon Husten eingestellt, empfehle ich ein Kräuter-Dampfbad mit folgender Teemischung:

Kamillenblüten	20,0
Thymiankraut	10,0
Salbeiblätter	10,0

• Zubereitung und Anwendung: 1 gehäuften Eßlöffel dieser Mischung in einer Schüssel mit 1/2 Liter kochendem Wasser übergießen. Kopf und Schüssel mit einem Tuch bedecken und die Dämpfe abwechselnd durch Nase und Mund einatmen. Bis zum Abklingen der Beschwerden täglich 3- bis 5mal wiederholen.

Eukalyptus-Öl, Latschenkiefer-Öl, Terpentin-Öl, Wacholderbeer-Öl

In vielen Hausapotheken findet man gegen Erkältungen, vor allem gegen Schnupfen und die damit verbundene verstopfte Nase, ätherische Öle wie Eukalyptus-Öl, Latschenkiefer-Öl, gereinigtes Terpentin-Öl oder auch Wacholderbeer-Öl. Da alle Öle von der Wirkungsweise her ähnlich sind, ist es egal, welches man benutzt.

Wichtig: Manche Menschen reagieren auf ätherische Öle mit Hautjucken. Tritt eine solche Reaktion bei der Anwendung dieses Hausmittels auf, muß es sofort abgesetzt werden.

Für Säuglinge und Kleinkinder unter 5 Jahren ist diese Anwendung nicht geeignet.

• Zubereitung und Anwendung: In eine Schüssel 3 bis 5 Tropfen eines der ätherischen Öle geben. 1 Liter Wasser zum Sieden erhitzen und in die Schüssel gießen. Kopf und Schüssel mit einem Tuch bedecken und die Dämpfe abwechselnd durch Nase und Mund einatmen. Bis zum Abklingen der Beschwerden täglich 2- bis 3mal wiederholen.

Rizinus-Latschenkiefern-Terpentin-Pfefferminz-Öl

Diese Mischung zu gleichen Teilen hat sich bei »verschlepptem« Schnupfen bewährt. Man kann sie sich in der Apotheke mischen lassen, oder man kann sie selbst zubereiten.

• Zubereitung und Anwendung: 20 Gramm Rizinus-Öl in eine Arznei-Flasche von 100 Gramm Fassungsvermögen geben. Die Flasche mit dem Öl etwa 10 Minuten in ein siedendes Wasserbad stellen. Jeweils 20 Gramm Latschenkiefern-, Terpentin- und Pfefferminz-Öl hinzugeben, kräftig durchschütteln und erkalten lassen. Vor jeder Anwendung gut durchschütteln.
Bis zum Abklingen der Beschwerden mit 5 bis 10 Tropfen dieser Mischung täglich mehrmals den Nasenrücken einreiben.

Fieber

Ist eine Erkältung mit Fieber verbunden, sollte man nicht gleich versuchen, das Fieber mit Tabletten oder Zäpfchen zu senken. Fieber ist eine natürliche Abwehrreaktion des Körpers und hilft ihm, die Krankheitserreger zu bekämpfen. Steigt es allerdings auf über 39° C, sollte man etwas zur Fiebersenkung tun, weil hohes Fieber den Kreislauf sehr belastet. Dafür gibt es einige altbewährte Hausmittel.

Wichtig: Dauert das hohe Fieber (über 39° C) länger als einen Tag an, sollte der Arzt zu Rate gezogen werden.

Hagebutten-Tee

Hagebutten-Früchte enthalten neben vielen anderen wertvollen Inhaltsstoffen sehr viel Vitamin C. Tee aus Hagebuttenfrüchten senkt zwar nicht das Fieber, doch das Vitamin C ist von großer Bedeutung für Fieberkranke, weil es bei der Immunkörperbildung hilft und die Abwehrkräfte stärkt.

• Zubereitung und Anwendung: 2 Teelöffel zerkleinerte Hagebuttenfrüchte mit 1/4 Liter kaltem Wasser übergießen, zum Sieden erhitzen, 10 Minuten kochen, abseihen und mit 1 Teelöffel Honig süßen. Täglich 3 Tassen Tee trinken. (Diabetiker nicht süßen.)

Aconitum D4 oder Aconitum D6

Aconitum D4 oder D6, die homöopathische Aufbereitung des Eisenhuts, wirkt vorzüglich bei plötzlich einsetzendem heftigem Fieber, weil man sich zu leicht angezogen hatte oder durchnäßt starker trockener Kälte oder gar Zugluft ausgesetzt war. Ein weiteres Merkmal ist, daß sich die Beschwerden abends verschlimmern, der Patient nach viel frischer Luft verlangt, viel trinken möchte, sich häufig aufdeckt, weil ihn Wärme stört, überdies furchtsam und unruhig ist.

• Anwendung: Stündlich 5 Tropfen einnehmen. (In den Tropfen ist Alkohol enthalten.)

Belladonna D4 oder Belladonna D6

Belladonna D4 oder D6, die homöopathische Aufbereitung der Tollkirsche, ist ebenfalls bei Fieber zu Beginn einer Erkältung angezeigt, doch im Unterschied zu Aconitum rührt das Fieber von feucht-kaltem Wetter oder von zu langem Sonnenbaden her. Der Patient hat ein hochrotes Gesicht, empfindet Licht, Geräusche und Bewegungen als unangenehm, hat wenig Durst und ist ungeduldig, reizbar oder benommen.

• Anwendung: Stündlich 5 Tropfen einnehmen. (In den Tropfen ist Alkohol enthalten.)

Kalter Wadenwickel

Um Fieber in Grenzen zu halten, hat sich der kalte Wadenwickel immer wieder bewährt.

• Zubereitung und Anwendung: Zwei grobe Leinentücher in zimmerwarmes Wasser tauchen, zusammenlegen und um beide Unterschenkel vom Knöchel bis zum Knie wickeln. Die Tücher müssen jeweils faltenfrei liegen; darüber kommen ein trockenes Baumwolltuch und ein Wolltuch.
Den Wickel 20 bis höchstens 30 Minuten liegenlassen, danach abnehmen. Ein kalter Wickel, der länger als 40 Minuten aufliegt, hat oft gegenteilige Wirkung: einen Temperaturanstieg durch Wärmerückstau. Der Wickel darf jeweils nach einer Pause von 30 Minuten erneuert werden; bei Bedarf so lange wiederholen, bis sich die Temperatur wieder normalisiert hat.

Essigstrumpf

Der Essigstrumpf ist ein von Pfarrer Kneipp empfohlenes Hausmittel gegen Fieber.

• Zubereitung und Anwendung: 5 Teile zimmerwarmes Wasser mit 1 Teil Essig – 1/4 bis 1/2 Liter Gesamtmenge reichen aus – vermischen, Baumwollkniestrümpfe hineinlegen, auswringen und anziehen. Beide Beine mit wollenen Tüchern gut einwickeln, die Strümpfe nach 60 Minuten wieder ausziehen. Bei Bedarf diese Anwendung täglich 2- bis 3mal wiederholen.

Bronchitis, Husten

Auch Bronchitis und Husten treten häufig bei einem grippalen Infekt auf – Husten vor allem dann, wenn Bronchien, Rachen und Kehlkopf entzündet sind. Er äußert sich zunächst als quälender Reizhusten. Sobald sich in den erkrankten Bronchien Schleim gebildet hat, versucht der Körper, die Atemwege durch Hustenstöße von diesem Schleim zu befreien. Ist er zäh und dickflüssig, wird das Abhusten sehr schwierig.
Man sollte zunächst versuchen, den Husten mit bewährten Hausmitteln zu lindern, bevor man zu stark wirkenden Medikamenten greift. Die Zahl der Hustenmittel ist schier unübersehbar. Dabei haben sich Heilpflanzen mit viel ätherischem Öl bewährt, die zur Desinfektion und Beruhigung der Atemwege beitragen, vor

allem Thymian, Fenchel, Anis und Eukalyptus. Heilpflanzen wie Huflattich, Eibisch oder Isländisches Moos mit ihrem hohen Schleimgehalt bewirken eine Reizlinderung, und Schlüsselblume, Königskerze und Senega erleichtern das Abhusten des zähen Schleims vor allem am Morgen. Auch Spitzwegerich oder Sonnentau haben sich bei Husten als ausgezeichnete natürliche Heilmittel erwiesen.

Wichtig: Tritt durch eine Behandlung mit Hausmitteln nicht bald eine spürbare Besserung ein, dauert der Husten länger als 2 Wochen oder ist er mit Fieber, Nachtschweiß oder gar blutigem Auswurf verbunden, muß sofort der Arzt aufgesucht werden.

Reizhusten

Isländisches Moos-Huflattich-Teemischung

Diese Teemischung ist hilfreich bei Reizhusten durch eine Entzündung im Rachen oder am Kehlkopf:

Isländisches Moos*	20,0
Huflattichblätter	10,0
Malvenblüten	10,0

• Zubereitung und Anwendung: 2 Teelöffel dieser Mischung mit $1/4$ Liter kaltem Wasser übergießen, langsam zum Sieden erhitzen, abseihen und mit 1 Teelöffel Honig süßen. Täglich 3 Tassen Tee schluckweise trinken. (Diabetiker nicht süßen.)

Empfehlenswerte Teemischungen

Wenn es gilt, bei akuter Bronchitis die Atemwege zu desinfizieren und das Abhusten des zähen Schleims zu erleichtern, sind dies zwei bewährte Teemischungen:

Thymian-Isländisches Moos-Teemischung

Thymiankraut	20,0
Isländisches Moos*	10,0
Huflattichblätter	10,0
Fenchelfrüchte, zerstoßen	10,0
Schlüsselblumenwurzel	10,0

Thymian-Senega-Teemischung

Thymiankraut	20,0
Senegawurzel	10,0
Königskerzenblüten	10,0
Huflattichblätter	10,0

• Zubereitung und Anwendung: 2 Teelöffel der jeweiligen Mischung mit $1/4$ Liter kochendem Wasser übergießen, 10 Minuten ziehen lassen, abseihen und mit 1 Teelöffel Honig süßen. Täglich 2 bis 3 Tassen Tee schluckweise trinken. (Diabetiker nicht süßen.)

Hagebutten-Schachtelhalm-Teemischung

Bei akuter Bronchitis ist das Allgemeinbefinden oft stark beeinträchtigt. In einem solchen Fall empfiehlt sich diese Teemischung:

Hagebutten mit Samen	10,0
Schachtelhalmkraut	10,0
Huflattichblätter	10,0
Lindenblüten	10,0
Spitzwegerichblätter	10,0
Fenchelfrüchte	5,0
Holunderblüten	5,0
Thymiankraut	5,0

• Zubereitung und Anwendung: 2 Teelöffel dieser Mischung mit $1/4$ Liter kochendem Wasser übergießen, 15 Minuten ziehen lassen und abseihen. Mit 1 Teelöffel Honig süßen und täglich 2 bis 3 Tassen Tee schluckweise trinken. (Diabetiker nicht süßen.)

Chronischer Husten

Empfehlenswerte Teemischungen

Menschen mit chronischer Bronchitis, auch Patienten mit Asthma, Lungenemphysem oder Staublunge haben vor allem am Morgen große Schwierigkeiten, den zähsitzenden Schleim, der sich während der Nacht gebildet hat, abzuhusten. Auch in diesen Fällen gibt es einige wirksame Teemischungen, wobei sich die dritte vor allem für ältere Menschen mit altersbedingter Herzschwäche empfiehlt:

*) Isländisches Moos ist nicht immer leicht zu bekommen. Es darf hier durch ganze Leinsamen ersetzt werden.

Huflattich-Spitzwegerich-Teemischung

Huflattichblätter	20,0
Spitzwegerichblätter	10,0

Huflattich-Königskerzen-Teemischung

Huflattichblätter	20,0
Königskerzenblüten	10,0
Isländisches Moos	10,0

Huflattich-Schlüsselblumen-Teemischung

Huflattichblätter	20,0
Schlüsselblumenwurzel	10,0
Melissenblätter	10,0
Weißdornblüten	10,0

• Zubereitung und Anwendung: 2 Teelöffel der jeweiligen Mischung mit $1/4$ Liter kochendem Wasser übergießen, 10 Minuten ziehen lassen und abseihen. Mit 1 Teelöffel Honig süßen und täglich morgens – $1/2$ Stunde vor dem Aufstehen – 1 Tasse Tee trinken. (Diabetiker nicht süßen.)

Huflattich-Tee

Patienten mit Lungenemphysem oder Staublunge empfehle ich auch einen Huflattich-Tee ohne weitere Zusätze. Da man diese Krankheiten nicht heilen kann, kommt es hier vor allem auf die Linderung der morgendlichen quälenden Hustenanfälle an.

Wichtig: Huflattich-Tee sollte laut einer Empfehlung des Bundesgesundheitsamtes (BGA) nicht länger als drei Wochen getrunken werden. Bei Fortführung der Behandlung befragen Sie bitte den Arzt.

• Zubereitung und Anwendung: 3 Teelöffel Huflattich-Blätter mit $1/2$ Liter kochendem Wasser übergießen, 10 Minuten ziehen lassen, abseihen und mit 2 Teelöffeln Honig süßen. Täglich morgens vor dem Aufstehen 1 bis 2 Tassen Tee trinken. (Diabetiker nicht süßen.)

Schachtelhalm-Tee

Auch der Schachtelhalm-Tee hat sich bei chronischem Husten bewährt.

Wichtig: Wer unter Ödemen (Wasseransammlungen im Körper) leidet, die durch eingeschränkte Herz- oder Nierentätigkeit ausgelöst werden, sollte nach Empfehlung des Bundesgesundheitsamtes Tees oder Teemischungen, die wassertreibend wirken, nicht oder zumindest nicht in großer Menge und über einen längeren Zeitraum anwenden. Dazu gehören zum Beispiel Brennessel, Birke, Schachtelhalm, Orthosiphon (Indischer Blasen- und Nierentee), Goldrute und Hauhechel. Befragen Sie dazu bitte den Arzt; er entscheidet darüber, ob der empfohlene Tee für Sie geeignet ist.

• Zubereitung und Anwendung: 2 Teelöffel Schachtelhalmkraut mit $1/4$ Liter kochendem Wasser übergießen, 30 Minuten ziehen lassen und abseihen. Oder 12 Stunden in kaltem Wasser ausziehen, abseihen und auf Trinktemperatur erwärmen. Mit 1 Teelöffel Honig süßen und kurmäßig über einen Zeitraum von 2 bis 3 Wochen täglich 3 Tassen Tee trinken. (Diabetiker nicht süßen.)

Krampfartiger Husten und Keuchhusten

Empfehlenswerte Teemischungen

Bei krampfartigem Husten, vor allem aber bei Keuchhusten, helfen diese Teemischungen:

Thymian-Fenchel-Teemischung

Thymiankraut	20,0
Fenchelfrüchte	10,0
Anisfrüchte	10,0
Huflattichblätter	10,0
Sonnentaukraut	10,0

Sonnentau-Melissen-Teemischung

Sonnentaukraut	10,0
Melissenblätter	10,0
Thymiankraut	10,0
Huflattichblätter	10,0
Senegawurzel	5,0
Spitzwegerichblätter	5,0
Anisfrüchte, zerstoßen	5,0
Tausendgüldenkraut	5,0

• Zubereitung und Anwendung: 2 Teelöffel der jeweiligen Mischung mit ¼ Liter kochendem Wasser übergießen, 10 Minuten ziehen lassen, abseihen und mit 1 Teelöffel Honig süßen. Täglich 3 Tassen Tee gut warm und schluckweise trinken. (Diabetiker nicht süßen.)

Husten verschiedener Ursache

Milch-Fenchel-Honig

Milch-Fenchel-Honig löst den Husten und reinigt die Bronchien.

• Zubereitung und Anwendung: ¼ Liter Vollmilch mit 2 Teelöffel zerdrückter Fenchelfrüchte aufkochen, durch ein Sieb geben und nach dem Abkühlen auf Trinktemperatur mit 2 Eßlöffeln Bienenhonig versetzen. Täglich 2 Gläser davon sehr warm trinken. (Für Diabetiker nicht geeignet.)

Emser Salz mit Honig und Zwiebeln

Emser Salz (aus der Apotheke) mit Honig und Zwiebeln ist eine sehr wirksame Husten-Arznei. Sie lindert den Husten und verflüssigt den Schleim.

• Zubereitung und Anwendung: 1 kleine geschnittene Zwiebel mit 100 Gramm Bienenhonig etwa 5 Minuten erhitzen (nicht kochen) und nach dem Erkalten 3 Teelöffel Emser Salz einrühren. Täglich 3mal je 1 Teelöffel davon einnehmen. (Für Diabetiker nicht geeignet.)

Rettich-Honig und Meerrettich-Honig

Diese beiden Hausmittel haben sich bei Husten, Asthma und fieberhaften Erkältungen bewährt. Sie lösen den Schleim und verbessern das Durchatmen.

• Zubereitung und Anwendung: 3 Eßlöffel Rettich oder 1 Teelöffel Meerrettich raspeln und mit jeweils 3 Teelöffeln Honig verrühren. Täglich 3- bis 5mal je 1 Teelöffel davon einnehmen. (Für Diabetiker nicht geeignet.)

Meerrettich-Zwiebel-Honig

Dieses Hausmittel ist ebenfalls eine wirksame Husten-Arznei:

• Zubereitung und Anwendung: 1 Eßlöffel frisch geraspelten Meerrettich mit 5 Teelöffeln Honig verrühren. 1 Eßlöffel kleingehackte Zwiebel unterrühren, 5 Eßlöffel Wasser dazugeben und das Ganze zum Sieden erhitzen. Nach dem Abkühlen täglich 5mal je 1 Teelöffel davon einnehmen. (Für Diabetiker nicht geeignet.)

Zwiebel (Knoblauch)-Saft

Dieser Saft ist ein altes Hausrezept meiner Großmutter, das den Husten meist schon über Nacht zum Verschwinden bringt.

• Zubereitung und Anwendung: 1 Zwiebel (oder 2 Knoblauchzehen) fein zerhacken und mit 3 Eßlöffeln Zucker (auch Kandiszucker oder Honig) verrühren. ⅛ Liter Wasser dazugeben und 10 Minuten kochen. Den Ansatz einige Stunden stehen lassen und anschließend gründlich durch ein Tuch auspressen. Mehrmals täglich 1 bis 2 Teelöffel davon einnehmen.(Für Diabetiker nicht geeignet.)
Dieses Rezept läßt sich ergänzen: Für Asthmatiker durch Zugabe von 1 Teelöffel Meerrettich, bei chronischer Bronchitis durch Beigabe von 1 Teelöffel Thymian, bei »Altershusten« (Seite 136) durch Zugabe von 1 Teelöffel getrockneter, gepulverter Schlüsselblumenwurzel.
Dosierung wie angegeben. (Für Diabetiker nicht geeignet.)

Ammoniak-Anis-Tropfen

Die Ammoniak-Anis-Tropfen (aus der Apotheke) sind eine heute zu Unrecht in Vergessenheit geratene wirksame Arznei bei Husten mit verschleimten Bronchien.
• Anwendung: Mehrmals täglich 20 Tropfen in wenig Wasser oder auf Zucker einnehmen. (Diabetiker nur in Wasser einnehmen.)

Mixtura solvens

Die Mixtura solvens (aus der Apotheke) ist sehr wirksam bei zähem Husten und verschleimten Bronchien. Wie der Name schon sagt (lat. solvere = lösen), vermag dieses Mittel auch festsitzenden Schleim zu lösen.

• Anwendung: Täglich 3- bis 5mal je 1 Eßlöffel nach den Mahlzeiten einnehmen.

Ipecacuanha D2

Ipecacuanha D2, die homöopathische Aufbereitung der Brechwurzel, ist ein vorzügliches Hustenmittel bei Husten mit zähem Schleim.

• Anwendung: Täglich 2- bis 5mal je 5 Tropfen einnehmen. (In den Tropfen ist Alkohol enthalten.)

Drosera D4

Drosera D4, die homöopathische Aufbereitung des Sonnentaus, hilft vorzüglich bei bellendem, trockenem Husten oder Keuchhusten.

• Anwendung: Täglich 2- bis 5mal je 5 Tropfen einnehmen. (In den Tropfen ist Alkohol enthalten.)

Senf-Auflage

Bei einer starken Bronchitis, die auch über längere Zeit nicht abklingt, kann man eine Senf-Auflage versuchen. Zu der Zeit, als es noch keine Antibiotika oder Sulfonamide gab, war dies ein probates Hausmittel gegen Lungenentzündung. Oft läßt der Husten bereits nach einmaliger Anwendung spürbar nach.

• Zubereitung und Anwendung: 1 Handvoll Senfkörner in einem Mörser fein zerstoßen, mit 3 bis 4 Eßlöffel warmem Wasser übergießen und abwarten, bis ein starker, beißender Senfölgeruch entsteht. Dann entweder ein Tuch mit dem Senfmehl-Brei tränken oder ihn in dünnen Schichten auf das Tuch streichen; diesen Wickel auf die Brust legen und mit einem großen Wollschal umwickeln. Den Wickel nach 20 Minuten entfernen; bei Bedarf jeden zweiten Tag anwenden.

Muskatnuß-Wickel

Dieser Umschlag ist ebenfalls ein bewährtes Hausmittel gegen Husten, das häufig schon über Nacht wirkt.

• Zubereitung und Anwendung: Ungesalzenes Schweineschmalz messerrückendick auf einen Leinenlappen von 10 x 10 cm Größe streichen. 1/2 Teelöffel Muskatnuß-Pulver auf das Fett geben und gut einstreichen. Den Muskat-Fettlappen auf die Brust legen, mit einem großen Wollschal umwickeln und über Nacht liegenlassen; bei Bedarf jeden zweiten Tag anwenden.

Rizinus-Latschenkiefern-Terpentin-Pfefferminz-Öl

Diese bewährte Mischung zu gleichen Teilen hat sich für Einreibungen vor allem bei festsitzendem Husten immer wieder als wirksam gezeigt. Durch die darin enthaltenen ätherischen Öle wird das Durchatmen erleichtert und der trockene Husten kann sich »lösen«. Man kann sich das Mittel in der Apotheke mischen lassen, oder man kann es selbst zubereiten.

Wichtig: Manche Menschen reagieren auf ätherische Öle mit Hautjucken. Tritt eine solche Reaktion bei der Anwendung dieses Hausmittels auf, muß es sofort abgesetzt werden.

Für Säuglinge und Kleinkinder unter 5 Jahren ist diese Anwendung nicht geeignet.

• Zubereitung und Anwendung: 20 Gramm Rizinus-Öl in eine Arznei-Flasche von 100 ml Fassungsvermögen geben. Die Flasche mit dem Öl etwa 10 Minuten in ein siedendes Wasserbad stellen. Jeweils 20 Gramm Latschenkiefern-, Terpentin- und Pfefferminz-Öl hinzugeben, kräftig durchschütteln und erkalten lassen. Vor jeder Anwendung gut durchschütteln. Bei Bedarf täglich am Abend 5 bis 10 Tropfen der Mischung auf Brust und Rücken einreiben und mit einem wollenen Tuch bedecken; das Tuch über Nacht liegen lassen.

3 Magen- und Darmbeschwerden

Zur Selbstbehandlung von Magen- und Darmbeschwerden

Beschwerden im Magen- und Darmbereich gehören zu den häufigsten Störungen des körperlichen und seelischen Wohlbefindens. Diese Beschwerden reichen von Appetitlosigkeit, Völlegefühl und Blähungen über Durchfall und Verstopfung bis zum »verdorbenen Magen« im weitesten Sinn, Magenschmerzen und krampfartigen Beschwerden im Bauchraum. Nicht selten haben Müdigkeit, Antriebsschwäche oder sogar Schlafstörungen ihre Ursache in Störungen des Magen- und Darmbereichs. Dabei müssen diese Beschwerden nicht immer eine ernste Erkrankung bedeuten - meist sind es nur vorübergehende Unstimmigkeiten, die sich zurückführen lassen auf Magenüberlastung, hektisches Essen, Nervosität oder auf seelische Probleme, die sich auf den "Magen geschlagen" haben. Häufig sind auch leichte Darminfektionen während des Urlaubs, vor allem in südlichen Ländern, die Auslöser für Magen- und Darmbeschwerden: Hygienisch nicht ganz einwandfreie Lebensmittel und Getränke, ungewohnte Kost und der Klimawechsel können schnell sowohl zu Durchfällen als auch zu Verstopfung führen.

Bei leichten Beschwerden im Verdauungstrakt wird es nicht nötig sein, sofort einen Arzt aufzusuchen; stattdessen kann man zunächst versuchen, diese Befindlichkeitsstörungen selbst zu beheben. Dabei hat sich die Selbstbehandlung mit den verschiedenen natürlichen Hausmitteln immer wieder bewährt. Über den Gebrauch dieser Mittel zur Linderung von Magen- und Darmbeschwerden können wir nicht nur auf jahrtausendelange Erfahrungen zurückgreifen, sondern es gibt ebenso unzählige wissenschaftliche Untersuchungen, die sowohl die Wirkung bestätigen als auch die Wirkungsbereiche abgrenzen. Heilpflanzen wie Pfefferminze, Kamille, Tausengüldenkraut oder Kümmel, um nur ein paar der wichtigsten aufzuzählen, sind nicht nur »altbewährt«, sondern werden längst von der Wissenschaft als hilfreich für die verschiedenen Beschwerden anerkannt.

So einfach die Behandlung von akuten Magen- und Darmbeschwerden auch ist, so schwer zugänglich sind die chronischen Beschwerden wie Magenschleimhautentzündung, Reizmagen und nervöser Magen. Auch für den Arzt ist es häufig schwierig, Zusammenhänge aufzudecken; meist lautet die Diagnose »Gastritis« (Magenschleimhautentzündung), während Magengeschwüre oder Zwölffingerdarmgeschwüre seltener auftreten, als häufig angenommen wird. Wie kommt es aber zu einer »Gastritis«? Wie kann man sie ausheilen und nicht nur die Beschwerden lindern? Auf diese Fragen können auch die Ärzte nicht immer überzeugend antworten.

Es gibt Menschen, die essen und trinken können, was sie wollen, die ihre Mahlzeiten hastig und nebenbei hinunterschlingen, ohne je unter Magen- und Darmbeschwerden zu leiden. Andere dagegen haben einen so empfindlichen Magen, daß sie bei der kleinsten Unachtsamkeit im Hinblick auf Kost oder Eßgewohnheiten sofort unter Magenschmerzen und Unwohlsein leiden.

Andere Menschen wieder reagieren mit Magen- und Darmbeschwerden auf ihre jeweilige Lebenssituation. In diesem Fall können selbst starke Medikamente nichts ausrichten, und der Patient muß selbst herausfinden, wie er seine Lebensführung ändern kann, um gesund zu werden.

Ist Hektik die Ursache, wird er so lange Beschwerden haben, bis er seinen Tagesablauf so einrichtet, daß er mehr Ruhe hat. Sind Sorgen, Ärger und Leistungsdruck die Auslöser seiner Beschwerden, drücken sich Ängste als Magenschmerzen aus, so muß er versuchen, Abhilfe zu schaffen.

Oder ist »nur« unregelmäßiges und übermäßiges Essen oder Genußmittelmißbrauch wie zuviel Alkohol und Nikotin die Ursache seiner Magenprobleme? Dann wird er nicht umhin kommen, seine Lebensgewohnheiten zu ändern – sonst kuriert er vergeblich herum. Hausmittel können wirkungsvolle Hilfe leisten. Als leichte Arznei lindern sie nicht nur die Beschwerden sehr schnell, sondern stärken Magen und Darm im Sinne einer Roborierung (Verminderung der Empfindlichkeit) und Abschirmung gegen schädigende Einflüsse. Selbst bei Magen- und Zwölffingerdarm-

3

geschwüren können Hausmittel die ärztliche Therapie wirkungsvoll unterstützen, oft sogar erst die Voraussetzung für eine erfolgreiche Behandlung mit chemischen Mitteln schaffen.

An dieser Stelle möchte ich aber auch deutlich darauf hinweisen, daß uncharakteristische Beschwerden wie Übelkeit, Erbrechen, Appetitlosigkeit und diffuse Leibschmerzen erste Anzeichen einer akuten Blinddarmentzündung sein können. Bei dem geringsten Verdacht, vor allem dann, wenn Hausmittel nicht sofort wirken, muß unverzüglich der Arzt aufgesucht werden; nur durch eine Untersuchung läßt sich eine beginnende Blinddarmentzündung oder eine andere behandlungsbedürftige Krankheit erkennen oder ausschließen.

Appetit und Verdauung

Allgemeine Magenstärkung

Kondurango-Pfefferminz-Teemischung

Häufig verlangen Kunden in der Apotheke nach einem magenstärkenden Tee. Frage ich dann nach den vorliegenden Beschwerden, bekomme ich in der Regel nur ungenaue Auskünfte: Blähungen lägen eigentlich nicht vor, auch nur geringe Schmerzen, dagegen häufiger ein unbestimmtes Druckgefühl im Magen. Der Appetit sei zwar in der Regel zufriedenstellend, doch irgend etwas »stimme nicht« und der »schwache Magen« solle gestärkt werden. Durch jahrelange Erfahrung hat sich gezeigt, daß folgende Teemischung hilft:

Kondurangorinde	20,0
Pfefferminzblätter	15,0
Stiefmütterchenkraut	15,0
Kamillenblüten	10,0
Ringelblumenblüten	10,0
Melissenblätter	10,0

• Zubereitung und Anwendung: 2 Teelöffel der Teemischung mit 1/4 Liter kochendem Wasser übergießen, 10 Minuten ziehen lassen und abseihen. Kurmäßig über einen Zeitraum von 2 bis 3 Wochen täglich 2 Tassen ungesüßten Tee trinken.

Verdauungsförderung, Appetitanregung

Pomeranzen-Tausendgüldenkraut-Teemischung

Appetitlosigkeit ist meist ein Zeichen dafür, daß der Magen zu wenig Magensaft produziert. In solchen Fällen spricht man von einem saftlosen, schlaffen Magen. Hier läßt sich mit Heilpflanzen, die Bitterstoffe oder aromatische Bitterstoffe enthalten, schnell Abhilfe schaffen. Die folgende Teemischung hat sich dafür bewährt; sie fördert zugleich die Verdauung der Nahrung im Darm, weil der Bitterreiz fast alle »Verdauungssaftlieferanten« (Drüsen) aktiviert.

Pomeranzenschalen	10,0
Tausendgüldenkraut	10,0
Hagebuttenfrüchte mit Samen	10,0

• Zubereitung und Anwendung: 1 gehäuften Teelöffel der Teemischung mit 1/4 Liter kochendem Wasser übergießen, 5 Minuten ziehen lassen und abseihen. 1 Tasse ungesüßten Tee 1/4 Stunde vor den Mahlzeiten mäßig warm trinken.

Enzian-Tee

Der Enzian gehört zu den reinen Bittermitteln; sein Gehalt an Gerbstoffen ist nur gering, was für seinen Einsatz als Magentonikum sehr wichtig ist. Unerwünschte Gerbstoffwirkungen (Reizwirkungen) entfallen daher. Appetitlosigkeit, Magenschwäche mit mangelnder Magensaftsekretion (Absonderung), Störungen der Magenentleerung, Blähungen sowie Krampf- und Erschlaffungszustände des Magens und des Darms können mit einem Enzian-Tee erfolgreich behandelt werden.

Wichtig: Bei Magen- und Darmgeschwüren nicht anwenden!

• Zubereitung und Anwendung: 1 Teelöffel Enzianwurzel mit 1/4 Liter kochendem Wasser übergießen, 5 Minuten kochen lassen und abseihen. 1 kleine Tasse ungesüßten Tee vor den Mahlzeiten mäßig warm trinken.

Tausendgüldenkraut-Tee

Wie der Enzian ist das Tausendgüldenkraut in allen Teilen bitter. Die arzneiliche Wirkung entspricht der des Enzians. Es gibt kaum Besseres für die Behandlung eines »müden« Magens und zahlreicher Verdauungsbeschwerden. Die Wirkung des Tausendgüldenkrauts erstreckt sich auch auf den Darmbereich; selbst die Gallenblase (Seite 59) wird zu erhöhter Absonderung von Gallensaft angeregt.

Wichtig: Bei Magen- und Darmgeschwüren nicht anwenden!

• Zubereitung und Anwendung: Der Tee wirkt besser, wenn er kalt ausgezogen wird. 1 gehäuften Teelöffel zerschnittenes Tausendgüldenkraut mit 1 Tasse kaltem Wasser übergießen, 6 bis 10 Stunden ziehen lassen und abseihen. 1 Tasse ungesüßten Tee mäßig warm vor den Mahlzeiten trinken.

Enzian-Tausendgüldenkraut-Teemischung

Diese Teemischung ist ebenfalls empfehlenswert.

Wichtig: Bei Magen- und Darmgeschwüren nicht anwenden!

Enzianwurzel	10,0
Tausendgüldenkraut	10,0

• Zubereitung und Anwendung: 1 gehäuften Teelöffel der Teemischung mit 1/4 Liter kochendem Wasser übergießen, 5 Minuten ziehen lassen und abseihen. 1 Tasse ungesüßten Tee 1/4 Stunde vor den Mahlzeiten mäßig warm trinken.

Hopfen-Tee

Auch der Hopfen mit seinen Bitterstoffen hat sich durch seine appetitanregende und zugleich beruhigende und entspannende Wirkung bewährt.

• Zubereitung und Anwendung: 2 gehäufte Teelöffel Hopfenzapfen mit 1/4 Liter lauwarmem Wasser übergießen, 5 Stunden ziehen lassen und abseihen. Täglich 2mal je 1 Tasse ungesüßten Tee vor den Mahlzeiten trinken.

Schafgarben-Tee

Schon früher gab man die Schafgarbe bei unbestimmten Magenbeschwerden, Appetitlosigkeit und bei Galle- und Leberbeschwerden (Seite 55). Diese Anwendung hat auch heute noch ihre Berechtigung. Die Inhaltstoffe der Pflanze weisen die Schafgarbe als ein aromatisches Bittermittel aus, das zusätzlich leicht krampflösend und entzündungshemmend wirkt.

Wichtig: Manche Menschen reagieren allergisch auf die Anwendungen mit Schafgarbe oder andere Korbblütler wie Arnika oder Kamille. Treten nach der Einnahme von Schafgarben-Tee oder nach einem Schafgarben-Bad Hautjucken, Hautrötungen oder Nesselausschlag auf, müssen diese Anwendungen sofort abgesetzt werden. Anstelle von Schafgarbe kann man Melisse verwenden.

• Zubereitung und Anwendung: 1 Teelöffel zerschnittene Schafgarbe mit 1 Tasse kochendem Wasser übergießen, 15 Minuten ziehen lassen und abseihen. Täglich 3mal je 1 Tasse ungesüßten Tee vor den Mahlzeiten mäßig warm trinken.

Schafgarben-Kamillen-Teemischung

Wer seinen Schafgarben-Tee »verbessern« möchte, kann diese Teemischung zubereiten:

Schafgarbenkraut	30,0
Kamillenblüten	10,0
Pfefferminzblätter	10,0

• Zubereitung und Anwendung: 1 Teelöffel dieser Mischung mit 1 Tasse kochendem Wasser übergießen, 15 Minuten ziehen lassen und abseihen. Täglich 3mal je 1 Tasse ungesüßten Tee vor den Mahlzeiten mäßig warm trinken.

Wermut-Tee

Seine arzneiliche Wirkung verdankt der Wermut den Bitterstoffen, dem ätherischen Öl und den Gerbstoffen, wobei die Bitterstoffe die wichtigsten Wirkstoffe sind. Der Wermut ist ein ausgezeichnetes Mittel bei Magen- und Darmbeschwerden. Sein bitterer Geschmack, an den man sich schnell gewöhnt, sollte niemanden davon abhalten, ihn zu verwenden. Wermut-Tee zu süßen ist sinnlos, denn Bitter und Süß ergeben niemals einen harmonischen Geschmack; in diesem Fall beeinträchtigt das Süßen sogar die Wirksamkeit.
Sehr oft verbirgt sich hinter Verdauungsschwäche, Appetitlosigkeit und mangelnder »Magenarbeit«, verbunden mit Blähungen und Völlegefühl, eine kranke Gallenblase (Seite 63). Wermut wirkt gleichermaßen lindernd bei Magen- wie bei Gallebeschwerden.

Wichtig: Bei Magen- und Darmgeschwüren nicht anwenden!

• Zubereitung und Anwendung: 1 Teelöffel zerschnittenes Wermutkraut mit 1 Tasse kochendem Wasser übergießen, 10 Minuten ziehen lassen und abseihen. Kurmäßig über einen Zeitraum von 2 bis 3 Wochen täglich 3mal je 1 Tasse ungesüßten Tee – oder bei Bedarf nur 1 Tasse Tee – nach dem Essen sehr warm trinken.

Wermut-Tausendgüldenkraut-Teemischung

Wer auf die Heilwirkung des Wermut bei Magen- und Gallebeschwerden nicht verzichten möchte, den stark bitteren Geschmack aber nicht mag, kann eine Teemischung mit Tausendgüldenkraut und Pfefferminze versuchen, die milder schmeckt.

Wichtig: Bei Magen- und Darmgeschwüren nicht anwenden!

Wermutkraut	10,0
Tausendgüldenkraut	10,0
Pfefferminzblätter	10,0

• Zubereitung und Anwendung: 1 Teelöffel dieser Mischung mit 1 Tasse kochendem Wasser übergießen, 5 Minuten ziehen lassen und abseihen. Bei Bedarf 1 Tasse ungesüßten Tee nach den Mahlzeiten warm trinken.

Koriander-Tee

Koriander, dessen Früchte viel ätherisches Öl enthalten, wirkt spasmolytisch (krampflösend), karminativ (entblähend) und verdauungsfördernd. Koriander ist deshalb ein vorzügliches Mittel zur Anregung der Produktion von Verdauungssaft, vor allem bei einem saftlosen Magen. Er ergänzt und verstärkt Pfefferminze, Tausendgüldenkraut und Kümmel in Magentees und ist ebenso als Gewürz zu empfehlen.

• Zubereitung und Anwendung: 1 Teelöffel zerstoßenen Koriander mit 1 Tasse kochendem Wasser übergießen, 5 Minuten ziehen lassen und abseihen. Bei Bedarf 1 Tasse ungesüßten Tee nach den Mahlzeiten warm trinken.

Zimt-Rinden-Tee

Zimt ist eines der ältesten Gewürze und wird schon in der Bibel erwähnt. Die heilsame Wirkung ist dem ätherischen Öl zuzuschreiben. Die Zimt-Rinde (aus der Apotheke) regt die Magensaftsekretion an und fördert damit auch die Verdauung. Sie ergänzt oder verstärkt Tausendgüldenkraut- oder Enzian-Tee.

• Zubereitung und Anwendung: $1/2$ bis 1 Teelöffel Zimt-Rinde mit $1/4$ Liter kochendem Wasser übergießen, 10 Minuten ziehen lassen und abseihen. Bei Bedarf 1 Tasse ungesüßten Tee trinken.

Engelwurz-Tee und Benediktenkraut-Tee

Engelwurz-Tee und Benediktenkraut-Tee sind in der Anwendung mehr auf die Volksmedizin beschränkt, leisten aber bei Magen- und Darmbeschwerden gute Dienste. Sie sind in zahlreichen Magentees enthalten, und es gibt ebenso Fertigpräparate (aus der Apotheke) mit Auszügen dieser Heilpflanzen.
In letzter Zeit hat das Benediktenkraut größere Beachtung gefunden, da in der Droge antibiotisch wirkende Stoffe gefunden wurden, die Staphylokokken abtöten, die nützliche Coli-Flora im Darm jedoch schonen.

• Zubereitung und Anwendung: 1 Teelöffel Engelwurz- oder Benediktenkraut mit $1/2$ Liter kochendem Wasser übergießen, 5 Minuten ziehen lassen und abseihen. Bei Bedarf 1 Tasse ungesüßten Tee vor den Mahlzeiten warm trinken.

Weißwein mit Zusätzen

Weißwein mit Wermut, Tausendgüldenkraut oder Beifuß angesetzt, stärkt den Appetit.

• Zubereitung und Anwendung: Je 20 Gramm Heilpflanze in eine Flasche geben, mit 1 Liter gutem Weißwein übergießen, verschlossen 8 Tage ausziehen und abseihen. Bei Bedarf vor dem Essen 1 Gläschen (50 ml) davon trinken.

Kondurango-Wein

Kondurango-Wein (aus der Apotheke) wird ebenfalls als Mittel zur Appetitanregung und zur Aktivierung der Verdauungsvorgänge verwendet.

• Anwendung: Bei Bedarf vor dem Essen 1 Gläschen (50 ml) davon trinken.

Enzian-Tropfen

Enzian-Tropfen (aus der Apotheke) haben die gleiche Wirkung wie Enzian-Tee (Seite 34).

Wichtig: Bei Magen- und Darmgeschwüren nicht anwenden!

• Anwendung: Bei Bedarf 10 bis 15 Tropfen in $1/2$ Glas Wasser auflösen und vor dem Essen schluckweise trinken. (In den Tropfen ist Alkohol enthalten.)

Wermut-Tropfen

Wermut-Tropfen (aus der Apotheke) sind wie der Wermut-Tee (Seite 36) ebenfalls ein probates Mittel bei Magenbeschwerden.

Wichtig: Bei Magen- und Darmgeschwüren nicht anwenden!

• Zubereitung und Anwendung: Bei Bedarf 20 bis 30 Tropfen Wermut-Tinktur in $1/2$ Glas Wasser auflösen und schluckweise trinken. Bei kurmäßiger Anwendung über einen Zeitraum von 3 bis 4 Wochen 2mal täglich je 15 bis 20 Tropfen in Wasser vor dem Essen einnehmen. (In den Tropfen ist Alkohol enthalten.)

Schlehen- und Vogelbeermarmelade

Wer als »Morgenmuffel« unter morgendlicher Appetitlosigkeit leidet und zum Frühstück nichts essen kann, weil sein Verdauungsapparat noch »schläft«, ist gut beraten, wenn er gleich nach dem Aufstehen etwas Schlehenmarmelade einnimmt. Diese Wirkung wird auch der herb-bitter schmeckenden Vogelbeermarmelade nachgesagt. Daß ein schön gedeckter Frühstückstisch die Wirkung dieser bewährten Hausmittel verstärkt, bedarf sicher keiner besonderen Erwähnung.

• Zubereitung und Anwendung der Schlehenmarmelade: Schlehen waschen und mit frischem kaltem Wasser übergießen, über Nacht stehen lassen. Das Wasser abgießen, die Früchte erneut mit Wasser und Weißwein (oder Essig) versetzen – pro Kilogramm

Schlehen ¹/₈ Liter Wasser und ¹/₄ Liter Wein oder Essig (3%) – und unter ständigem Rühren weichkochen. Nach dem Erkalten durch ein Sieb pressen und den Brei abwiegen. Anschließend pro Kilogramm Schlehenbrei ¹/₄ Liter Weißwein und 375 Gramm Zucker hinzugeben und das Ganze zu einer Marmelade einkochen. Vor dem Frühstück 2 Teelöffel Schlehenmarmelade essen. (Für Diabetiker nicht geeignet.)

• Zubereitung und Anwendung der Vogelbeermarmelade: Vogelbeeren mit Wasser weichkochen, durch ein Sieb geben und mit der gleichen Gewichtsmenge Zucker und einem Schuß Weißwein zu Marmelade (Mus) dickkochen. Vor dem Frühstück 2 Teelöffel Vogelbeermarmelade essen. (Für Diabetiker nicht geeignet.)

Kandierter Ingwer

Kandierter Ingwer (mit und ohne Schokoladenüberzug) ist das Appetitanregungsmittel für »Verwöhnte«. Je schärfer diese Spezialität ist, desto besser wirkt sie.

• Anwendung: Vor den Mahlzeiten 1 bis 3 oder bei Bedarf auch mehr Ingwer-Stäbchen essen. (Diabetiker dürfen nur unkandierten Ingwer ohne Schokolade verwenden.)

Saure Gurken und Speisesenf

Zu Unrecht vergessen sind saure Gurken und Speisesenf als alte Hausmittel bei Appetitmangel. Man kann beobachten, daß »schlechte Esser« diese beiden Mittel gerne zum Essen nehmen oder oft auch zwischendurch davon »naschen«.

Verdauungsschwäche

Engelwurz-Beifuß-Teemischung, Kamillen-Pfefferminz-Enzian-Teemischung

Bei allgemeiner Verdauungsschwäche, wenn jedes Essen »wie ein Stein im Magen liegt«, und noch nach Stunden beim Aufstoßen der Geschmack der gegessenen Speisen auftritt, helfen zwei Teemischungen.

Wichtig: Bei Magen- und Darmgeschwüren vorher den Arzt befragen!

Engelwurz-Beifuß-Teemischung

Engelwurz	20,0
Beifußkraut	10,0
Melissenblätter	10,0
Erdbeerblätter	10,0

Kamillen-Pfefferminz-Enzian-Teemischung

Kamillenblüten	10,0
Pfefferminzblätter	10,0
Enzianwurzel	5,0
Schafgarbenkraut	5,0
Tausendgüldenkraut	5,0

• Zubereitung und Anwendung: 1 gehäuften Eßlöffel der jeweiligen Mischung mit ¹/₄ Liter kochendem Wasser übergießen, an einem warmen Ort zugedeckt 15 Minuten ziehen lassen und abseihen. Bei Bedarf 1 Tasse ungesüßten Tee nach den Hauptmahlzeiten trinken.

Löwenzahn-Birkenblätter-Teemischung

Dies ist eine weitere erprobte Teemischung gegen Verdauungsbeschwerden.

Wichtig: Wer unter Ödemen (Wasseransammlungen im Körper) leidet, die durch eingeschränkte Herz- oder Nierentätigkeit ausgelöst werden, sollte nach Empfehlung des Bundesgesundheitsamtes Tees oder Teemischungen, die wassertreibend wirken, nicht oder zumindest nicht in großer Menge und über einen längeren Zeitraum anwenden. Dazu gehören zum Beispiel Brennessel, Birke, Schachtelhalm, Orthosiphon (Indischer Blasen- und Nierentee), Goldrute und Hauhechel. Befragen Sie dazu bitte den Arzt; er entscheidet darüber, ob der empfohlene Tee für Sie geeignet ist.

Bei extrem magenempfindlichen Patienten kann es in seltenen Fällen bei längerer Anwendung von Löwenzahn zu Magenschmerzen kommen. Dann ist die Kur sofort abzubrechen.

Löwenzahnwurzel mit Kraut	10,0
Birkenblätter	5,0
Faulbaumrinde	5,0
Brennesselblätter	5,0
Pfefferminzblätter	5,0
Kümmelfrüchte	5,0
Tausendgüldenkraut	5,0

• Zubereitung und Anwendung: 2 Teelöffel der jeweiligen Mischung mit 1/4 Liter kochendem Wasser übergießen, zugedeckt etwa 10 Minuten ausziehen und abseihen. Bei Bedarf täglich 1 bis 3 Tassen ungesüßten Tee nach den Mahlzeiten trinken.

Pepsin-Wein

Pepsin-Wein (aus der Apotheke oder dem Reformhaus) ist ein ausgezeichnetes Mittel gegen Eiweiß-Verdauungsbeschwerden.

• Anwendung: Bei Bedarf 1 Gläschen (50 ml) vor dem Essen trinken.

Ananas

Ananas hilft bei erschwerter Eiweißverdauung. Wer vor der Mahlzeit als Vorspeise Ananas ißt, verdaut das Nahrungseiweiß besser. Ärzte empfehlen das Fruchtfleisch oder den Ananassaft sogar als Magensaftersatz.

• Anwendung: Vor dem Essen einige Scheiben Ananas (roh oder aus der Dose) essen. (Diabetiker nur ungezuckerte Ananas essen.)

Schwedenbitter

Schwedenbitter (aus der Apotheke, ohne Zusätze) ist ein altes und beliebtes Hausmittel gegen allgemeine Verdauungsschwäche.

• Anwendung: Etwa 1/2 bis 1 Teelöffel Schwedenbitter mit etwas Wasser verdünnen und vor den Mahlzeiten einnehmen.

Chillie

Oft trägt eine mangelhafte Verdauung die Schuld an üblem Mundgeruch. Durch Würzen der Speisen mit »scharfen« Gewürzen, vor allem mit Chillie (Cayenne-Pfeffer), wird der Verdauungssaft vermehrt und die Verdauung verläuft schneller und gründlicher.

Verdauungsbeschwerden nach zu fettem Essen

Empfehlenswerte Teemischungen

Diese zwei Teemischungen helfen bei Magenbeschwerden, die unmittelbar nach zu fettem Essen auftreten.

Wichtig: Bei Magen- und Darmgeschwüren vorher den Arzt befragen!

Tausendgüldenkraut-Pfefferminz-Kümmel-Teemischung

Tausendgüldenkraut	10,0
Pfefferminzblätter	10,0
Kümmelfrüchte	5,0
Beifußkraut	5,0

Melissen-Enzian-Kümmel-Teemischung

Melissenblätter	20,0
Enzianwurzel	10,0
Kümmelfrüchte	5,0
Anisfrüchte	5,0

• Zubereitung und Anwendung: 2 Teelöffel der jeweiligen Mischung mit 1/4 Liter kochendem Wasser übergießen, 10 Minuten ziehen lassen und abseihen. Bei Bedarf 1 kleine Tasse ungesüßten Tee nach den Mahlzeiten gut warm und schluckweise trinken.

3

Pfefferminz-Kamillen-Schafgarben-Teemischung

Bei plötzlich auftretenden krampfartigen Magenbeschwerden, hervorgerufen durch zu üppiges Essen, gelegentlich auch durch eine Erkältung ausgelöst, hilft folgende Teemischung.

Wichtig: Nicht anwenden bei bekannter Allergie gegen Korbblütler (Arnika, Kamille, Schafgarbe).

Pfefferminz-Kamillen-Schafgarben-Teemischung

Pfefferminzblätter	20,0
Kamillenblüten	20,0
Schafgarbenkraut	10,0

• Zubereitung und Anwendung: 2 Teelöffel der Mischung mit 1/4 Liter kochendem Wasser übergießen und nach 10 Minuten abseihen. Bei Bedarf 1 kleine Tasse ungesüßten Tee gut warm und schluckweise trinken.

Harongabaumrinde

Die Rinde des Harongabaums hilft bei Verdauungsbeschwerden nach zu vielem und fettem Essen. Die darin enthaltenen Wirkstoffe helfen bei einer gestörten oder verminderten Leistung der Bauchspeicheldrüse (Seite 52), was sich in einer Dyspepsie – dem Fehlen ausreichender Verdauungssäfte – äußert. Als Harongan® in der Apotheke erhältlich.

• Anwendung: nach Angabe der Packungsbeilage.

*Verdauungsbeschwerden
mit Übelkeit und Erbrechen*

Pfefferminz-Tee

Die Pfefferminze ist ein ausgezeichnetes Magenmittel mit überzeugender Wirkung, wenn Übelkeit, Brechreiz oder akutes Erbrechen im Vordergrund stehen. Das ätherische Öl der Pflanze, das bis zu 60% Menthol enthält, bewirkt eine leichte Anästhesie (Unempfindlichkeit) der Magenschleimhaut, wodurch Übelkeit und Erbrechen schnell nachlassen. Häufig genügt schon eine Tasse Pfefferminz-Tee, um eine sofortige Besserung zu erzielen. Das ätherische Öl wirkt außerdem leicht krampflösend und desinfizierend. Durch die enthaltenen Gerbstoffe ist dieser Tee außerdem wohltuend für den entzündeten, gereizten Darm, und auch der Gallefluß (Seite 58) wird normalisiert.

Wichtig: Säuglinge und Kleinkinder sind mentholempfindlich und vertragen den Pfefferminz-Tee nicht immer gut.

• Zubereitung und Anwendung: 1 gehäuften Teelöffel Pfefferminzblätter mit 1 Tasse kochendem Wasser übergießen, zugedeckt 10 Minuten ziehen lassen und abseihen. Bei Bedarf 1 bis 2 Tassen ungesüßten Tee sehr warm und schluckweise trinken.

Pfefferminz-Kamillen-Melissen-Teemischung

Bei Übelkeit und Brechreiz mit und ohne Magenschmerzen empfiehlt sich auch diese Teemischung:

Pfefferminzblätter	20,0
Kamillenblüten	10,0
Melissenblätter	10,0
Anisfrüchte, zerstoßen	5,0

• Zubereitung und Anwendung: 2 Teelöffel der Mischung mit 1/4 Liter kochendem Wasser übergießen, zugedeckt 10 Minuten ziehen lassen und abseihen. Bei Bedarf 1 bis 2 Tassen ungesüßten Tee sehr warm und schluckweise trinken.

Melissengeist

Melissengeist (aus der Apotheke, der Drogerie oder dem Reformhaus) ist ein bewährtes Hausmittel, das bei Magenschmerzen, verbunden mit Übelkeit, schnelle Hilfe bringt.

• Anwendung: Bei Bedarf 1 Teelöffel Melissengeist auf Zucker oder in wenig Wasser einnehmen. (Diabetiker nur mit Wasser einnehmen. – In den Tropfen ist Alkohol enthalten.)

»Mehrerlei-Tropfen«

»Mehrerlei-Tropfen«, wie dieses Hausmittel genannt wird, wirken bei plötzlich auftretenden Magenschmerzen, Übelkeit und Erbrechen. Die Zusammensetzung dieser Tropfen ist nicht einheitlich; hier ein probates Rezept, das man sich in der Apotheke zusammenstellen lassen kann:

Melissengeist	20,0
Ätherische Baldriantropfen	10,0
Pfefferminztinktur	10,0

• Anwendung: Bei Bedarf 20 bis 30 Tropfen auf Zucker oder in wenig Wasser einnehmen. (Diabetiker nur mit Wasser einnehmen. – In den Tropfen ist Alkohol enthalten.)

»Magen-, Wind- und Krampftropfen«

»Magen-, Wind- und Krampftropfen«, ebenfalls ein bewährtes Hausmittel, helfen bei Übelkeit und Magenschmerzen mit Völlegefühl und Blähungen. Die Mischung kann man sich in der Apotheke zusammenstellen lassen:

Aromatische Tinktur	20,0
Melissengeist	20,0
Kümmelöl	2 Tropfen
Pfefferminzöl	1 Tropfen

• Anwendung: Bei Bedarf 20 bis 30 Tropfen auf Zucker oder in wenig Wasser einnehmen. (Diabetiker nur mit Wasser einnehmen. – In den Tropfen ist Alkohol enthalten.)

Hoffmannstropfen

Hoffmannstropfen (aus der Apotheke), die schon vor nahezu 300 Jahren von dem Arzt Dr. Friedrich Hoffmann aus Äther und Weingeist zusammengestellt wurden, helfen gegen Beschwerden wie Magenschmerzen, Übelkeit, Völlegefühl und Erbrechen.

• Anwendung: Bei Bedarf 20 bis 30 Tropfen auf Zucker oder in wenig Wasser einnehmen. (Diabetiker nur mit Wasser einnehmen. – In den Tropfen ist Alkohol enthalten.)

Völlegefühl, Blähungen, Schluckauf, Sodbrennen

Kümmel-, Anis- und Fenchel-Tee

Es gibt viele Heilpflanzen, die günstig auf Magen und Darm wirken, Blähungen beseitigen oder vorbeugen, und häufig auch den Gallefluß (Seite 58) fördern. Kümmel, Anis und Fenchel aber besitzen so ausgeprägt karminative (Blähungen lindernde) Wirkung, daß sie als Heilmittel bei chronischen Blähungen, für die es viele Ursachen gibt, am wichtigsten sind. Es ist sehr schwierig, bei Blähungen, Völlegefühl und krampfartigen Magenbeschwerden die richtige Diagnose zu stellen. Auch der Arzt verhält sich oft abwartend, weil die Ursache meist in Ernährungsfehlern zu suchen ist. Da aber diese Beschwerden sehr lästig sind, möchte man schnell davon befreit werden. Dann genügt meist schon eine Tasse Kümmel-, Fenchel- oder Anis-Tee, um das Wohlbefinden wieder herzustellen.

• Zubereitung und Anwendung: 1 gehäuften Teelöffel zerdrückter Früchte (oder 2 Teelöffel ganzer Früchte) mit kochendem Wasser übergießen, zugedeckt 10 Minuten ziehen lassen und abseihen. Nach dem Essen 1 Tasse ungesüßten Tee gut warm und schluckweise trinken. Bei Bedarf können es, über den Tag verteilt, auch 2 bis 3 Tassen ungesüßter Tee sein.

Kümmel-Fenchel-Tausendgüldenkraut-Teemischung

Bei Völlegefühl und Blähungen, hervorgerufen durch Hülsenfrüchte und verschiedene Kohlgemüse, die nicht gut vertragen werden, hat sich folgende Teemischung bewährt:

Kümmelfrüchte, zerstoßen	10,0
Fenchelfrüchte, zerstoßen	10,0
Tausendgüldenkraut	5,0
Enzianwurzel	5,0

• Zubereitung und Anwendung: 1 gehäuften Teelöffel dieser Mischung mit $1/4$ Liter kaltem Wasser übergießen, zum Sieden erhitzen und sofort abseihen. Bei Bedarf $1/2$ Tasse ungesüßten Tee nach dem Essen schluckweise trinken.

Koriander-Kümmel-Teemischung

Bei plötzlich auftauchenden Blähungen, die durch Hebung des Zwerchfells Herzbeschwerden auslösen, rate ich zu folgender Teemischung:

Korianderfrüchte	20,0
Kümmelfrüchte	20,0
Fenchelfrüchte	10,0

• Zubereitung und Anwendung: 2 Teelöffel dieser Mischung mit 1/4 Liter kochendem Wasser übergießen, 10 Minuten ziehen lassen und abseihen. Bei Bedarf 1/2 Tasse ungesüßten Tee trinken.

Kümmel-Fenchel-Anis-Teemischung (»Blähsuchts- und Krampf-Tee«)

Auch dieser »Blähsuchts- und Krampf-Tee«, wie die Hausmittel-Medizin ihn nennt, ist zu empfehlen. Er regt die Verdauungssaftdrüsen zu vermehrter Ausscheidung an und reguliert dadurch das gesamte Verdauungsgeschehen im Magen- und Darmbereich.

Kümmelfrüchte	10,0
Fenchelfrüchte	10,0
Anisfrüchte	10,0
Wermutkraut	10,0

• Zubereitung und Anwendung: 2 Teelöffel der Mischung mit 1/4 Liter kochendem Wasser übergießen, zugedeckt 10 Minuten ziehen lassen und abseihen. Bei Bedarf 1 Tasse ungesüßten Tee sehr warm trinken.

Kümmelschnaps

Kümmelschnaps eignet sich wie der Kümmel-Tee hervorragend zur Linderung von Blähungen. Dabei ist nicht der Kümmellikör gemeint, der durch seinen Zuckergehalt nicht so wirksam ist, sondern ein »Klarer«, der zumeist 35 bis 42% Alkohol enthält.
Die Herstellungsverfahren sind unterschiedlich; selbstgemachter Kümmelschnaps ist den fertigen in seiner »arzneilichen« Wirkung meist überlegen, weil er mehr ätherisches Öl enthält.

• Zubereitung und Anwendung: 50 Gramm zerstoßenen Kümmel mit 3/4 Liter Kornschnaps übergießen, etwa 10 Tage lang ausziehen und abseihen.
Bei Blähungen oder Völlegefühl 1 Likörglas »Kümmel« möglichst kalt trinken. Nach blähenden Speisen wie Krautgerichten oder Hülsenfrüchten kann man zur Vorbeugung ebenfalls 1 Likörglas »Kümmel« trinken.

Anisplätzchen

Anisplätzchen schmecken nicht nur gut, sondern sind in vielen Familien immer vorrätig, weil sie Blähungen nach zu reichhaltigem Essen verhüten.

• Zubereitung und Anwendung: 125 Gramm Honig, 125 Gramm Zucker und 4 Eier schaumig rühren. 3 gehäufte Teelöffel fein gewiegte Anisfrüchte und 300 Gramm fein gesiebtes Mehl daruntermischen. Mit einem Teelöffel kleine Portionen von der Teigmasse abstechen, auf ein mit wenig Butter gefettetes und mit Mehl bestreutes Backblech setzen, über Nacht zum Trocknen in einen warmen Raum stellen und am nächsten Tag bei geringer Hitze hellgelb backen.
Bei Bedarf ein Plätzchen gründlich durchkauen und möglichst lange im Mund behalten. (Für Diabetiker nicht geeignet.)

Wacholderbeeren

Wacholderbeeren (aus der Apotheke) »entschärfen« übelriechende Darmgase, die bei manchen Menschen unkontrolliert entweichen und ihnen viel Unbehagen bereiten.

Wichtig: Während der Schwangerschaft darf dieses Mittel nicht angewendet werden.

• Anwendung: Bei Bedarf mehrmals täglich nach den Mahlzeiten einige Walcholderbeeren essen – dabei gründlich kauen.

Windsalbe

Windsalbe ist besonders wirkungsvoll bei
Menschen, die unter chronischer Verdauungsschwäche mit Blähungen und Bauchkrämpfen
leiden. Durch eine Einreibung mit Windsalbe
dringen die ätherischen Öle durch die Haut
und lindern so die Beschwerden.

• Zubereitung und Anwendung: Im heißen
Wasserbad 2 Eßlöffel ungesalzenes Schweineschmalz so lange erwärmen, bis das Schmalz
flüssig geworden ist. Je $1/2$ Teelöffel fein zermahlene Kümmel-, Fenchel- und Anisfrüchte
hinzufügen, das Ganze im Wasserbad nochmals etwa 10 Minuten erwärmen. Den noch
heißen Ansatz durch ein Mulltuch abseihen
und abkühlen lassen.
Mit dieser Salbe die Gegend um den Nabel
herum einreiben, mit einem warmen Tuch
bedecken und bis zum Abklingen der Beschwerden liegenlassen.

Majoran-Salbe

Majoran-Salbe hilft ebenfalls bei Blähungen.
Die Majoran-Salbe aus der Apotheke ist mit
weißer Vaseline bereitet, doch das folgende
Rezept liefert eine wirksamere Salbe.

• Zubereitung und Anwendung: 2 Teelöffel
gepulverten Majoran (aus der Apotheke) mit
3 Teelöffel 90%igem Weingeist (aus der Apotheke) vermischen. Nach 3 Stunden 3 Teelöffel frische, ungesalzene Butter zugeben, das
Ganze im Wasserbad 10 Minuten erwärmen.
Den noch heißen Ansatz durch ein Tuch
abseihen und abkühlen lassen.
Mit dieser Salbe die Gegend um den Nabel
herum einreiben, mit einem warmen Tuch
bedecken und bis zum Abklingen der Beschwerden liegenlassen.

Zucker und Essig

Zucker und Essig wirken hervorragend –
meist innerhalb weniger Sekunden – gegen
lästigen Schluckauf. Bestätigt wurde die
Wirkung von der Universität San Francisco,
doch warum dieses Hausmittel wirkt, konnte
bis heute nicht festgestellt werden.

• Anwendung: 1 Teelöffel Zucker zusammen
mit 3 bis 5 Tropfen Essig einnehmen.
(Für Diabetiker nicht geeignet.)

Bullrichsalz

Wer häufig unter Sodbrennen leidet, sollte die
Ursache durch den Arzt abklären lassen. Bei
gelegentlichem akutem Sodbrennen hilft
Bullrichsalz (Natriumhydrogencarbonat =
Natron = Speisesoda, aus der Apotheke).

• Zubereitung und Anwendung: Bei Bedarf
1 knappen Teelöffel Bullrichsalz in $1/2$ Glas
Wasser auflösen und auf einmal austrinken.

Durchfall

Durchfall gehört ebenfalls zu den akuten
Magen- und Darmbeschwerden und wird
durch Diätfehler oder zu reichliches Essen,
durch Infektionen oder Klimawechsel hervorgerufen. Auch hier gibt es einige bewährte
Hausmittel, die schnell Abhilfe schaffen.

Wichtig: Wenn der Durchfall nach Einsatz
eines der nachfolgend empfohlenen
Mittel nicht innerhalb von 2 Tagen
aufgehört hat, muß der Arzt
aufgesucht werden.

Heidelbeeren-Tee

Die getrocknete Heidelbeere ist eine Gerbstoffdroge, die ausgezeichnet bei Durchfällen
hilft, vor allem bei jenen, die mit Gärungserscheinungen verbunden sind oder durch sie
ausgelöst werden sowie bei Durchfällen mit
übelriechendem oder schaumigem Stuhl.
Man kann die Heidelbeere unverarbeitet
geben, doch empfiehlt es sich, eine konzen-
trierte Abkochung zu bereiten. Auf die Kerne
der getrockneten Beeren können magenemp-
findliche Patienten mit leichten Magenreizun-
gen reagieren, was durch die Abkochung verhindert wird. Die Verwendung frischer Heidelbeeren gegen Durchfall ist sinnlos; oft tritt
sogar die gegenteilige Wirkung ein.

• Zubereitung und Anwendung: 2 Eßlöffel getrocknete Heidelbeeren mit ¹/₂ Liter kaltem Wasser übergießen, zum Sieden erhitzen, etwa 10 Minuten kochen lassen und abseihen. Bei Bedarf mehrmals täglich ¹/₄ Tasse ungesüßten Tee mäßig warm trinken.

Blutwurz-Tee

Ein weiteres erprobtes Hausmittel ist die Blutwurz. Sie hilft bei akuten und chronischen Durchfällen, die durch Gärungserreger im Darm hervorgerufen werden.

• Zubereitung und Anwendung: 2 Teelöffel zerkleinerte Blutwurz mit ¹/₄ Liter kaltem Wasser übergießen, zum Sieden erhitzen, 15 Minuten kochen lassen und abseihen. Täglich 3mal je 1 Tasse ungesüßten Tee nach den Mahlzeiten trinken.

Blutwurz-Pfefferminz-Teemischung, Heidelbeeren-Melissen-Teemischung

Bei akutem Durchfall sind auch diese zwei Teemischungen wirksam:

Blutwurz-Pfefferminz-Teemischung

Blutwurz	20,0
Pfefferminzblätter	10,0
Kamillenblüten	10,0

Heidelbeeren-Melissen-Teemischung

Heidelbeeren, getrocknet	20,0
Melissenblätter	10,0
Kamillenblüten	10,0

• Zubereitung und Anwendung: 2 Teelöffel der jeweiligen Teemischung mit ¹/₄ Liter kaltem Wasser übergießen, zum Sieden erhitzen, 10 Minuten ziehen lassen und abseihen. Bei Bedarf täglich 2 bis 3 Tassen ungesüßten Tee trinken.

Thymian-Pfefferminz-Teemischung

Wenn der Durchfall mit übelriechenden Darmgasen verbunden ist, dann hilft dieser Tee:

Thymiankraut	20,0
Pfefferminzblätter	10,0
Ratanhiawurzel (oder Blutwurz)	10,0
Kamillenblüten	10,0

• Zubereitung und Anwendung: 2 Teelöffel dieser Teemischung mit ¹/₄ Liter kaltem Wasser übergießen, zum Sieden erhitzen, 10 Minuten ziehen lassen und abseihen. Bei Bedarf täglich 2 bis 3 Tassen ungesüßten Tee trinken.

Mäuseklee-Tee

Mäuseklee ist eine Gerbstoffdroge, die bei Durchfall wirksam ist. In wissenschaftlichen Arbeiten ist darüber zwar wenig zu finden, doch ich halte den Tee für empfehlenswert.

• Zubereitung und Anwendung: 2 Teelöffel Mäuseklee mit ¹/₄ Liter kaltem Wasser übergießen, zum Sieden erhitzen, 2 bis 3 Minuten kochen und abseihen. Bei Bedarf 1 Tasse ungesüßten Tee schluckweise trinken.

Schwarze Johannisbeeren-Saft

Schwarze Johannisbeere (aus der Apotheke, der Drogerie oder dem Reformhaus), als vitaminreiches Diätetikum geschätzt, ist für Menschen, die unter Durchfall leiden, als ungesüßter Saft empfehlenswert.

• Anwendung: Bei Bedarf täglich 2mal je 1 kleines Glas (100ml) Johannisbeer-Saft trinken.

Blutwurz-Tinktur

Blutwurz-Tinktur (aus der Apotheke) ist bei Durchfall ebenso wirksam wie der Tee.

• Anwendung: Bei Bedarf 30 Tropfen Blutwurz-Tinktur in 1 Glas Wasser auflösen und einnehmen. (In den Tropfen ist Alkohol enthalten.)

Roher Apfel

Apfel hilft gegen Durchfall vor allem bei Kleinkindern und älteren Menschen.

• Zubereitung und Anwendung: Bei Bedarf 1 geschälten Apfel essen – geschabt, geraspelt oder gerieben.

Kohlepulver, Kohlegranulat, Kohlekompretten

Kohlepulver, Kohlegranulat und Kohlekompretten (aus der Apotheke) sind bei Durchfällen und Gärungserscheinungen nicht nur altbewährte Hausmittel, sondern auch ärztlich anerkannte Arzneimittel. Die Wirkung beruht darauf, daß die unverträglichen Stoffe von der großen Oberfläche der medizinischen Kohle aufgenommen werden und auf diese Weise nicht in die Blutbahn gelangen.

• Anwendung: Bei Bedarf mehrmals täglich 1 bis 2 Eßlöffel Kohlepulver oder Kohlegranulat oder 5 bis 10 Kohlekompretten in Wasser auflösen und einnehmen.

Knoblauch und Zwiebel

Sowohl Knoblauch – ein seit 5000 Jahren genutztes Heilmittel – als auch Zwiebel wirken anregend und desinfizierend auf den Darm und helfen bei akuten und chronischen Darminfektionen, bei Gärungsprozessen im Darm und bei den damit verbundenen Blähungen.

• Zubereitung und Anwendung: Zwiebeln und Knoblauch kleinhacken; bei Bedarf mehrmals täglich Zwiebeln löffelweise, Knoblauch messerspitzenweise ohne weiteren Zusatz oder mit Quark vermischt essen.

Verstopfung

Akute Verstopfung

Ich lege Wert auf die Feststellung, daß die hier vorgestellten Abführtees nur für den akuten Fall gedacht sind.

Wichtig: Wer an chronischer Stuhlverstopfung leidet, sollte nicht fortwährend zu starkwirkenden Abführtees greifen, weil dies auf Dauer zu Darmreizungen und mitunter zu erheblichen Darmbeschwerden, vor allem aber zu Elektrolyt-(Mineralstoff-) Verarmung mit allen negativen Folgen wie Herz- und Kreislaufstörungen oder Muskelkrämpfen führen kann.

Sennesblätter-Sennesschoten-Teemischung

Akute Verstopfung läßt sich mit dieser Teemischung, in der die bekanntesten Abführdrogen enthalten sind, beheben. Die Intensität der Wirkung läßt sich bei Abführtees schwer voraussagen. Wenn man am nächsten Tag keine Wirkung verspürt, kann man die Teemenge – nicht den Ansatz! – ohne Bedenken erhöhen. Wer dagegen auf die angegebene Menge mit wäßrigem Stuhl reagiert, hört mit der Anwendung auf.

Sennesblätter	10,0
Sennesschoten	10,0
Faulbaumrinde	10,0

• Zubereitung und Anwendung: 1 bis 2 Teelöffel dieser Mischung mit $1/4$ Liter kochendem Wasser übergießen, 10 Minuten ziehen lassen und abseihen. Am Abend 1 Tasse ungesüßten Tee trinken; die Wirkung erfolgt am nächsten Morgen.

Holunderblüten-Fenchel-Teemischung

Dieser Tee hat eine mildere Wirkung:

Holunderblüten	20,0
Fenchelfrüchte, zerstoßen	10,0
Sennesblätter	10,0
Kamillenblüten	10,0

• Zubereitung und Anwendung: 2 Teelöffel dieser Mischung mit 1/4 Liter kochendem Wasser übergießen. 10 Minuten ausziehen lassen und abseihen. Am Abend 1 Tasse ungesüßten Tee trinken. Auch hier zeigt sich die Wirkung am nächsten Morgen.

Rizinus-Öl

Rizinus-Öl (aus der Apotheke) ist ein erprobtes Hausmittel gegen Verstopfung. Viele Ärzte halten es auch heute noch für das Mittel der Wahl, obwohl es einen schlechten Ruf hat – die meisten Menschen ekeln sich nämlich vor der Einnahme dieses dickflüssigen Öls mit dem eigentümlichen Geschmack. Dabei ist seine Wirkung zuverlässig und dennoch mild.

• Anwendung: 1 bis 2 Eßlöffel (15 bis 30 Gramm) Rizinus-Öl einnehmen. Diese Menge reicht, um etwa 2 bis 4 Stunden später eine Stuhlentleerung herbeizuführen.
Die Einnahme läßt sich dadurch erleichtern, daß man auf den Einnahmelöffel über das Rizinusöl etwas Bohnenkaffee gibt und nach dem Einnehmen sofort ein Stückchen Brot kaut, um den Geschmack zu neutralisieren.

Chronische Verstopfung

Chronische Stuhlverstopfung kann verschiedene Ursachen haben, die durch den Arzt abgeklärt werden sollten. Erst wenn sicher ist, daß kein ernster Befund vorliegt, kann man versuchen, den Darm zur Pünktlichkeit zu erziehen. Seitdem man erkannt hat, daß drastische Abführmittel, auch solche pflanzlichen Ursprungs, bei Dauergebrauch den Dickdarm schädigen können (Reizcolon), vor allem aber zu Elektrolytverarmung (Mineralstoffmangel) mit allen negativen Folgen für Herz, Kreislauf

und Zellstoffwechsel führen, besinnt man sich wieder auf die altbewährten Hausmittel.

Rettich-Saft

Rettich-Saft ist ein bewährtes Hausmittel bei Verdauungsstörungen, verbunden mit Stuhlverstopfung und Blähungen, die ihre Ursache in mangelhaftem Gallefluß haben. Auch entzündete Gallenwege lassen sich dadurch günstig beeinflussen (Seite 63). Dabei empfiehlt sich eine Rettich-Saft-Kur, die etwa 2 Wochen durchgeführt werden muß, um erfolgreich zu sein.

• Zubereitung und Anwendung: Geschnittenen (Bier-)Rettich in einem Haushaltsentsafter zu Saft verarbeiten. Kurmäßig über einen Zeitraum von etwa 14 Tagen täglich vor den Hauptmahlzeiten jeweils 1 kleines Glas (etwa 50 ml) frischen Rettich-Saft trinken.

Meerrettich-Milch

Meerrettich-Milch erfüllt den gleichen Zweck wie Rettich-Saft.

• Zubereitung und Anwendung: Frischen Meerrettich auf einer scharfen Reibe kleinraspeln und etwa 1/2 Teelöffel in 1 Glas (150 ml) lauwarme Milch einrühren. Kurmäßig über einen Zeitraum von etwa 14 Tagen täglich jeweils 1 Glas mit Meerrettich-Milch trinken. Sie muß sofort nach der Zubereitung getrunken werden, am besten abends.

Dörrpflaumen und Feigen

Dörrpflaumen und Feigen helfen gleichermaßen gegen Stuhlträgheit.

• Zubereitung und Anwendung: Am Abend 3 bis 5 Dörrpflaumen und eine getrocknete Feige in einem Trinkglas mit soviel lauwarmem Wasser übergießen, daß die Früchte bedeckt sind; über Nacht stehenlassen. Morgens die Flüssigkeit auf nüchternen Magen trinken und anschließend sofort die Früchte essen. Nach spätestens 2 bis 3 Stunden (meist schon eher) tritt die Wirkung ein.

Leinsamen

Leinsamen gehört zu den altbewährten Hausmitteln gegen Verstopfung. Bei regelmäßiger Einnahme und mit etwas Geduld kann auch eine chronische Stuhlverstopfung damit kuriert werden. Die Wirkung der Leinsamen beruht darauf, daß sie im Darm während des Verdauungsvorgangs aufquellen, wodurch die Darmperistaltik (Darmbewegung) angeregt wird. Sie enthalten zudem fettes Öl, das als Gleitmittel die Abführwirkung unterstützt. Die Wirkung zeigt sich nicht sofort; manchmal vergehen sogar 2 bis 3 Tage, bis sich der Erfolg einstellt. Vorheriges Einweichen des Leinsamens ist nicht zu empfehlen, weil das Aufquellen erst im Darm erfolgen soll.

• Zubereitung und Anwendung: Morgens und abends jeweils 2 Eßlöffel Leinsamen – zerquetscht oder grob gemahlen – zusammen mit 1/2 Liter kaltem Wasser einnehmen. Die Wirkung läßt sich verstärken, indem man die Leinsamen mit Fruchtmus (etwa Zwetschgenmus) verrührt, mit Honig süßt oder mit Milchzucker im Verhältnis 1:1 mischt. (Diabetiker weder Honig noch Milchzucker verwenden.)

Weizenkleie mit Leinsamen

Auch Weizenkleie mit Leinsamen haben sich bei Verstopfung bewährt.

• Anwendung: Am Morgen 2 bis 3 Eßlöffel Weizenkleie mit viel Flüssigkeit (Wasser) einnehmen, oder 2- bis 3mal täglich je 1 Eßlöffel ganze Leinsamen und 1 Eßlöffel Weizenkleie ebenfalls mit viel Wasser einnehmen.

Sauerkraut

Sauerkraut ist ein ebenso bewährtes wie gesundes Stuhlregulierungsmittel, das selten versagt. Seine heilsame Wirkung läßt sich medizinisch so erklären: Unsere Verdauung wird durch ein System von Nerven reguliert, das durch viele verschiedene Stoffwechselprodukte (um- und abgebaute Nahrungsbestandteile) angeregt wird, von denen das Acetylcholin besonders wirksam ist. In etwa 200 Gramm rohem oder gekochtem Sauerkraut ist die Menge Acetylcholin enthalten,

die Stuhlträgheit beseitigt. Zudem enthält Sauerkraut sehr viele Ballaststoffe – unverdauliche Substanzen (Zellulose) –, die die Dickdarmbewegung anregen. Auch der Gehalt an Milchsäure und die Mineralsalze im Sauerkraut wirken stuhlregulierend. Daneben hat Sauerkraut wenig Kalorien und sättigt gut. Am besten hilft eine Sauerkraut-Kur, die konsequent durchgeführt werden muß. Mit etwas gutem Willen – und nicht gerade Schweinshaxe als Beilage – kann man während einer solchen Kur sogar einige Pfunde abnehmen, was sicher für viele Menschen von Vorteil ist. Man kann die Kur zusätzlich durch viel Bewegung und Sport unterstützen.

• Anwendung: Kurmäßig über einen Zeitraum von 3 bis 4 Wochen täglich etwa 200 bis 300 Gramm rohes oder gekochtes Sauerkraut essen.

Senfkörner

Senfkörner beeinflussen die Verdauung ebenfalls positiv.

• Anwendung: Regelmäßig am Morgen 1 Teelöffel ganze weiße Senfkörner einnehmen und 1/4 Liter Wasser dazu trinken.

Karlsbader Salz

Karlsbader Salz (aus der Apotheke) ist ein weiteres altes Hausmittel, das sich bei Darmträgheit bewährt hat.

• Anwendung: Bei Bedarf am Morgen entweder 1 große Messerspitze Karlsbader Salz auf nüchternen Magen einnehmen und etwas Wasser dazu trinken, oder eine Lösung aus 1/2 bis 1 Teelöffel Karlsbader Salz und 1 Glas Wasser bereiten und ebenfalls morgens nüchtern trinken.

Kaltes Fußbad

Ein kaltes Fußbad kann dazu beitragen, daß chronische Stuhlverstopfung gebessert wird. Das Fußbad sollte regelmäßig am Abend durchgeführt werden.

• Zubereitung und Anwendung: Eine hohe Fußbadewanne oder einen Eimer mit soviel kaltem Wasser füllen, daß nicht nur die Füße, sondern auch – mindestens zur Hälfte – die Unterschenkel umspült werden. Während des Badens müssen die Füße ständig bewegt werden. Das Fußbad nach 2 Minuten beenden; die Füße abtrocknen.

Sitzen auf nassem Tuch

Durch das Sitzen auf einem feuchten Tuch, das die gleiche Wirkung hat wie ein feucht-kalter Wickel, wird die Durchblutung gefördert und somit die Dickdarmfunktion angeregt; dies wiederum begünstigt die Stuhlentleerung.

• Zubereitung und Anwendung: Einen Stuhl oder Hocker zuerst mit einer Wolldecke, dann mit einem Leinentuch abdecken und ein mit kaltem Wasser durchfeuchtetes, etwa 8fach zusammengefaltetes Leinentuch darauflegen. Täglich einmal für 30 Minuten unbekleidet auf diese Unterlage setzen.

Magenschmerzen

Unbestimmte Magenschmerzen

Bei unbestimmten Magenschmerzen, die nicht innerhalb kurzer Zeit durch eines der nachfolgend genannten Mittel dauerhaft vergehen oder die bald darauf wiederkehren, muß unbedingt der Arzt aufgesucht werden, um die Schmerzursache zu klären.

Wärmflasche

Die trockene Wärme der bewährten Gummiwärmflasche bringt Erste Hilfe bei Magenschmerzen und Darmkatarrhen, indem sie den Schmerz lindert und verkrampfte Muskeln entspannt.

• Anwendung: Eine Gummiwärmflasche mit so heißem Wasser füllen, wie es vertragen wird, mit einem Tuch umwickeln und auf die Magenregion legen.

Heublumensack

Eine Auflage mit einem Heublumensack eignet sich ebenfalls vorzüglich zur Behandlung akuter und chronischer Schmerzen. Auch Magen- und Darmkoliken sprechen auf eine Heublumenauflage gut an. Im Handel gibt es bereits vorbereitete Heublumensäcke, die eine genaue Gebrauchsanweisung enthalten. Man kann den Heublumensack aber auch selbst herstellen.

• Zubereitung und Anwendung: Zunächst einen Leinensack in der Größe der zu behandelnden Stelle nähen und ihn mit Heublumen füllen, bis er etwa 5 bis 8 cm dick ist. Den Sack zunähen, in einem Topf mit kochendem Wasser übergießen und zugedeckt etwa 15 Minuten ziehen lassen. Nach dem Herausnehmen zwischen zwei Holzbrettern gut auspressen, in ein Tuch einschlagen (der Sack sollte dabei eine Temperatur von etwa 40° bis 45° C haben, auf jeden Fall so heiß, wie es vertragen wird) und auf die schmerzende Stelle legen. Mit einem Wolltuch so umwickeln, daß er fest am Körper anliegt. Den Heublumen-Sack liegen lassen, so lange er warm ist.

Kartoffelwasser – bitte nicht anwenden!

»Wer Magenschmerzen hat, muß regelmäßig 2- bis 3mal täglich 1 Tasse Kartoffelkochwasser trinken«, lautet ein altes Hausrezept, das mancherorts immer noch angewendet wird. Das aus dem Kartoffel-Kochwasser aufgenommene Solanin wirkt – ähnlich wie das Atropin der Tollkirsche – zwar schmerzlindernd, bei längerer Anwendung aber kommt es zu unangenehmen Augenbeschwerden (Augenflimmern). Es sollte deshalb nicht angewendet werden.

Nervöse Magenschmerzen

Heute leiden viele Menschen unter nervösen Magenbeschwerden, deren Ursache im vegetativen Nervensystem zu suchen ist oder die psychosomatisch zu erklären sind. Häufig hager und gelegentlich untergewichtig, klagen diese Menschen über einen empfindlichen, nervösen Magen. Selten haben sie richtig Appetit, oder der Appetit vergeht ihnen, sobald sie sich – meist ohne Hunger – an den Tisch setzen. Sie essen überaus langsam und freuen sich über jede Pause, die dabei entsteht. In Gesellschaft »hinken« sie den anderen beim Essen immer nach. Nach dem Essen klagen sie häufig über Völlegefühl oder Magendruck, gelegentlich über krampfartige Schmerzen und oft über saures Aufstoßen. Durchfälle und Verstopfungen wechseln miteinander ab. Es gibt Zeiten, in denen sie völlig beschwerdefrei sind, bis eine berufliche Aufgabe mit Hetze und Aufregung oder eine private Belastung alles Wohlbefinden wieder zunichte macht.

Der Arzt findet bei ihnen kein organisches Leiden, stellt aber erhöhte oder verminderte Magensäurewerte fest. Die verordneten Medikamente sprechen wohl für kurze Zeit an, wirken aber nicht auf Dauer. Weder Spasmolytika (krampflösende Mittel) noch Antacida (Mittel, die überschüssige Magensäure binden), Fermentpräparate (Magensaft-Ersatz) oder entsprechende Kombinationen führen zu dauerhafter Besserung. Einige altbewährte Hausmittel können hier helfen.

Melissen-Tee

Die beruhigende Wirkung der Melisse zeigt sich auch bei Magenbeschwerden, vor allem bei einem »nervösen« Magen. Neben der sedativen (beruhigenden) Komponente steht deutlich auch ein spasmolytischer (krampflösender) und leicht karminativer (entblähender) Effekt. Erst durch all diese Eigenschaften wird der Melissen-Tee zu einem Linderungs- und Heilmittel.

• Zubereitung und Anwendung: 2 Teelöffel zerschnittene Melissenblätter mit 1 Tasse kochendem Wasser übergießen, zugedeckt etwa 10 Minuten ziehen lassen und abseihen. Täglich 3mal je 1 Tasse ungesüßten Tee trinken.

Engelwurz-Schafgarben-Teemischung

Diese Teemischung hilft ebenfalls bei nervösen Magenbeschwerden:

Engelwurz	20,0
Schafgarbenkraut	10,0
Melissenblätter	10,0
Orangenblüten	10,0
Erdbeerblätter	10,0

• Zubereitung und Anwendung: 2 Teelöffel dieser Mischung mit 1/4 Liter kochendem Wasser übergießen, bedeckt etwa 15 Minuten ziehen lassen und abseihen. Bei Bedarf täglich 1 bis 3 Tassen ungesüßten Tee trinken.

Johanniskraut-Öl

Johanniskraut-Öl (aus der Apotheke) ist ein altbewährtes Hausmittel gegen depressive Verstimmungen (Seite 90), eignet sich aber ebenso zur Beruhigung eines nervösen Magens.

Wichtig: Sonnenbäder, Solarien oder Höhensonne sollten während der Anwendung unterbleiben, da Johanniskraut-Öl lichtempfindlich macht.

• Anwendung: Bei Bedarf oder kurmäßig über längere Zeit täglich 1 bis 2 Teelöffel Johanniskraut-Öl ohne weiteren Zusatz einnehmen.

Hoffmannstropfen

Auch Hoffmannstropfen (aus der Apotheke) können bei einem nervösen Magen gute Dienste leisten.

• Anwendung: Bei Bedarf 20 bis 30 Tropfen auf Zucker oder in etwas Wasser einnehmen. (Diabetiker nur mit Wasser einnehmen. – In den Tropfen ist Alkohol enthalten.)

Baldrian-Tropfen

Baldrian-Tropfen (aus der Apotheke), die man als Mittel gegen Schlafstörungen (Seite 85) kennt, helfen ebenfalls bei nervösen Magenbeschwerden.

• Anwendung: Bei Bedarf 30 Tropfen Baldriantropfen in etwas Wasser einnehmen. (In den Tropfen ist Alkohol enthalten.)

Kümmelschnaps

Kümmelschnaps (Seite 42) ist auch bei nervösen Magenschmerzen angezeigt.

• Anwendung: Bei Bedarf 1 Gläschen Kümmelschnaps trinken.

Heublumen-Bad, Baldrian-Bad, Melissen-Bad, Lavendel-Bad

Bei Magenschmerzen, die nervlich bedingt sind, sind beruhigende Kräuterbäder von großem Nutzen. Das Heublumen-Bad, das Baldrian-Bad, das Melissen-Bad oder auch das Lavendel-Bad werden dafür in der Hausmittelmedizin gerne gebraucht.
Es ist ratsam, sich die fertigen Badezusätze in der Apotheke zu kaufen, wobei man darauf achten muß, daß man nicht kosmetische Bäder, sondern die medizinischen Ölbäder verlangt.

• Anwendung: nach Angabe der Packungsbeilage.

Magenschleimhautentzündung (Gastritis), Magengeschwür, Zwölffingerdarm-Geschwür

Magengeschwüre und die chronische Magenschleimhautentzündung müssen auf jeden Fall vom Arzt behandelt werden, der nach den Ursachen forscht, um nicht nur lindern, sondern auch heilen zu können. Aber es gibt auch hier wieder eine Anzahl natürlicher Hausmittel, die – nach Absprache mit dem Arzt – eine ärztliche Behandlung sinnvoll unterstützen können.

Ist es notwendig, bei Magenschleimhautentzündung oder Magen- und Zwöffingerdarmgeschwüren Schonkost zu essen? Nein! Die althergebrachte Meinung, Patienten mit Magenschleimhautentzündung oder Magen- und Zwöffingerdarmgeschwüren müßten eine strenge Diät einhalten, gilt heute als überholt. Stattdessen ist inzwischen erlaubt, was bekommt – und das findet der Patient sehr schnell heraus. Schleimsuppen etwa schaden mehr als sie nützen, und es können alle Gewürze verwendet werden, auch Pfeffer, Senf, Paprika, Ingwer und andere scharfe Gewürze, wenn sie vertragen werden.
Diese neue Erkenntnis ist für viele Magenpatienten eine große Hilfe. Mit »Vollkost« fühlen sie sich nicht nur wohler und leistungsfähiger, es hat sogar den Anschein, daß Magenleiden bei normaler Ernährung schneller ausheilen als bei der früher üblichen strengen Diät. Dabei ist natürlich wichtig, daß der Patient genau beobachtet, was ihm bekommt, um Unverträgliches zu vermeiden. Gebratenes wird häufig schlechter vertragen, doch darauf läßt sich leicht Rücksicht nehmen. Bittermittel gelten laut Empfehlung des Bundesgesundheitsamtes bei Magen- und Darmgeschwüren als ungeeignet. Doch auch das ist umstritten.

Kamillen-Kümmel-Teemischung

Diese bewährte Teemischung zeigt bei Magengeschwüren und Gastritis eine erstaunlich schmerzlindernde Wirkung:

Kamillenblüten	30,0
Kümmelfrüchte, zerstoßen	10,0
Tausendgüldenkraut	10,0
Pfefferminzblätter	3,0
Sennesblätter	3,0

• Zubereitung und Anwendung: 2 Teelöffel dieser Mischung mit 1/4 Liter kochendem Wasser übergießen, 10 Minuten ziehen lassen und abseihen. Den Tee in einer Thermosflasche neben das Bett stellen; regelmäßig morgens, vor dem Aufstehen, und abends, unmittelbar vor dem Schlafengehen, je 1 Tasse ungesüßten Tee trinken. Kurmäßig so lange anwenden, bis die Schmerzen dauerhaft beseitigt sind.

Kamillen-Tee

Bei chronischen Entzündungszuständen der Magenschleimhaut, sogar bei Magengeschwüren, ist eine Kamillen-Tee-Kur sehr nützlich. Bei Magenschmerzen, denen vermutlich ein Galleleiden (Seite 58) zugrunde liegt, empfiehlt es sich, den Kamillen-Tee zu gleichen Teilen mit Pfefferminze und Melisse zu mischen. Sind die Magenbeschwerden teilweise oder überwiegend nervöser Art, ist die Kombination Kamille und Melisse, ebenfalls zu gleichen Teilen, am günstigsten.

• Zubereitung und Anwendung: 1 bis 2 gehäufte Teelöffel Kamillenblüten (oder Kamillenblüten zu gleichen Teilen mit Melisse oder Pfefferminze gemischt) mit 1 Tasse kochendem Wasser übergießen, 10 Minuten ziehen lassen und abseihen. Kurmäßig über einen Zeitraum von 3 bis 4 Wochen täglich 3mal – morgens auf leeren Magen – je 1 Tasse ungesüßten Tee warm trinken.

Rollkur mit Kamillen-Tee

Man kann mit Kamillen-Tee auch eine Rollkur machen. Durch die Roll-Kur wird der Tee gleichmäßig im Magen verteilt und kann so auf alle entzündeten Stellen einwirken.

• Zubereitung und Anwendung: 3 Eßlöffel Kamillenblüten mit 1 Liter kochendem Wasser übergießen, 10 Minuten ziehen lassen und abseihen. Den Tee in einer Thermosflasche neben das Bett stellen; morgens vor dem Aufstehen 3 Tassen ungesüßten Kamillen-Tee gut warm, aber nicht heiß trinken. Danach 5 Minuten auf den Rücken legen, dann auf den Bauch, anschließend 5 Minuten auf die eine und 5 Minuten auf die andere Seite.

Weitere Rollkuren

Eine Rollkur kann man auch mit diesen wirkungsvollen Teemischungen machen, bei denen Kamille anteilig immer vorherrschen sollte.

Kamillen-Melissen-Teemischung

Kamillenblüten	20,0
Melissenblätter	5,0

Kamillen-Pfefferminz-Teemischung

Kamillenblüten	20,0
Pfefferminzblätter	5,0

• Zubereitung und Anwendung: 3 Eßlöffel der jeweiligen Teemischung mit 1 Liter kochendem Wasser übergießen, 10 Minuten ziehen lassen und abseihen. Den Tee in einer Thermosflasche neben das Bett stellen; morgens vor dem Aufstehen 3 Tassen ungesüßten Kamillen-Tee gut warm, aber nicht heiß trinken. Danach 5 Minuten auf den Rücken legen, dann auf den Bauch, anschließend 5 Minuten auf die eine und 5 Minuten auf die andere Seite.

Leinsamen-Tee

Wegen des reizmildernden Pflanzenschleims im Leinsamen, der sich wie ein Schutzmantel auf die entzündeten Schleimhäute legt, eignet sich ein Leinsamen-Tee auch zur Schmerzlinderung bei Magenschleimhautentzündungen.

• Zubereitung und Anwendung: 2 gehäufte Teelöffel geschroteten Leinsamen mit 1/4 Liter kaltem Wasser übergießen, unter gelegentlichem Umrühren etwa 30 Minuten ziehen lassen, abseihen und auf Trinktemperatur erwärmen. Täglich 2 bis 3 Tassen ungesüßten Tee trinken.

Weißkohl-Saft

Eine Kur mit Weißkohl-Saft bei Gastritis und Magengeschwüren ist ein altbewährtes Mittel der Volksmedizin, dessen erstaunliche Wirkung von der Wissenschaft inzwischen längst bestätigt ist und in großen amerikanischen und Schweizer Klinken erfolgreich angewendet wird. 1950 fand man den »Anti-ulcus-Faktor«, einen Wirkstoff, der auch in frischem Weißkohl-Saft enthalten ist. Unter einer Behandlung mit diesem Saft verschwinden die subjektiven Beschwerden sehr schnell, vor allem die oft krampfartigen Schmerzen und das unangenehme saure Aufstoßen bei Magen- und Zwölffingerdarmgeschwüren. Auch auf dem Röntgenbild läßt sich der Erfolg einer solchen Behandlung – das Abheilen der Geschwüre – bald erkennen. Selbst Entzündungen in Dünn- und Dickdarm bessern sich durch Kohlsaft schnell. In den meisten Fällen wird er gut vertragen; gelegentlich auftretende Blähungen kann man dadurch verhindern, daß man dem Saft Kümmeltee (Seite 41) im Verhältnis 4 : 1 beimischt.

• Zubereitung und Anwendung: Mit Hilfe eines Entsafters aus den frischen Blättern des Weißkohlkopfs einen Saft herstellen. Regelmäßig nach dem Essen 1 großes Glas frischen Saft (täglich insgesamt 1 Liter) trinken.

Süßholz und Lakritze

Sowohl Süßholz als auch Lakritze, die aus dem Süßholz hergestellt wird, beeinflussen Magengeschwüre günstig. Sie gelten zwar hauptsächlich als Hustenmittel, doch hat sich gezeigt, daß das Kauen von Süßholz und das Einnehmen von Lakritze bei Magengeschwüren den Schmerz lindern kann.

Wichtig: Bei der Einnahme von Lakritze oder Süßholz sind allerdings auch unangenehme Nebenwirkungen – die Ausbildung von Ödemen – möglich. Diese Hausmittel dürfen daher nur nach Absprache mit dem Arzt und unter dessen Anleitung angewendet werden.

• Anwendung: Bei Bedarf einige Stückchen Lakritze essen – gründlich kauen – oder Süßholz (aus der Apotheke) kauen.

Bauchspeicheldrüsenentzündung

Eine Entzündung der Bauchspeicheldrüse ist eine ernste Erkrankung und muß auf jeden Fall vom Arzt behandelt werden. Hausmittel können – nach Absprache mit dem Arzt! – die ärztliche Therapie allenfalls unterstützen.

Rote Rüben

Eine Rote Rüben-Kur hilft bei Entzündungen der Bauchspeicheldrüse.

• Zubereitung und Anwendung: Kurmäßig über einen Zeitraum von 2 Wochen täglich etwa 200 Gramm gekochte Rote Rüben essen oder 1 Glas (100 ml) Rote Rüben-Saft trinken, der im Haushaltsentsafter aus gekochten Roten Rüben hergestellt wird.

Harongabaumrinde

Die in der Rinde des Harongabaums enthaltenen Wirkstoffe helfen bei einer gestörten oder verminderten Leistung der Bauchspeicheldrüse, was sich in einer Dyspepsie – dem Fehlen ausreichender Verdauungssäfte – äußert. Auch bei Verdauungsbeschwerden nach zu vielem und fettem Essen (Seite 40) hilft dieses Mittel. Als Harongan® in der Apotheke erhältlich.

• Anwendung: nach Angabe der Packungsbeilage.

Hämorrhoiden

Hämorrhoiden gehören zu den sogenannten »Zivilisationskrankheiten« und werden meist durch zu viel sitzende Tätigkeiten hervorgerufen. Auch Hämorrhoiden sollten vom Arzt behandelt werden; einige bewährte Hausmittel helfen, die unangenehmen Beschwerden zu lindern und die Heilung zu fördern.

Kamillen-Sitzbad

Entzündete Hämorrhoiden lassen sich durch ein Kamillen-Sitzbad mit gutem Erfolg behandeln. Die entzündungshemmenden Wirkstoffe bewirken eine rasche Linderung der Schmerzen und fördern die Heilung.

• Zubereitung und Anwendung: Eine Handvoll Kamillenblüten mit 3 Liter kochendem Wasser übergießen, 10 Minuten ziehen lassen und abseihen. Diese Flüssigkeit in eine Sitzbadewanne gießen und mit soviel warmem Wasser auffüllen, daß der Analbereich davon bedeckt ist. Die empfohlene Badetemperatur beträgt 38° C, die empfohlene Badedauer 15 Minuten. Regelmäßig täglich 1mal bis zum Verschwinden der Beschwerden wiederholen.

Eichenrinden-Sitzbad

Ein Sitzbad mit einem Eichenrinden-Aufguß hilft ebenfalls bei Hämorrhoiden. Die Wirkstoffe der Eichenrinde »gerben« und desinfizieren die entzündeten Stellen.

• Zubereitung und Anwendung: 2 bis 3 Eßlöffel Eichenrinde mit 1 Liter kaltem Wasser übergießen, zum Sieden erhitzen, 5 Minuten kochen lassen und abseihen. Diese Flüssigkeit in eine Sitzbadewanne gießen und mit soviel warmem Wasser auffüllen, daß der Analbereich davon bedeckt ist. Die empfohlene Badetemperatur liegt bei 38° C, die empfohlene Badedauer bei 15 Minuten. Regelmäßig jeden zweiten Tag bis zum Verschwinden der Beschwerden wiederholen.

Rizinus-Öl

Die Volksmedizin schwört darauf, doch eine Erklärung für die Wirkung gibt es nicht. Geschwollene, entzündete und schmerzende Hämorrhoiden schwellen durch eine Behandlung mit Rizinus-Öl (aus der Apotheke) schnell ab.

• Anwendung: Regelmäßig täglich 2- bis 3mal (und nach jedem Stuhlgang) die betroffenen Stellen mit wenigen Tropfen Rizinus-Öl leicht einreiben und massieren.

Sitzen auf nassem Tuch

Ein altes Hausmittel gegen Hämorrhoiden ist das Sitzen auf einem feuchten Tuch, das wie ein feucht-kalter Wickel wirkt.

• Zubereitung und Anwendung: In einem geheizten Raum einen Stuhl oder Hocker zunächst mit einer Wolldecke, dann mit einem Leinentuch abdecken. Ein mit kaltem Wasser durchfeuchtetes, 8fach zusammengefaltetes Leinentuch darüberlegen und täglich einmal für etwa 15 bis 20 Minuten unbekleidet auf diese Unterlage setzen.

4 Leber- und Galle- beschwerden

Zur Selbstbehandlung von Leber- und Gallebeschwerden

Mittel der Volksmedizin, die bewährten Hausmittel also, sind gegen die deutlich wahrnehmbaren, häufig schmerzhaften Symptome der jeweiligen Krankheit gerichtet oder dienen der Vorbeugung. Bei vielen Krankheiten zeigen sich diese Anzeichen sehr ausgeprägt und sind auch für den Laien erkennbar. Im Fall einer Lebererkrankung, sieht man einmal von der Hepatitis (Leberentzündung) ab, deren Symptome sich in kaffeebraunem Urin, weißem Stuhl und gelbgefärbten Augen zeigen, gibt es dagegen für den Laien nur sehr wenig Anhaltspunkte, die eine eindeutige Aussage zulassen. Ein Druckschmerz im Leberbereich oder Wassersucht im Bauch sind wichtige Hinweise, doch andere Anzeichen wie Hautjucken, rote Handinnenflächen, schlechter Stuhlgang, Müdigkeit oder Appetitlosigkeit können eine Lebererkrankung anzeigen oder sie begleiten; eindeutige Klarheit aber schafft nur die ärztliche Untersuchung. Deshalb ist die erste Forderung, daß bei dem geringsten Verdacht auf eine Leber- und Galleerkrankung der Arzt aufgesucht werden muß! Er kann mit Hilfe von Röntgenuntersuchungen, Blut- und Urintests die Diagnose stellen und die richtige Therapie bestimmen. Damit stellt sich die Frage, ob in einem solchen Fall Hausmittelempfehlungen überhaupt angebracht sind. Die Antwort ist ja, denn mit bewährten Hausmitteln läßt sich eine ärztliche Therapie durchaus sinnvoll unterstützen.

Die Leber, das wichtigste Entgiftungsorgan unseres Körpers, ist häufig durch unsere Lebens- und Eßgewohnheiten überfordert; auch Genußmittel, dabei vor allem übermäßiger Alkoholkonsum, können die Leber nachhaltig schädigen. Sie braucht daher Schonung und Schutz, und dafür bieten sich einige Heilpflanzen aus der Hausapotheke an. An erster Stelle stehen die Mariendistelfrüchte, deren Wirkstoffkomplex Silymarin schützend und regenerierend auf die Leber einwirkt. Doch es gibt viele andere leberwirksame Heilkräuter wie Pfefferminze, Odermennig, Löwenzahn, Schöllkraut, Schafgarbe und Artischocke, die sich als Hausmittel bewährt haben.

Auch Gallebeschwerden wie Gallenblasenentzündung, Entzündung der Gallenwege oder Gallensteine, gehören in ärztliche Behandlung.
Wenn der Arzt Gallensteine im Röntgenbild diagnostiziert, stellt sich die Frage, ob operiert werden muß oder nicht. Es kommt mir nicht zu, hierzu einen Rat zu erteilen; das ist allein Sache des Arztes. Da aber sehr viele Menschen unter Gallensteinen leiden, dadurch häufig Schmerzen haben oder sogar von heftigen Gallekoliken geplagt werden, möchte ich an dieser Stelle einige wirksame Hausmittel vorstellen, die – nach Absprache mit dem Arzt – helfen können, diese Beschwerden zu lindern. Sie sind in ihrer Zusammensetzung so beschaffen, daß sie sowohl die Galleproduktion in der Leber anregen und Entzündungen der Gallenblase sowie der Gallenwege bessern, als auch den Galleabfluß regulieren, bei der unruhigen »Steingalle« beruhigend wirken und die anfallsweise auftretenden kolikartigen Schmerzen lindern. Zudem sind sie häufig ein zusätzliches Leberschutztherapeutikum.
Diese Heilpflanzen können auch erfolgreich bei Magen- und Darmbeschwerden (Seite 33) eingesetzt werden, denn eine gestörte Leberfunktion oder ein behinderter Galleabfluß beeinträchtigen die gesamte Verdauung, lösen manche Magenleiden aus und können Ursache von Blähungen und Stuhlverstopfung sein.

Leberbeschwerden

Mariendistel-Tee

Für leberkranke Patienten oder auch einfach zum Schutz der Leber ist eine Teekur mit Mariendistel uneingeschränkt zu empfehlen. Die Beschwerden werden gelindert und das Allgemeinbefinden bessert sich. Auch eine überstandene akute Hepatitis wird erfolgreich mit Mariendistel-Tee nachbehandelt.

• Zubereitung und Anwendung: 2 Teelöffel zerstoßene Mariendistelfrüchte mit $1/4$ Liter kochendem Wasser übergießen, 10 bis 20 Minuten ziehen lassen und abseihen. Kurmäßig über einen Zeitraum von 4 bis 6 Wochen je 1 Tasse ungesüßten Tee morgens nüchtern,

$1/2$ Stunde vor dem Mittagessen und abends vor dem Schlafengehen sehr warm und schluckweise trinken.

Mariendistel-Löwenzahn-Teemischung

Löwenzahn besitzt ebenfalls eine Leberschutzwirkung. Die Wirkstoffe aus Löwenzahnwurzel und -kraut aktivieren die Tätigkeit der Leberzellen und unterstützen die Wirkung der Mariendistelfrüchte, so daß auch diese Teemischung sehr zu empfehlen ist.

Wichtig: Bei extrem magenempfindlichen Patienten kann es in seltenen Fällen bei längerer Anwendung von Löwenzahn zu Magenschmerzen kommen. Dann ist die Kur sofort abzubrechen.

Mariendistelfrüchte, zerstoßen	20,0
Löwenzahnwurzel mit Kraut	10,0

• Zubereitung und Anwendung: 2 Teelöffel dieser Mischung mit $1/4$ Liter kochendem Wasser übergießen, 10 bis 20 Minuten ziehen lassen und abseihen. Kurmäßig über einen Zeitraum von 4 bis 6 Wochen je 1 Tasse ungesüßten Tee morgens nüchtern, $1/2$ Stunde vor dem Mittagessen und abends vor dem Schlafengehen sehr warm und schluckweise trinken.

Mariendistel-Pfefferminz-Teemischung

Die Mariendistel kann auch mit Pfefferminze gemischt werden; dadurch erreicht man nicht nur eine Geschmacksverbesserung, sondern in manchen Fällen auch eine bessere Wirkung.

Mariendistelfrüchte, zerstoßen	20,0
Pfefferminzblätter	10,0

• Zubereitung und Anwendung: 2 Teelöffel dieser Mischung mit $1/4$ Liter kochendem Wasser übergießen, 10 bis 20 Minuten ziehen lassen und abseihen. Kurmäßig über einen Zeitraum von 4 bis 6 Wochen je 1 Tasse ungesüßten Tee morgens nüchtern, $1/2$ Stunde vor dem Mittagessen und abends vor dem Schlafengehen sehr warm und schluckweise trinken.

Mariendistel-Löwenzahn-Brennessel-Teemischung

Eine Teemischung, die eine Leberschutztherapie einschließt, zudem den gesamten Körperstoffwechsel anregt und sich damit auch zur Frühjahrs- und Herbstkur eignet (Seite 159), ist folgendermaßen zusammengesetzt:

Wichtig: Wer unter Ödemen (Wasseransammlungen im Körper) leidet, die durch eingeschränkte Herz- oder Nierentätigkeit ausgelöst werden, sollte nach Empfehlung des Bundesgesundheitsamtes Tees oder Teemischungen, die wassertreibend wirken, nicht oder zumindest nicht in großer Menge und über einen längeren Zeitraum anwenden. Dazu gehören zum Beispiel Brennessel, Birke, Schachtelhalm, Orthosiphon (Indischer Blasen- und Nierentee), Goldrute und Hauhechel. Befragen Sie dazu bitte den Arzt; er entscheidet darüber, ob der empfohlene Tee für Sie geeignet ist.

Bei extrem magenempfindlichen Patienten kann es in seltenen Fällen bei längerer Anwendung von Löwenzahn zu Magenschmerzen kommen. Dann ist die Kur sofort abzubrechen.

Mariendistelfrüchte, zerstoßen	20,0
Löwenzahnwurzel mit Kraut	20,0
Brennesselblätter	10,0
Birkenblätter	10,0
Goldrutenkraut	10,0

• Zubereitung und Anwendung: 1 bis 2 Teelöffel dieser Mischung mit ¼ Liter kochendem Wasser übergießen, 10 bis 20 Minuten ausziehen und abseihen. Kurmäßig über einen längeren Zeitraum, mindestens jedoch zweimal im Jahr jeweils für 4 Wochen täglich 2 Tassen ungesüßten Tee trinken.

Schafgarben-Tee

Schafgarbe, ein aromatisches Bittermittel, empfiehlt sich bei Leber- und Gallebeschwerden. Sie wirkt leicht krampflösend und entzündungshemmend.

Wichtig: Manche Menschen reagieren allergisch auf die Anwendungen mit Schafgarbe. Treten nach der Einnahme von Schafgarben-Tee oder nach einem Schafgarben-Bad Hautjucken, Hautrötungen oder Nesselausschlag auf, müssen diese Anwendungen sofort abgesetzt werden. Anstelle von Schafgarbe kann man Melisse verwenden.

• Zubereitung und Anwendung: 1 Teelöffel zerschnittene Schafgarbe mit 1 Tasse kochendem Wasser übergießen, 15 Minuten ziehen lassen und abseihen. Täglich 3 Tassen ungesüßten Tee mäßig warm trinken.

Schafgarben-Kamillen-Teemischung

Wer seinen Schafgarben-Tee »verbessern« möchte, kann diese Teemischung zubereiten:

Schafgarbenkraut	30,0
Kamillenblüten	10,0
Pfefferminzblätter	10,0

• Zubereitung und Anwendung: 1 Teelöffel dieser Mischung mit 1 Tasse kochendem Wasser übergießen, 15 Minuten ziehen lassen und abseihen. Täglich 3 Tassen ungesüßten Tee mäßig warm trinken.

Artischocken-Saft

Die Artischocke, eine der Mariendistel ähnliche Pflanze, wird als Feingemüse geschätzt und ist auch als Artischocken-Saft in der Apotheke erhältlich. Die Artischocke enthält Stoffe, die günstig auf die kranke Leber und Galle einwirken: Sie entgiften die Leberzellen, regenerieren sie möglicherweise sogar, stimulieren die Galleabsonderung (Seite 58) und hemmen die Gallensteinbildung (Seite 61). Daneben konnte man beobachten, daß die Artischocken-Wirkstoffe erhöhte Blutfette abbauen.

• Anwendung: Täglich 3mal je 1 Eßlöffel Artischocken-Saft nach dem Essen ohne weitere Zusätze einnehmen.

Brauner Zuckerrübendicksaft mit Milch

Auch der braune Zuckerrübendicksaft (aus dem Reformhaus) mit Milch ist ein wirksames Leberschutzmittel. Seine Wirkung wird dem darin enthaltenen Betain, einer lebenswichtigen Aminosäure, zugeschrieben.

• Anwendung: Täglich 3mal je 2 Teelöffel braunen Zuckerrübendicksaft in ¼ Liter warmer Milch einnehmen. (Für Diabetiker nicht geeignet.)

Leinsamen-Säckchen

Das Leinsamen-Säckchen, ein altbewährtes Hausmittel, hat sich besonders bei Leberschwellung bewährt. Die wohltuende, auch in der Tiefe wirksame Wärme lindert nachhaltig den Schmerz.

• Zubereitung und Anwendung: Ein Mullsäckchen in entsprechender Größe mit ganzen Leinsamen füllen, 10 Minuten in siedendes Wasser hängen und auf etwa 42° C abkühlen lassen (wenn dies zu heiß ist, auf eine Temperatur, die vertragen wird). Das Säckchen auf die schmerzende Stelle legen und mit einem Wolltuch so umwickeln, daß es fest am Körper anliegt; etwa 30 Minuten liegen lassen. Bei Bedarf den Vorgang wiederholen.

Traubensaft

Eine Kur mit rotem oder weißem Traubensaft (aus der Apotheke oder dem Reformhaus) ist ein bewährtes Hausmittel, um die strapazierte Leber zu entlasten.

• Anwendung: Kurmäßig über einen Zeitraum von 4 bis 6 Wochen 1mal wöchentlich einen Traubensaft-Tag einlegen, an dem, auf 5 bis 6 Portionen verteilt, ausschließlich 2 Liter Traubensaft getrunken werden.

Rettichsaft-Honig

Eine Rettichsaft-Honig-Kur – oder Wechselkur, wie diese alte Hausmittelanwendung auch genannt wird – ist ebenfalls wohltuend für Leber und Galle.

• Zubereitung und Anwendung: Am ersten Tag geschnittenen (Bier-) Rettich im Entsafter zu Saft verarbeiten und 3mal jeweils $1/8$ Liter frischen Rettichsaft trinken, am zweiten Tag 3mal jeweils 150 ml Milch mit je 3 Teelöffeln Bienenhonig verrühren und trinken. Diese Anwendungen kurmäßig im Wechsel über einen Zeitraum von 14 Tagen fortführen. (Für Diabetiker nicht geeignet.)

Chicorée-Salat

Die Bitterstoffe dieser Salatpflanze ähneln denen der Wegwarte, mit der sie verwandt ist. Sie aktivieren die Leber und verbessern den Gallefluß.

• Anwendung: Im Winter so oft wie möglich, am besten täglich, Chicorée-Salat essen.

Rademachers Stechkörner-Tinktur

Diese Tinktur, in der Auszüge aus der Mariendistel enthalten sind, war früher ein beliebtes Lebermittel; man verabreichte sie bei fast allen Lebererkrankungen. Nachdem man sich heute immer mehr auf die wohltuende Wirkung dieser Heilpflanze besinnt, greift man auch gern wieder auf die Tinktur zurück. Sie ist in der Apotheke unter dem Namen Tinctura Cardui Mariae Rademacheri erhältlich.

• Anwendung: Bei Bedarf täglich 3mal je 5 bis 10 Tropfen in wenig Wasser einnehmen.

Karlsbader Salz

Karlsbader Salz (aus der Apotheke) ist bei Gelbsucht und anderen Leberleiden ein bewährtes Abführmittel, das die bei Gelbsucht häufig auftretende Stuhlträgheit wirksam behebt.

• Anwendung: Bei Bedarf täglich 2- bis 3mal je 1 Teelöffel Karlsbader Salz in einem Glas Wasser auflösen und trinken.

Gallebeschwerden

Gestörter Galleabfluß

Pfefferminz-Tee

Pfefferminz-Tee ist ein ausgezeichnetes Mittel bei gestörtem Galleabfluß und hilft zudem, die Galleproduktion in der Leber zu fördern. Auch Menschen mit Gallensteinen (Seite 61) haben gute Erfahrungen mit diesem Tee gemacht. Daneben leistet er ausgezeichnete Dienste bei Magenerkrankungen (Seite 33). Die Wirksamkeit der Pfefferminze bei Galleerkrankungen beruht auf den Bitterstoffen und dem ätherischen Öl.

• Zubereitung und Anwendung: 1 gehäuften Eßlöffel Pfefferminzblätter mit $1/4$ Liter kochendem Wasser übergießen, zugedeckt 10 Minuten ziehen lassen und abseihen. Täglich 2 bis 3 Tassen ungesüßten Tee trinken.

Mariendistel-Löwenzahn-Pfefferminz-Teemischung

Für die Menschen, die über Druck- oder Völlegefühl im Bauch klagen, empfiehlt sich dieser Tee:

Mariendistelfrüchte, zerstoßen	20,0
Löwenzahnwurzel mit Kraut	10,0
Pfefferminzblätter	10,0

• Zubereitung und Anwendung: 1 gehäuften Teelöffel dieser Mischung mit $1/4$ Liter kochendem Wasser übergießen, 10 bis 20 Minuten ziehen lassen und abseihen. Täglich 2 bis 3 Tassen ungesüßten Tee trinken.

Mariendistel-Löwenzahn-Pfefferminz-Kümmel-Teemischung

Wer dazu noch unter Blähungen leidet, wird diesen Tee bevorzugen:

Mariendistelfrüchte, zerstoßen	15,0
Löwenzahnwurzel mit Kraut	15,0
Pfefferminzblätter	5,0
Kümmelfrüchte, zerstoßen	5,0

• Zubereitung und Anwendung: 1 gehäuften Teelöffel dieser Mischung mit $1/4$ Liter kochendem Wasser übergießen, 10 bis 20 Minuten ziehen lassen und abseihen. Täglich 2 bis 3 Tassen ungesüßten Tee trinken.

Enzian-Pfefferminz-Teemischung

Wenn Druckgefühl und Schmerzen regelmäßig nach dem Essen auftreten, hilft dieser Tee.

Wichtig: Wer unter Ödemen (Wasseransammlungen im Körper) leidet, die durch eingeschränkte Herz- oder Nierentätigkeit ausgelöst werden, sollte nach Empfehlung des Bundesgesundheitsamtes Tees oder Teemischungen, die wassertreibend wirken, nicht oder zumindest nicht in großer Menge und über einen längeren Zeitraum anwenden. Dazu gehören zum Beispiel Brennessel, Birke, Schachtelhalm, Orthosiphon (Indischer Blasen- und Nierentee), Goldrute oder Hauhechel. Befragen Sie dazu bitte den Arzt; er entscheidet darüber, ob der empfohlene Tee für Sie geeignet ist.

Bei extrem magenempfindlichen Patienten kann es in seltenen Fällen bei längerer Anwendung von Löwenzahn zu Magenschmerzen kommen. Dann ist die Kur sofort abzubrechen.

Enzianwurzel	10,0
Pfefferminzblätter	10,0
Kamillenblüten	10,0
Löwenzahnwurzel mit Kraut	10,0
Brennesselblätter	10,0
Johanniskraut	10,0

• Zubereitung und Anwendung: 1 bis 2 Teelöffel dieser Mischung mit $1/4$ Liter kochendem Wasser übergießen, 10 Minuten ziehen lassen und abseihen. Entweder bei Bedarf 1 Tasse ungesüßten Tee oder regelmäßig über einige Tage hinweg morgens und abends jeweils 1 Tasse Tee, ebenfalls ungesüßt, trinken.

Tausendgüldenkraut-Tee

Die Wirkung des Tausendgüldenkraut erstreckt sich nicht nur auf Magen und Darm (Seite 35), auch die Gallenblase wird durch die Bitterstoffe zu erhöhter Absonderung von Gallensaft angeregt. Tausendgüldenkraut-Tee wird kalt ausgezogen.

Wichtig: Nicht anwenden bei Magen- oder Darmgeschwüren.

• Zubereitung und Anwendung: 1 gehäuften Teelöffel zerschnittenes Tausendgüldenkraut mit $1/4$ Liter kaltem Wasser übergießen, unter gelegentlichem Umrühren 6 bis 8 Stunden ausziehen, abseihen und auf Trinktemperatur erwärmen. Täglich 3mal je 1 Tasse ungesüßten Tee trinken.

Kurkuma

Kurkuma (aus der Apotheke) ist ein dem Ingwer verwandtes Gewürz und Bestandteil des Curry, das in Diäten für Leber- und Gallepatienten häufig verwendet wird. Auch in der Heilkunde gilt die Droge als probates Mittel bei Leber- und Galleleiden. Ihre Wirkstoffe, das ätherische Öl und die Curcumine, sind verantwortlich für die galletreibende Wirkung.

Wichtig: Nicht anwenden bei Gallensteinen und Verschluß der Gallenwege.

• Anwendung: Täglich 3mal nach dem Essen je 0,5 Gramm Kurkumapulver (als Oblatenkapsel, aus der Apotheke) einnehmen. Danach $1/4$ Liter warmes Wasser trinken.

Galletropfen (»Dreierlei-Tropfen«)

Galletropfen, in der Hausmittelmedizin »Dreierlei-Tropfen« genannt, aktivieren den Gallefluß. Sie sind eine Mischung aus Pfefferminz-Tinktur, Schöllkraut-Tinktur und Pomeranzen-Tinktur zu gleichen Teilen (aus der Apotheke).

• Anwendung: Bei Bedarf $1/2$ Stunde vor dem Essen 10 bis 20 Tropfen in $1/2$ Glas Wasser einnehmen. (In den Tropfen ist Alkohol enthalten.)

Johanniskraut-Öl

Johanniskraut-Öl (aus der Apotheke), ein sehr altes Hausmittel, das schon von Hippokrates, dem berühmten Arzt der Antike, gerühmt wurde, hilft ebenfalls ausgezeichnet bei Galle- und Leberbeschwerden.

Wichtig: Intensive Sonneneinwirkung, Höhensonne oder Solarien sollten während der Einnahme vermieden werden, da Johanniskraut-Öl lichtempfindlich macht.

• Anwendung: Bei Bedarf täglich 2- bis 3mal je 1 Teelöffel Johanniskraut-Öl ohne weitere Zusätze einnehmen.

Rettich-Saft

Rettich-Saft, kurmäßig angewendet, hat sich als Mittel gegen mangelhaften Gallefluß bewährt. Auch entzündete Gallenwege lassen sich durch eine Rettichsaft-Kur günstig beeinflussen.

• Zubereitung und Anwendung: Geschnittenen (Bier-)Rettich in einem Haushaltsentsafter zu Saft verarbeiten. Kurmäßig über einen Zeitraum von etwa 14 Tagen täglich vor den Hauptmahlzeiten je 1 Glas mit etwa 50 bis 100 Gramm frischem Rettich-Saft trinken.

Honigmilch

Eine Kur mit Honigmilch ist ein weiteres altes Hausmittel bei Beschwerden durch schlechten Galleabfluß, aber auch bei Neigung zu Gallensteinen (Seite 61).

• Zubereitung und Anwendung: 1 Glas abgekochte, noch warme Milch mit 3 Eßlöffeln Honig verrühren. Kurmäßig über einen Zeitraum von 2 bis 3 Wochen täglich zwischen den Hauptmahlzeiten je 1 Glas Honigmilch trinken. (Für Diabetiker nicht geeignet.)

Honig mit Ei

Ein gestörter Galleabfluß läßt sich nach einer alten Hausmittelempfehlung auch mit einer Mischung aus Honig und Ei regulieren.

• Zubereitung und Anwendung: 1 Eidotter mit 2 Teelöffeln Honig verrühren und 1 Stunde vor den Mahlzeiten einnehmen. (Für Diabetiker nicht geeignet.)

Rettich mit Sauerrahm

Die gleiche Wirkung wird einer Mischung aus Rettich mit Sauerrahm zugeschrieben.

• Zubereitung und Anwendung: 2 Teelöffel frischen Rettich-Saft mit 2 Teelöffeln Sauerrahm verrühren und 1 Stunde vor den Mahlzeiten einnehmen.

Knoblauch

Knoblauch, das altbekannte Würzmittel, wirkt ebenfalls choleretisch (galletreibend).

• Zubereitung und Anwendung: Knoblauch kleinhacken; bei Bedarf mehrmals täglich eine Messerspitze Knoblauch entweder ohne weiteren Zusatz oder im Salat oder in Quark essen.

Gallensteine, Gallekoliken

Wärmflasche

Die Gummiwärmflasche bringt Erste Hilfe bei Gallekoliken. Ihre trockene Wärme lindert den Schmerz und entspannt die verkrampften Muskeln.

• Anwendung: Eine Wärmflasche mit so heißem Wasser füllen, wie es vertragen wird, in ein Tuch wickeln und auf die schmerzende Stelle legen.

Heublumen-Sack

Eine Auflage mit einem Heublumen-Sack eignet sich ebenfalls vorzüglich zur Behandlung akuter und chronischer Schmerzen. Auch zur Schmerzlinderung bei Gallekoliken ist sie bestens geeignet.
Im Handel gibt es bereits vorbereitete Heublumen-Säcke, die eine genaue Gebrauchsanweisung enthalten. Man kann sie aber auch selbst herstellen.

• Zubereitung und Anwendung: Zunächst einen Leinensack in der Größe der zu behandelnden Stelle nähen und ihn mit Heublumen füllen, bis er etwa 5 bis 8 cm dick ist. Den Sack zunähen, in einem Topf mit kochendem Wasser übergießen und zugedeckt etwa 15 Minuten ziehen lassen. Nach dem Herausnehmen zwischen zwei Holzbrettern gut auspressen, in ein Tuch einschlagen (der Sack sollte dabei eine Temperatur von etwa 40° bis 45° C haben, auf jeden Fall so heiß, wie es vertragen wird) und auf die schmerzende Stelle legen. Mit einem Wolltuch so umwickeln, daß er fest am Körper anliegt. Den Heublumen-Sack liegen lassen, so lange er warm ist.

Wermut-Tee

Heilpflanzen mit Bitterstoffen, wie etwa der Wermut, werden von Patienten mit Gallensteinen immer wieder als besonders wirksam gerühmt, wenn es um die Vorbeugung drohender Koliken geht. Dabei muß allerdings der bittere Geschmack dieses Tees akzeptiert werden, denn Süßen mit Zucker, Honig oder Süßstoff bringt hier keine Verbesserung.

Eine kranke Gallenblase ist oft Ursache für Verdauungsschwäche und Appetitlosigkeit (Seite 34). Ob es sich dabei um Gallensteine, um Störungen des Galleabflusses oder um eine chronisch entzündete Gallenblase handelt, ist für eine Behandlung ohne Bedeutung. Eine »unruhige« Steingalle macht Beschwerden, die man durch die Behandlung mit Wermut, dem aromatischen Bittermittel schlechthin, ausschalten kann. Dabei hilft Wermut-Tee überraschend schnell. Vor allem Patienten mit Gallensteinen loben diesen Tee, weil sie damit aufkommenden Gallekoliken – etwa nach Diätsünden – vorbeugen können. Auch zur Nachbehandlung von Koliken eignet er sich gut. Bei Menschen mit empfindlicher Galle kann schon eine Tasse Wermut-Tee pro Tag eine gute Vorbeugung sein.

• Zubereitung und Anwendung: 1 Teelöffel zerschnittenes Wermutkraut mit 1 Tasse kochendem Wasser übergießen, 10 Minuten ziehen lassen und abseihen. Bei Bedarf 1 Tasse ungesüßten Tee sehr warm trinken.

Wermut-Tausendgüldenkraut-Teemischung

Wem Wermut allein zu bitter schmeckt, kann sich eine Teemischung mit Tausendgüldenkraut und Pfefferminze bereiten:

Wermutkraut	10,0
Tausendgüldenkraut	10,0
Pfefferminzblätter	10,0

• Zubereitung und Anwendung: 1 Teelöffel dieser Mischung mit 1 Tasse kochendem Wasser übergießen, 5 Minuten ziehen lassen und abseihen. Bei Bedarf 1 Tasse ungesüßten Tee sehr warm trinken.

Löwenzahn-Tee

Kann bei einem Menschen, der zur Gallensteinbildung neigt oder schon eine Gallensteinoperation hinter sich hat, eine Neubildung von Gallensteinen durch regelmäßiges Teetrinken verhindert werden? Diese Frage läßt sich mit »ja« beantworten. Es gilt als erwiesen, daß Löwenzahn in der Lage ist, sowohl die Gallensteinbildung als auch die

Vergrößerung bereits vorhandener Gallensteine zu verhindern. Der Wirkungsmechanismus ist allerdings noch nicht in allen Einzelheiten erforscht. Leider hat sich die Hoffnung, mit Löwenzahnwirkstoffen Gallensteine aufzulösen, um so eine Operation zu umgehen, bis jetzt nicht bestätigt.

Ich empfehle allen Leber- und Gallepatienten, vor allem aber jenen, die an Gallensteinen leiden, zweimal im Jahr, am besten im Frühjahr und Herbst (Frühjahrs- und Herbstkur, Seite 159) eine Kur mit Löwenzahn-Tee durchzuführen.

Wichtig: Nicht anwenden bei Verschluß oder Entzündung der Gallenwege.
Bei extrem magenempfindlichen Patienten kann es in seltenen Fällen bei längerer Anwendung von Löwenzahn zu Magenschmerzen kommen. Dann ist die Kur sofort abzubrechen.

• Zubereitung und Anwendung: 2 Teelöffel Löwenzahnwurzel mit Kraut mit 1/4 Liter Wasser übergießen, zum Sieden erhitzen und 1 Minute später vom Herd nehmen. 10 Minuten ziehen lassen und abseihen. Täglich 2 Tassen ungesüßten Tee trinken. Als Frühjahrs- und Herbstkur über einen Zeitraum von 6 bis 8 Wochen täglich morgens und abends je 1 Tasse Tee, ebenfalls ungesüßt, trinken.

Beifuß-Tausendgüldenkraut-Teemischung

Eine »Steingalle« läßt sich auch gut mit diesem Tee beruhigen:

Beifußkraut	10,0
Tausendgüldenkraut	10,0
Pfefferminzblätter	10,0

• Zubereitung und Anwendung: 1 gehäuften Teelöffel dieser Mischung mit 1/4 Liter kochendem Wasser übergießen, 10 Minuten ziehen lassen und abseihen. Wenn sich eine Gallenkolik anbahnt oder zur Vorbeugung, vor allem nach schweren und fettreichen Mahlzeiten, 1 Tasse ungesüßten Tee schluckweise und sehr warm trinken.

Wermut-Tinktur

Wermut-Tinktur (aus der Apotheke) hilft, Galleschmerzen zu lindern, die sich nach Diätsünden oder Aufregungen und starken Belastungen einstellen.

• Anwendung: 20 bis 30 Tropfen Wermut-Tinktur in 1/2 Glas warmem Wasser auflösen und schluckweise trinken. Bei kurmäßiger Anwendung 3mal täglich jeweils 15 bis 20 Tropfen in etwas warmem Wasser auflösen und schluckweise einnehmen. (In den Tropfen ist Alkohol enthalten.)

Galletropfen »Dreierlei-Tropfen«

Galletropfen, in der Hausmittelmedizin auch »Dreierlei-Tropfen« genannt, sind eine Mischung aus Pfefferminz-Tinktur, Schöllkraut-Tinktur und Pomeranzen-Tinktur zu gleichen Teilen (aus der Apotheke). Sie aktivieren den Gallefluß (Seite 60), sind aber auch bei Galleschmerzen angezeigt.

• Anwendung: Bei Bedarf 10 bis 20 Tropfen in etwas warmem Wasser auflösen und schluckweise einnehmen. (In den Tropfen ist Alkohol enthalten.)

Milch

Milch, als Schlaftrunk angewendet, schützt vor Gallensteinen, wie eine alte Hausmittelempfehlung besagt. Inzwischen ist diese Aussage auch wissenschaftlich bewiesen worden. Milch zwingt die Gallenblase, sich zu entleeren. Dadurch kann die Galleflüssigkeit während der Nacht nicht eindicken, so daß sich keine Kristallablagerungen, die als »Keime« für die Gallensteine angesehen werden, bilden können.

• Anwendung: Regelmäßig täglich abends vor dem Schlafengehen 1 Glas warme Milch trinken.

*Gallenblasen- oder
Gallenwegsentzündungen*

Erdrauch-Tee

Diese Heilpflanze besitzt Inhaltsstoffe, die Gallenwegserkrankungen günstig beeinflussen, weil sie krampflösend wirken und zudem den Galleabfluß regulieren. Erdrauch ist deshalb sowohl bei akuten als auch bei chronischen Gallebeschwerden zu empfehlen. Die Schmerzen im rechten Oberbauch lassen nach, Speisen werden besser vertragen und Übelkeit, Brechreiz oder Kopfschmerzen verschwinden.

• Zubereitung und Anwendung: 1 Teelöffel Erdrauch mit $1/4$ Liter Wasser übergießen, zum Sieden erhitzen, 10 Minuten ziehen lassen und abseihen. Bei Bedarf täglich bis zu 3 Tassen ungesüßten Tee trinken.

Schöllkraut-Tee

Auch ein Tee aus Schöllkraut wirkt krampflösend bei Entzündungen der Gallenblase oder der Gallenwege.

• Zubereitung und Anwendung: 1 Teelöffel Schöllkraut mit $1/4$ Liter Wasser übergießen, zum Sieden erhitzen, 10 Minuten ziehen lassen und abseihen. Bei Bedarf täglich bis zu 3 Tassen ungesüßten Tee trinken.

Tausendgüldenkraut-Pfefferminz-Schafgarben-Teemischung

Bei Druckgefühl, leichten bis mittelschweren (brennenden) Schmerzen und weitgehender Appetitlosigkeit ist diese Teemischung angezeigt:

Tausendgüldenkraut	10,0
Pfefferminzblätter	10,0
Schafgarbenblüten	10,0
Kamillenblüten	10,0

Tausendgüldenkraut-Pfefferminz-Kamillen-Teemischung

Wenn Blähungen nach den Mahlzeiten auftreten, eignet sich diese Teemischung:

Tausendgüldenkraut	10,0
Pfefferminzblätter	10,0
Kamillenblüten	10,0
Kümmelfrüchte, zerstoßen	5,0
Fenchelfrüchte, zerstoßen	5,0

Kamillen-Pfefferminz-Melissen-Teemischung

Wenn krampfartige Schmerzen überwiegen, hilft dieser Tee:

Kamillenblüten	10,0
Pfefferminzblätter	10,0
Melissenblätter	10,0
Schöllkrautwurzel	5,0
Erdrauchkraut	5,0

Sennesschoten-Faulbaum-Teemischung

Wenn zusätzlich eine Stuhlverstopfung vorliegt, sei dieser Tee angeraten:

Sennesschoten	5,0
Faulbaumrinde	5,0
Melissenblätter	5,0
Kamillenblüten	5,0
Fenchelfrüchte, zerstoßen	5,0
Anisfrüchte	5,0
Kümmelfrüchte	5,0
Wermutkraut	5,0

• Zubereitung und Anwendung: 1 bis 2 Teelöffel der jeweiligen Mischung mit $1/4$ Liter kochendem Wasser übergießen, 10 Minuten ziehen lassen und abseihen. Entweder bei Bedarf 1 Tasse ungesüßten Tee oder regelmäßig einige Tage morgens und abends 1 Tasse Tee, ebenfalls ungesüßt, trinken.

4

5 Rheuma und Gicht, Ischias und Hexenschuß

Zur Selbstbehandlung von Rheuma und Gicht

Rheumatismus, eine Bezeichnung, die schon vor 2000 Jahren von den »alten« Griechen verwendet wurde, ist heute ein Sammelbegriff für viele Erkrankungen, die mit Schmerzen in Gelenken, Muskeln, Wirbeln und Nerven verbunden sind, oft bei gleichzeitiger erheblicher Einschränkung der Bewegungsfreiheit.

Trotz aller Fortschritte der modernen Medizin kann Rheuma – man nimmt an, daß es sich dabei um eine Stoffwechselkrankheit handelt – bisher nicht geheilt werden; die genauen Ursachen dieser Erkrankungen sind noch nicht in allen Einzelheiten erforscht. Deshalb ist die ärztliche Therapie nur darauf ausgerichtet, das Fortschreiten der Krankheit zu verhindern, die Schmerzen so gut wie möglich zu lindern und die Beweglichkeit der Gliedmaßen weitgehend zu erhalten.

Zu allen Zeiten wurde Rheumatismus mit Einreibungen behandelt, die das Gewebe besser durchbluten, mit Bädern, die Schmerzen lindern, außerdem wurden Heilpflanzentees verwendet, die eine allgemeine Anregung des Stoffwechsels bewirken.

Es gibt viele Pflanzen, die gegen Rheuma eingesetzt werden, wobei sich einige besonders gut bewährt haben, wie etwa Löwenzahn, Birke, Brennessel, Schachtelhalm und Holunder. Woher die erstaunliche Wirkung dieser Pflanzen rührt, weiß man bisher nicht genau, doch wird angenommen, daß sie eine allgemeine Aktivierung des Stoffwechsels bewirken. Fest steht, daß durch ihre Anwendung die oft heftigen Schmerzen gelindert werden und daß die bei Rheuma so häufigen Schmerzanfällen deutlich seltener auftreten. Bei der Behandlung mit Hausmitteln ist allerdings viel Geduld nötig – mögliche Erfolge stellen sich meist erst nach vielen Wochen kurmäßiger Anwendung ein. Bevor man eine Selbstbehandlung mit Hausmitteln beginnt, sollte zuvor das ärztliche Einverständnis eingeholt werden.

Bei der Gicht handelt es sich ebenfalls um eine Stoffwechselkrankheit, deren ernährungsbedingte Ursache vor allem in einem erhöhten Harnsäureanteil im Blut zu suchen ist. Im Frühstadium drückt sich die Gicht durch immer wiederkehrende akute Gelenkentzündungen aus, meist ist nur ein Gelenk betroffen. Charakteristisch ist der überaus schmerzhafte akute Gichtanfall, der vor allem nachts, meistens am Grundgelenk einer der großen Zehen auftritt. Das betroffene Gelenk ist stark geschwollen und heiß, die Haut darüber äußerst schmerzempfindlich. Auch die anderen kleinen Gelenke der Zehen und der Finger können davon befallen werden. Bei Fortschreiten der Krankheit bilden sich Verhärtungen aus, die Gichtknoten. Wird die Gicht nicht behandelt, kommt es schließlich zu chronischen Gelenkveränderungen, wenn sich in den Schleimbeuteln, den Bändern und den Kapseln der Gelenke harnsaure Salze ablagern.

Im Gegensatz zu Rheuma verfügt die Medizin heute über recht wirksame chemische Arzneimittel zur Behandlung der Gicht. Doch auch hier können natürliche Hausmittel zur Unterstützung der ärztlichen Therapie erfolgreich eingesetzt werden. Da Gicht nicht allein durch eine Störung des Harnsäurestoffwechsels entsteht, sondern wie bei Rheuma zugleich eine allgemeine Störung des Körperstoffwechsels vorliegt, bieten sich vor allem jene Hausmittel an, die Stoffwechselvorgänge gezielt anregen und deshalb gleichermaßen bei Gicht und Rheuma angezeigt sind.

Bei Gichtkranken, die über träge Verdauung und harte Stühle klagen, ist auch die Regulierung des Stuhlgangs notwendig.

Wichtig bei der Behandlung der Gicht ist eine ausgewogene Ernährung, um die vermehrte Bildung von Harnsäure im Körper zu verhindern. Der Genuß von zu viel Fleisch, dabei vor allem Innereien, sowie Ölsardinen, Blumenkohl, Spargel oder Schokolade sollte reduziert werden. Hülsenfrüchte, Spinat, Pfirsiche, Aprikosen oder Weintrauben dürfen nur in Maßen genossen werden.

5

Zur Selbstbehandlung von Ischias und Hexenschuß

Der Hexenschuß, die Ärzte sprechen von Lumbago (Lumbus = Lende), ist eine Art Muskelrheumatismus im Lendenbereich und tritt meistens plötzlich und unvermutet auf. Deshalb können Hausmittel gegen Muskelrheumatismus auch in diesen Fällen eingesetzt werden; darüber hinaus gibt es einige Empfehlungen, die sich speziell auf Hexenschuß beziehen.

Hexenschuß ist häufig eine Vorstufe des Ischias, einer Entzündung des Ischiasnerven (Neuralgie). Auch hier bedient sich die Hausmittelmedizin der Einreibungen, Auflagen, Bäder und Tees, wie sie bei rheumatischen Schmerzen angewendet werden. Nicht ohne Grund werden in der Volksmedizin die Mittel gegen Hexenschuß und Ischias mit denen gleichgestellt, die bei Rheuma wirksam sind.

Rheuma und Gicht

Löwenzahn-Tee

Bei rheumatischen Beschwerden im weitesten Sinn ist eine Kur mit Löwenzahn-Tee oft sehr wirksam. Mit dieser Kur, die jeweils im Frühjahr und Herbst durchgeführt werden sollte (Frühjahrs- und Herbstkur, Seite 159), wird eine bessere Durchblutung des Bindegewebes und eine allgemeine Anregung des Stoffwechsels, vor allem eine Intensivierung der Nieren- und Lebertätigkeit erreicht. Durch eine solche Kur lassen sich bei Menschen mit degenerativen Gelenkerkrankungen die Schmerzen verringern, und auch die gefürchteten schmerzhaften Rheumaanfälle werden seltener.

Wichtig: Nicht anwenden bei Verschluß oder Entzündung der Gallenwege. Bei extrem magenempfindlichen Patienten kann es in seltenen Fällen bei längerer Anwendung von Löwenzahn zu Magenschmerzen kommen. Dann ist die Kur sofort abzubrechen.

• Zubereitung und Anwendung: 1 bis 2 Teelöffel zerschnittene Löwenzahnwurzel (mit Kraut) mit 1 Tasse kaltem Wasser übergießen, zum Sieden erhitzen und 1 Minute kochen; 10 Minuten ziehen lassen und abseihen. Kurmäßig über einen Zeitraum von mindestens 8 Wochen täglich am Morgen zum oder nach dem Frühstück und abends vor dem Schlafengehen je 1 Tasse ungesüßten Tee trinken.

Löwenzahn-Pfefferminz-Teemischung

Statt des ungemischten Löwenzahntees kann man auch diese Teemischung wählen, die im Geschmack etwas angenehmer ist; sie muß ebenfalls als Kur angewendet werden.

Löwenzahnwurzel mit Kraut	20,0
Pfefferminzblätter	5,0
Hagebuttenfrüchte mit Samen	5,0
Hibiskusblüten (Rote Malve)	5,0

• Zubereitung und Anwendung: 1 bis 2 Teelöffel dieser Mischung mit 1 Tasse kaltem Wasser übergießen, zum Sieden erhitzen und 1 Minute kochen; 10 Minuten ziehen lassen und abseihen. Kurmäßig über einen Zeitraum von mindestens 8 Wochen täglich am Morgen zum oder nach dem Frühstück und abends vor dem Schlafengehen je 1 Tasse ungesüßten Tee trinken.

Brennessel-Tee

Auch eine Kur mit Brennessel-Tee ist zu empfehlen, wenn es darum geht, sich bei Muskelrheumatismus oder Hexenschuß Erleichterung zu verschaffen. Überdies eignet er sich für Gicht-Kranke, denn die Brennessel trägt dazu bei, Harnsäure aus dem Körper auszuschwemmen. Kurmäßig angewendet, kann dies zu beachtlichen Erfolgen führen.

Wichtig: Wer unter Ödemen (Wasseransammlungen im Körper) leidet, die durch eingeschränkte Herz- oder Nierentätigkeit ausgelöst werden, sollte nach Empfehlung des Bundesgesundheitsamtes Tees oder Teemischungen, die wassertreibend wirken, nicht oder zumindest nicht in großer Menge und über einen längeren Zeitraum anwenden. Dazu gehören zum Beispiel Brennessel, Birke, Schachtelhalm, Orthosiphon (Indischer Blasen- und Nierentee), Goldrute und Hauhechel. Befragen Sie dazu bitte den Arzt; er entscheidet darüber, ob der empfohlene Tee für Sie geeignet ist.

• Zubereitung und Anwendung: 1 gehäuften Teelöffel Brennesselkraut mit $1/4$ Liter kochendem Wasser übergießen, 5 bis 10 Minuten ziehen lassen und abseihen. Kurmäßig über einen Zeitraum von 4 bis 8 Wochen täglich 3 Tassen ungesüßten Tee trinken.

Birkenblätter-Tee

Durch einen Tee mit Birkenblättern lassen sich rheumatische Schmerzen und Gichtbeschwerden ebenfalls lindern. Er regt den gesamten Körperstoffwechsel an und ist eines der besten wassertreibenden Mittel, ohne das Nierengewebe zu reizen; dabei ist seine Wirkung mild und zuverlässig. Auch hier ist eine längere Kur notwendig, um einen nachhaltigen Erfolg zu erzielen.

Wichtig: Bitte beachten Sie den Hinweis unter »Brennessel-Tee«

• Zubereitung und Anwendung: 2 gehäufte Teelöffel Birkenblätter mit $1/4$ Liter kochendem Wasser übergießen, 10 Minuten ziehen lassen und abseihen. Kurmäßig über einen Zeitraum von 4 bis 8 Wochen täglich 2 bis 3 Tassen ungesüßten Tee mäßig warm trinken.

Holunderblüten-Tee

Der Holunderblüten-Tee wird von Patienten mit chronischem Rheuma immer wieder sehr gelobt. Worauf seine heilende Wirkung zurückzuführen ist, hat man bisher nicht feststellen können. Mit Holunderblüten-Tee lassen sich die Schmerzen lindern und die Intervalle zwischen den Rheumaanfällen merklich vergrößern.
Auch hier ist eine Kur ratsam, am besten im Frühjahr und Herbst (Frühjahrs- und Herbstkur, Seite 159).

• Zubereitung und Anwendung: 1 gehäuften Teelöffel Holunderblüten mit $1/4$ Liter kochendem Wasser übergießen, 10 Minuten ziehen lassen und abseihen. Kurmäßig über einen Zeitraum von 4 bis 6 Wochen täglich 2 bis 3 Tassen ungesüßten Tee mäßig warm trinken.

Empfehlenswerte Teemischungen

Sowohl von Patienten mit Muskelrheumatismus oder Hexenschuß als auch von jenen, die an Gelenkrheuma leiden, werden diese Teemischungen gleichermaßen gelobt. Sie müssen ebenfalls kurmäßig angewendet werden, um zum Erfolg zu führen. Wählen Sie die Mischung, die Ihnen am besten schmeckt.

Wichtig: Bitte beachten Sie den Hinweis auf Seite 67.

Manche Menschen reagieren allergisch auf die Anwendungen mit Schafgarbe. Treten nach der Einnahme von Schafgarben-Tee Hautjucken, Hautrötungen oder Nesselausschlag auf, müssen diese Anwendungen sofort abgesetzt werden. Anstelle von Schafgarbe kann man in der letzten Mischung (Schafgarben-Schachtelhalm-Teemischung) Melisse verwenden.

Während der Schwangerschaft darf ein Tee, in dem Wacholderbeeren enthalten sind, nicht getrunken werden.

Holunderblüten-Schachtelhalm-Teemischung

Holunderblüten	10,0
Schachtelhalm	10,0
Brennesselblätter	10,0
Löwenzahnwurzel mit Kraut	10,0

Wacholderbeeren-Brennessel-Teemischung

Wacholderbeeren, zerstoßen	10,0
Brennesselblätter	10,0
Birkenblätter	10,0
Hagebuttenfrüchte mit Samen	10,0
Pfefferminzblätter	10,0

Schafgarben-Schachtelhalm-Teemischung

Schafgarbenkraut	10,0
Schachtelhalm	10,0
Weidenrinde	10,0
Birkenblätter	10,0
Löwenzahnwurzel mit Kraut	10,0

• Zubereitung und Anwendung: 1 gehäuften Teelöffel der jeweiligen Mischung mit 1/4 Liter kochendem Wasser übergießen, 10 Minuten ziehen lassen und abseihen. Kurmäßig über einen Zeitraum von 8 Wochen täglich 2 Tassen ungesüßten Tee trinken.

Teufelskrallen-Tee

Mit der Teufelskralle, einer in jüngster Zeit vieldiskutierten Heilpflanze aus Südafrika, lassen sich nach wissenschaftlicher Bestätigung bei Rheuma und Arthrose, dem chronischen Gelenkleiden, beachtliche Erfolge erzielen. Ihre Wirkung beruht vor allem auf der antiphlogistischen (entzündungshemmenden) Eigenschaft ihrer Inhaltsstoffe. Da wir sonst gegen dieses Leiden nicht viele zufriedenstellende Mittel haben, lohnt sich der Versuch einer Kur mit Teufelskralle-Tee. Auch hier gilt, daß erst eine Anwendung über mindestens 4 bis 8 Wochen zu einem möglichen Erfolg führt – in den meisten Fällen zu einer deutlichen Schmerzlinderung. Teufelskrallen-Tee bekommt man in der Apotheke.

• Anwendung: nach Angabe der Packungsbeilage.

Giersch (Geißfuß)-Tee

Dieses Hausmittel für Gicht-Patienten ist bereits mehrere hundert Jahre alt; diejenigen, die es probieren, sind mit der Wirkung sehr zufrieden. Es handelt sich dabei um Giersch, auch unter dem Namen Geißfuß bekannt; der botanische Name »Aegopodium podagraria« deutet schon an, daß diese Heilpflanze gegen Gicht verwendet wird, denn »Podagra« ist eine alte Bezeichnung für die Gicht der großen Zehe.

Wichtig: Giersch ist ein Doldengewächs. Da zu den Doldenblütlern auch tödlich giftige Pflanzen wie etwa der Schierling gehören, ist größte Vorsicht geboten. Diese Pflanze darf nur angewendet werden, wenn jede Möglichkeit einer Verwechslung ausgeschlossen werden kann.

• Zubereitung und Anwendung: 1 gehäuften Teelöffel geschnittene getrocknete Gierschblätter (aus der Apotheke) mit 1/4 Liter kochendem Wasser übergießen, 10 Minuten ziehen lassen und abseihen. Kurmäßig über einen Zeitraum von 2 Wochen (nicht länger!) täglich 3 Tassen ungesüßten Tee trinken.

Schlehen-Veilchen-Teemischung, Rhabarber-Sennesschoten-Teemischung

Diese Teemischungen eignen sich für gichtkranke Patienten, die an chronischer Stuhlträgkeit leiden.

Schlehen-Veilchen-Teemischung

Schlehenblüten	10,0
Veilchenkraut	10,0
Holunderblüten	5,0
Faulbaumrinde	5,0

Rhabarber-Sennesschoten-Teemischung

Rhabarberwurzel	10,0
Sennesschoten	10,0
Pfefferminzblätter	5,0
Hagebuttenfrüchte mit Samen	5,0

• Zubereitung und Anwendung: 1 gehäuften Teelöffel der jeweiligen Mischung mit 1/4 Liter kochendem Wasser übergießen, 10 Minuten ziehen lassen und abseihen. Kurmäßig über einen Zeitraum von 3 bis 4 Wochen täglich 2 Tassen ungesüßten Tee trinken.

Birkenblätter-Brennessel-Teemischung, Goldruten-Birkenblätter-Teemischung

Diese beiden Teemischungen sind bei Gichtkranken mit verminderter Wasserausscheidung angezeigt.

Wichtig: Wer unter Ödemen (Wasseransammlungen im Körper) leidet, die durch eingeschränkte Herz- oder Nierentätigkeit ausgelöst werden, sollte nach Empfehlung des Bundesgesundheitsamtes Tees oder Teemischungen, die wassertreibend wirken, nicht oder zumindest nicht in großer Menge und über einen längeren Zeitraum anwenden. Dazu gehören zum Beispiel Brennessel, Birke, Schachtelhalm, Orthosiphon (Indischer Blasen- und Nierentee), Goldrute und Hauhechel. Befragen Sie dazu bitte den Arzt; er entscheidet darüber, ob die empfohlenen Tees für Sie geeignet sind.

Birkenblätter-Brennessel-Teemischung

Birkenblätter	10,0
Brennesselblätter	10,0
Bohnenschalen	10,0
Hagebuttenfrüchte mit Samen	10,0

Goldruten-Birkenblätter-Teemischung

Goldrutenkraut	20,0
Birkenblätter	10,0
Löwenzahnwurzel mit Kraut	10,0
Hauhechelwurzel	10,0
Pfefferminzblätter	10,0

• Zubereitung und Anwendung: 1 gehäuften Teelöffel der jeweiligen Mischung mit 1/4 Liter kochendem Wasser übergießen, 10 Minuten ziehen lassen und abseihen. Kurmäßig über einen Zeitraum von 3 bis 4 Wochen täglich 2 Tassen ungesüßten Tee trinken.

5

Empfehlenswerte Teemischungen

Bei gichtkranken Patienten mit gestörter Leberfunktion sind dies zwei probate Teemischungen.

Wichtig: Bei extrem magenempfindlichen Patienten kann es in seltenen Fällen bei längerer Anwendung von Löwenzahn zu Magenschmerzen kommen. Dann ist die Kur sofort abzubrechen.

Löwenzahn-Tausendgüldenkraut-Teemischung

Löwenzahnwurzel mit Kraut	20,0
Tausendgüldenkraut	10,0
Mariendistelfrüchte	10,0
Pfefferminzblätter	10,0
Schöllkrautwurzel	5,0

Erdrauch-Liebstöckel-Teemischung

Erdrauchkraut	10,0
Liebstöckelwurzel	10,0
Tausendgüldenkraut	5,0
Pfefferminzblätter	5,0

• Zubereitung und Anwendung: 1 gehäuften Teelöffel der jeweiligen Mischung mit 1/4 Liter kochendem Wasser übergießen, 10 Minuten ziehen lassen und abseihen. Kurmäßig über einen Zeitraum von 3 bis 4 Wochen täglich 2 Tassen ungesüßten Tee trinken.

Löwenzahn-Saft

Rheuma-Patienten, denen die Löwenzahn-Tee-Kur zu zeitaufwendig ist, können eine Kur mit frischem Löwenzahn-Saft (aus der Apotheke, dem Reformhaus oder der Drogerie) durchführen.

Wichtig: Nicht anwenden bei Verschluß oder Entzündung der Gallenwege.

• Anwendung: Kurmäßig über einen Zeitraum von mindestens 6 bis 8 Wochen täglich 2mal jeweils 1 bis 1 1/2 Eßlöffel Löwenzahn-Saft einnehmen, oder nach Angabe der Packungsbeilage.

Birkenblätter-Saft

Ein Kur mit Birkenblätter-Saft (aus der Apotheke, dem Reformhaus oder der Drogerie) ist ebenso gut wie eine Teekur mit Birkenblättern, wobei vor allem für Gicht-Kranke die Harnsäureausschwemmung durch die Wirkstoffe der Birkenblätter von besonderer Bedeutung ist.

Wichtig: Nicht einnehmen bei Ödemen infolge eingeschränkter Herz- oder Nierentätigkeit.

• Anwendung: Kurmäßig über einen Zeitraum von mindestens 4 Wochen täglich 2- bis 3mal jeweils 1 Eßlöffel Birkenblätter-Saft einnehmen, oder nach Angabe der Packungsbeilage.

Brennessel-Saft

Brennessel-Saft (aus der Apotheke, dem Reformhaus oder der Drogerie) ist, wie der Tee, wirksam bei rheumatischen Beschwerden.

Wichtig: Nicht einnehmen bei Ödemen infolge eingeschränkter Herz- oder Nierentätigkeit.

• Anwendung: Kurmäßig über einen Zeitraum von mindestens 4 Wochen täglich 2- bis 3mal jeweils 1 Eßlöffel Brennessel-Saft einnehmen, oder nach Angabe der Packungsbeilage.

Holunderbeer-Saft, Holunderbeer-Wein

Rheumatiker loben sowohl den Saft als auch den Wein aus Holunderbeeren (beides aus der Apotheke oder dem Reformhaus) gegen schmerzhafte Rheumaanfälle.

• Anwendung: Kurmäßig über einen Zeitraum von mindestens 4 Wochen täglich 3mal je 1/8 Liter Holunderbeer-Saft oder täglich 2mal je 1 Glas (je 100 ml) Holunderbeer-Wein trinken.

Löwenzahn-Salat, Brennessel-Salat, Birkenblätter-Salat

Ein Löwenzahn-Salat, aus frischen Löwenzahn-Blättern zubereitet, ist für rheumatische Patienten eine vorzügliche Ergänzung der Löwenzahn-Tee- oder -Saft-Kur.

Auch junge Brennesseln oder junge Birkenblätter können, einzeln oder kombiniert, als Salat die entsprechenden Tees und Säfte zur Schmerzlinderung bei Rheuma wirksam unterstützen.

Wacholderbeer-Kur

Diese Kur, schon von Sebastian Kneipp als hochwirksames Mittel gegen Rheuma gepriesen, wird auch heute noch in der Volksmedizin mit Erfolg angewendet.

Wichtig: Die Wacholderbeer-Kur reizt bei übermäßiger Einnahme das Nierengewebe und darf deshalb nur von Patienten mit völlig gesunden Nieren und erst nach ausdrücklicher Billigung durch den Arzt durchgeführt werden. Während der Schwangerschaft darf diese Anwendung nicht gemacht werden.

• Anwendung: Am ersten Tag 3mal je 1 Wacholderbeere gründlich zerkauen und herunterschlucken. Die Menge täglich um jeweils 1 Beere steigern, also 3mal je 2 Beeren, bis man bei täglich 3mal je 15 Beeren angelangt ist; danach, absteigend, mit 3mal täglich je 1 Beere die Kur beenden. Diese Anwendung darf frühestens nach drei Monaten wiederholt werden.

Obstessig mit Honig

Für die Wirkung dieses Hausmittels zur Vorbeugung gegen Rheuma kann ich mich nicht verbürgen, doch ist die Zahl der Menschen, die darauf schwören, riesengroß. Es heißt sogar, daß man durch eine lebenslängliche regelmäßige Anwendung von Obstessig mit Honig nicht an Rheuma erkranken wird.

• Zubereitung und Anwendung: Je 2 Teelöffel Obstessig und Honig in 1/4 Liter kaltem Wasser verrühren und täglich morgens trinken. (Für Diabetiker nicht geeignet.)

Rhus toxicodendron D6

Rhus toxicodendron D6, die homöopathische Aufbereitung des Giftsumachs, hilft, wenn alle Glieder schmerzen, man den Arm nicht heben oder die Knie nicht bewegen kann, oder wenn das Bücken heftig schmerzt. Auch bei Ischias und Hexenschuß ist dieses Mittel wirksam.

Besonders gut sprechen jene Menschen darauf an, die ruhelos sind, schlecht schlafen, oft Angstträume haben und sehr unter Regen und Nässe leiden.

• Anwendung: Kurmäßig über einen Zeitraum von 2 bis 3 Wochen täglich 3mal je 5 Tropfen einnehmen, oder bei Bedarf stündlich 5 Tropfen. (In den Tropfen ist Alkohol enthalten.)

Ledum palustre D2

Ledum palustre D2, die homöopathische Aufbereitung des Sumpfporsts, hilft ebenfalls gegen Rheuma, Ischias und Hexenschuß und ist dann angezeigt, wenn Rhus toxicodendron D6 nicht oder nur wenig hilft.

• Anwendung: Kurmäßig über einen Zeitraum von 4 bis 6 Wochen täglich 2 Tabletten einnehmen.

Apis mellifica D6

Apis mellifica D6, die homöopathische Aufbereitung der Honigbiene, hilft immer dann gegen Rheuma und Gicht, wenn Wärme nicht vertragen wird, wenn die schmerzenden Stellen geschwollen sind und bei Berührung besonders weh tun, wie es bei der Gicht der Fall ist.

• Anwendung: Kurmäßig über einen Zeitraum von 2 bis 3 Wochen täglich 3mal je 5 Tropfen einnehmen, oder bei Bedarf stündlich 5 Tropfen. (In den Tropfen ist Alkohol enthalten.)

Johanniskraut-Öl

Nahezu unentbehrlich für Rheumatiker und Patienten mit Gicht sind Einreibungen mit Heilpflanzen-Ölen. Dabei zeigt das Johanniskraut-Öl, das schon vom »Alten Fritz« benutzt wurde, eine besonders gute Wirkung. Nicht nur die Schmerzen werden gelindert, auch die Beweglichkeit der Muskeln und Gelenke läßt sich durch Einreibungen häufig spürbar verbessern. Johanniskraut-Öl gibt es in guter Qualität in der Apotheke, so daß sich die eigene Herstellung kaum lohnt.

• Anwendung: Mehrmals täglich die erkrankten Stellen mit dem Öl einreiben, oder die akut von Gicht befallenen Gelenke mit einem Mulläppchen bedecken, das zuvor mit Johanniskraut-Öl getränkt wurde.

Eukalyptus-Öl

Auch von Eukalyptus-Öl (aus der Apotheke) wird immer wieder berichtet, daß damit rheumatische Schmerzen schnell und nachhaltig verschwinden.

Wichtig: Manche Menschen reagieren auf ätherische Öle mit Hautjucken. Tritt eine solche Reaktion bei der Anwendung dieses Hausmittels auf, muß es sofort abgesetzt werden.

Für Säuglinge und Kleinkinder unter 5 Jahren ist diese Anwendung nicht geeignet.

• Anwendung: Bei Bedarf die schmerzenden Stellen mit einigen Tropfen Eukalyptus-Öl einreiben.

Arnika-Salbe

Arnika-Salbe (aus der Apotheke) regt die Durchblutung an und lindert rheumatische Schmerzen. Auch bei Gicht wird sie mit Erfolg angewendet.

Wichtig: Auf die Anwendung von Arnika reagieren manche Menschen allergisch mit geröteten, juckenden oder gar bläschenbildenden Stellen auf der Haut. Wer auf Arnika-Salbe mit diesen Anzeichen reagiert, muß die Behandlung sofort abbrechen. Eine Alternative ist die Ringelblumen--Salbe

• Anwendung: nach Angabe der Packungsbeilage.

Ringelblumen-Salbe

Die Ringelblumen-Salbe ist ein weiteres wirksames Mittel gegen Rheuma und Gicht.

• Anwendung: nach Angabe der Packungsbeilage.

Senfspiritus und Ameisengeist

Mit Senfspiritus und Ameisengeist, zu gleichen Teilen gemischt (aus der Apotheke), werden seit alters her Schmerzen bei Rheuma und Gicht erfolgreich bekämpft.

• Anwendung: Mehrmals täglich die erkrankten Stellen mit der Mischung einreiben, oder die akut von Gicht befallenen Gelenke mit einem Mulläppchen bedecken, das zuvor mit der Lösung getränkt wurde.

Kampferspiritus

Kampferspiritus (Apotheke), wurde früher ebenfalls häufig gegen Rheuma und Gicht eingesetzt und ist sicher einen Versuch wert.

• Anwendung: Mehrmals täglich die erkrankten Stellen mit Kampferspiritus einreiben, oder die akut von Gicht befallenen Gelenke mit einem Mulläppchen bedecken, das zuvor mit dem Spiritus getränkt wurde.

Franzbranntwein

Dieses alte Mittel aus der Volksmedizin, der Franzbranntwein, war ursprünglich ein billiger Weinbrand mit 32% Alkohol. Heute wird er aus verdünntem Alkohol mit Zusätzen verschiedener ätherischer Öle hergestellt. Er wurde schon früher als probates Einreibemittel gegen Rheuma und Gicht verwendet; diese Anwendung hat auch heute noch ihre Berechtigung.
Das Fluid, eine Variante des Franzbranntweins, ist ein Gemisch aus Kampfer, Terpentin-Öl, Latschenkiefern-Öl, Senfspiritus, Ameisengeist und Ammoniaklösung. Mit diesem Fluid wird auch heute noch gelegentlich auf dem Lande mit der sogenannten »Roß-« oder »Radikalkur« versucht, Rheuma und Hexenschuß zu lindern.

• Anwendung: Mehrmals täglich die erkrankten Stellen mit Franzbranntwein einreiben, oder die akut von Gicht befallenen Gelenke mit einem Mulläppchen bedecken, das zuvor mit dem Franzbranntwein getränkt wurde.

Giersch (Geißfuß)-Auflage,

Wie der Tee (Seite 68), wird auch eine Auflage mit Giersch (Geißfuß) seit Jahrhunderten von Gicht-Patienten als besonders wirksam gelobt.

Wichtig: Giersch ist ein Doldengewächs. Da zu den Doldenblütlern auch tödlich giftige Pflanzen wie etwa der Schierling gehören, ist größte Vorsicht geboten. Diese Pflanze darf nur angewendet werden, wenn jede Möglichkeit einer Verwechslung ausgeschlossen werden kann.

• Zubereitung und Anwendung: Frische Gierschblätter zu einem Brei zerquetschen und auf die befallene Stelle legen. Die Auflage alle 2 Stunden erneuern.

Senf-Pflaster, Senf-Auflage

Senf-Pflaster und Senf-Auflagen bei Rheuma sind weitere bewährte Empfehlungen der Hausmittelmedizin. Heutzutage ist es sicherlich bequemer, dieses »Rheumapflaster« fertig in der Apotheke zu kaufen. Wer es selbst herstellen möchte, kann dieses Rezept aus dem Hausmittelbuch meiner Urgroßmutter versuchen:

• Zubereitung und Anwendung: 1 Handvoll Senfkörner in einem Mörser fein zerstoßen, mit 3 bis 4 Eßlöffel warmem Wasser übergießen und abwarten, bis ein starker, beißender Senfölgeruch entsteht. Diesen Brei auf ein Leinentuch von der Größe eines Handtellers streichen und das Tuch auf die schmerzende Stelle legen; mit einem Wolltuch umwickeln. Zunächst entsteht wohlige Wärme; sobald die Wärme in Brennen übergeht, muß die Auflage wieder abgenommen werden, um eine mögliche Blasenbildung zu verhindern. Die behandelte Stelle mit lauwarmem Wasser abwaschen. Diese Anwendung darf alle zwei Tage wiederholt werden.

Heublumen-Sack

Ein wichtiges Hausmittel gegen Rheuma ist die Auflage eines Heublumen-Sacks. Er wirkt durchblutungsfördernd, begünstigt den Gewebestoffwechsel, verbessert die Elastizität des Bindegewebes, entkrampft die Muskeln und lindert nachhaltig den Schmerz. Im Handel gibt es bereits vorbereitete Heublumen-Säcke, die eine genaue Gebrauchsanweisung enthalten. Man kann sie aber auch selbst herstellen.

• Zubereitung und Anwendung: Zunächst einen Leinensack in der Größe der zu behandelnden Stelle nähen und ihn mit Heublumen füllen, bis er etwa 5 bis 8 cm dick ist. Den Sack zunähen, in einem Topf mit kochendem Wasser übergießen und zugedeckt etwa 15 Minuten ziehen lassen. Nach dem Heraus-

nehmen zwischen zwei Holzbrettern gut auspressen, in ein Tuch einschlagen (der Sack
sollte dabei eine Temperatur von etwa 40° bis
45° C haben, auf jeden Fall so heiß, wie es
vertragen wird) und auf die schmerzende Stelle legen. Mit einem Wolltuch so umwickeln,
daß er fest am Körper anliegt. Den Heublumen-Sack liegen lassen, so lange er warm ist.

Heublumen-Bad

Wohl kaum ein anderes Leiden wird durch
Kräuterbäder so günstig beeinflußt wie
Rheuma und Gicht. Allen voran in seiner
Wirksamkeit steht das Heublumen-Bad, wie
es schon von Pfarrer Kneipp empfohlen
wurde. Dieses Bad kann man fertig in der
Apotheke oder im Reformhaus kaufen (bitte
Gebrauchsanleitung genau beachten), man
kann es aber auch selbst herstellen.

• Zubereitung und Anwendung: 500 Gramm
Heublumen in einem großen Topf mit 4 bis
5 Liter Wasser übergießen, langsam zum Sieden erhitzen und nach 15 Minuten abseihen.
Diese Flüssigkeit dem Vollbad zusetzen. Die
empfohlene Badetemperatur liegt bei etwa
39° C, die empfohlene Badedauer bei etwa
10 Minuten. Anschließende Bettruhe von
mindestens 1 Stunde ist ratsam.

Schachtelhalm-Bad

Auch das Schachtelhalm-Bad läßt sich bei
Rheuma und Gicht uneingeschränkt empfehlen.

• Zubereitung und Anwendung: 100 Gramm
Schachtelhalm in einem großen Topf mit
2 Liter kochendem Wasser übergießen, nach
1 Stunde zum Sieden erhitzen, 15 Minuten
lang kochen und abseihen. Diese Flüssigkeit
dem Vollbad zusetzen. Die empfohlene Badetemperatur liegt bei etwa 39° C, die empfohlene Badedauer bei etwa 10 bis 15 Minuten.
Anschließende Bettruhe von mindestens
1 Stunde ist ratsam.

Moor- und Schwefelbad

Früher ließen sich Rheumatiker in Kuh- und
Pferdemist eingraben, sie gingen ins Moor,
um sich dort Moorschlamm zu besorgen, mit
dem sie Packungen machten, sie weichten
Torf in heißem Wasser ein und badeten darin
– dies alles ist nicht mehr nötig, denn heute
gibt es alle Bäder und Packungen fertig in der
Apotheke. Diese Anwendungen sind ebenso
wirksam wie beliebt; aber man sollte vorher
den Arzt fragen, denn nicht jeder verträgt ein
solches Bad.

• Anwendung: nach Angabe der Packungsbeilage.

Kalter Wasserguß

Ein altes Hausmittel, der kalte Wasserguß,
ist dann angezeigt, wenn es in der Schulter
schmerzt und jede Bewegung des Arms
schmerzhaft ist.

• Zubereitung und Anwendung: Eine Gieß-
kanne ohne Sprengkopf mit kaltem Wasser
füllen. Zuerst den Handrücken, dann die
Außenseite des einen Arms bis zur Schulter
mit dem Wasser begießen. Danach die Arm-
innenseite von oben bis hin zur Innenseite
der Hand begießen (der Arm muß regelrecht
von einem »Wassermantel« umhüllt sein).
Anschließend einige Sekunden aussetzen.
Dann den anderen Arm auf die gleiche Weise
behandeln. Den gesamten Vorgang 2mal wiederholen.

Ischias und Hexenschuß

Wärmflasche

Als Erste Hilfe-Maßnahme bei einem akuten Hexenschuß lindert die Wärmflasche die oft heftigen Schmerzen.

• Anwendung: Eine Gummiwärmflasche mit so heißem Wasser füllen, wie es vertragen wird, in ein Tuch wickeln und auf die schmerzende Stelle legen.

Meerettich-Auflage

Die Meerettich-Auflage ist ebenfalls bei Rheuma, Hexenschuß und Ischias angezeigt.

Wichtig: Vorsichtig ausprobieren, ob man die Schärfe des geriebenen Meerrettichs verträgt.

• Zubereitung und Anwendung: $^1/_4$ Stange Meerrettich auf einer scharfen Reibe zerkleinern, die Raspel mit 2 bis 3 Teelöffel Wasser versetzen und messerrückendick auf einem Leinentuch verteilen. Diese Auflage auf die schmerzenden Stellen legen. Nach 3 bis längstens 5 Minuten muß sie wieder abgenommen werden. Sehr empfindliche Haut vorher mit ungesalzener Butter oder Schweinefett einreiben.

Brennessel-Rute

Die Brennessel-Rute ist ein altes Hausmittel vor allem gegen Hexenschuß und Ischias, das für seine Wirksamkeit häufig gelobt wird. Durch Peitschen der betroffenen Stellen mit dieser Rute dringt das in der Brennessel enthaltene Nesselgift in die Haut ein und ruft dort nach kurzem Brennen ein wohltuendes, für viele Stunden anhaltendes Wärmegefühl hervor.

• Zubereitung und Anwendung: Junge, blühende Brennesseln abschneiden (Handschuhe!), bündeln und an drei aufeinanderfolgenden Tagen jeweils einmal täglich die schmerzenden Stellen damit peitschen. Danach einige Tage Pause einlegen, um eine Überempfindlichkeitsreaktion gegen das Nesselgift auszuschließen. Nach der Anwendung der Brennessel-Rute sollte die Berührung mit kaltem Wasser an den betroffenen Stellen vermieden werden, weil sonst das Wärmegefühl wieder in Brennen übergeht.

5

6 Blasen- und Nierenbeschwerden

Zur Selbstbehandlung von Blasen- und Nierenbeschwerden

Blasen- und Nierenerkrankungen müssen auf jeden Fall vom Arzt behandelt werden. Vor einer Selbstmedikation ohne ausdrückliches ärztliches Einverständnis möchte ich hier eindringlich warnen! Die Niere ist eines der wichtigsten Organe unseres Körpers, und ein Versagen oder eine gestörte Funktion von Niere oder Blase sind lebensgefährlich. Übermäßiger Durst, Blässe, große Müdigkeit, rötlicher, trüber Harn, geschwollene Augenlider und krampfartige oder stechende Schmerzen in der Nierengegend sind ernste Anzeichen, die eine sofortige ärztliche Behandlung erfordern.

Gegen leichte Nieren- und Blasenbeschwerden aber gibt es eine Vielzahl wirksamer Heilpflanzen, auch der Arzt bedient sich bei der Therapie gern phytotherapeutischer (pflanzlicher) Präparate oder greift auf bewährte Heilpflanzen-Tees zurück.
Als vorbeugende Maßnahme und zur Unterstützung der ärztlichen Therapie bieten sich Kräutertees, Auflagen, Heilbäder und andere Hausmittel in geradezu idealer Weise an.
Auch zur Desinfektion der Nieren und der ableitenden Harnwege einschließlich der Blase gibt es probate Hausmittel. Ebenso helfen Tees bei der Ausschwemmung von Bakterien, Schlacken und von Harngrieß; ja sogar bei kleinen Nieren- oder Blasensteinen lassen sich durch die Anwendung dieser Mittel Erfolge erzielen.

Kräutertees regen die Nierentätigkeit an, sie entwässern und unterstützen die Heilung von leichten Infektionen der Blase und der ableitenden Harnwege, die als Folge einer Erkältung auftreten und häufig mit Schwierigkeiten beim Wasserlassen verbunden sind. Die Wirksamkeit der verschiedenen Hausmittel hat sich jahrhundertelang bewährt und ist in neuerer Zeit wissenschaftlich bestätigt worden.

Akute und chronische Blaseninfektion

Eine akute Blaseninfektion (Entzündung) entsteht leicht als Folge von nassen, kalten Füßen und Zugluft oder nach längerem Sitzen auf kaltem Boden. Im Sommer ist es häufig das zu lange Tragen nasser Badeanzüge, das eine solche Entzündung verursacht. Die körpereigenen Abwehrkräfte werden geschwächt und die in die Blase eingedrungenen Krankheitserreger können aktiv werden.
Zur Behandlung einer Blasenentzündung gibt es viele natürliche Hausmittel, die sich seit langem bewährt haben. Auch der Arzt verordnet diese Mittel gern zur Unterstützung seiner Therapie, oder wenn es darum geht, eine leichte Infektion der Niere, der Blase und der ableitenden Harnwege zu heilen.
Erste Anzeichen für eine akute Blaseninfektion sind brennende Schmerzen beim Wasserlassen und häufiger Harndrang bei nur wenig Harnausscheidung, ohne daß Fieber auftritt. Macht man dann sofort eine Teekur mit einem der empfohlenen Tees, deren heilende Wirkung in einer Desinfizierung der Niere, Blase oder der ableitenden Harnwege besteht, lassen sich die Beschwerden häufig schnell und dauerhaft beseitigen; es kommt nicht zu einer ernsten Erkrankung. Sobald aber Fieber auftritt, muß unbedingt der Arzt hinzugezogen werden. Er allein kann bestimmen, ob Hausmittel therapeutisch eingesetzt werden dürfen.

Empfehlenswerte Teemischungen

Die im folgenden empfohlenen Tees eignen sich zur Behandlung und zur Nachbehandlung akuter und zur Behandlung chronischer Blasenentzündungen, außerdem zur Behandlung der »Reizblase«, die häufig bei älteren Menschen, vor allem bei Frauen, auftritt.
Da in diesen Teemischungen immer Bärentraubenblätter enthalten sind, ist es zweckmäßig, die Tees kalt anzusetzen. Bärentraubenblätter enthalten sehr viele Gerbstoffe, die bei den meisten Menschen Übelkeit verursachen. Durch den Kaltansatz gehen die wertvollen Inhaltstoffe der Bärentraubenblätter fast

vollständig in Lösung, ohne daß dabei viel Gerbstoff ausgezogen wird. So ist die Wirksamkeit gewährleistet, und die unerwünschten Nebenwirkungen sind ausgeschaltet. Auch die Zugabe von 2 großen Messerspitzen Natron in den trinkfertigen Tee erhöht die Wirkung, weil Bärentraubenblätter-Tee alkalischen Harn erfordert, um optimal zu wirken. Durch bevorzugt pflanzliche Nahrung läßt sich ebenfalls eine Alkalisierung des Harns erreichen.

Wichtig: Wer unter Ödemen (Wasseransammlungen im Körper) leidet, die durch eingeschränkte Herz- oder Nierentätigkeit ausgelöst werden, sollte nach Empfehlung des Bundesgesundheitsamtes Tees oder Teemischungen, die wassertreibend wirken, nicht oder zumindest nicht in großer Menge und über einen längeren Zeitraum anwenden. Dazu gehören zum Beispiel Brennessel, Birke, Schachtelhalm, Orthosiphon (Indischer Blasen- und Nierentee), Goldrute und Hauhechel.
Befragen Sie dazu bitte den Arzt; er entscheidet darüber, ob die empfohlenen Tees für Sie geeignet sind.

Bärentraubenblätter-Schachtelhalm-Teemischung

Bärentraubenblätter	20,0
Schachtelhalm	10,0
Pfefferminzblätter	5,0

Bärentraubenblätter-Orthosiphon-Teemischung

Bärentraubenblätter	20,0
Orthosiphon (Indischer Blasen- und Nierentee)	20,0
Birkenblätter	10,0

Bärentraubenblätter-Goldruten-Teemischung

Bärentraubenblätter	20,0
Goldrutenkraut	10,0
Orthosiphon (Indischer Blasen- und Nierentee)	10,0
Liebstöckelwurzel	10,0

• Zubereitung und Anwendung: 2 Teelöffel der jeweiligen Mischung mit 1/4 Liter kaltem Wasser übergießen, unter gelegentlichem Umrühren 12 Stunden ausziehen und abseihen. Kurz aufkochen, auf Trinktemperatur abkühlen lassen und 2 große Messerspitzen Natron zufügen. Täglich 3 Tassen ungesüßten Tee trinken.

Bärentraubenblätter-Tee

Auch Bärentraubenblätter-Tee ohne weitere Zusätze leistet bei akuten und chronischen Blasenentzündungen gute Dienste.

• Zubereitung und Anwendung: 2 Teelöffel Bärentraubenblätter mit 1/4 Liter kaltem Wasser übergießen, unter gelegentlichem Umrühren 12 Stunden ausziehen und abseihen. Kurz aufkochen, auf Trinktemperatur abkühlen lassen und 2 große Messerspitzen Natron zufügen. Täglich 3 Tassen ungesüßten Tee trinken.

Heublumen-Fußbad, Schachtelhalm-Fußbad

Ein ansteigendes Fußbad mit Heublumen oder Schachtelhalm ist gut für Menschen mit »schwacher« Blase, wie die häufig auftretenden unspezifischen Blasenentzündungen im Volksmund genannt werden.

Wichtig: Patienten mit kranken Venen dürfen keine heißen Fußbäder nehmen.

• Zubereitung und Anwendung: 100 Gramm Heublumen (oder 50 Gramm Schachtelhalm) mit 1/2 Liter kochendem Wasser übergießen, 10 Minuten ziehen lassen und abseihen. Eine Fußbadewanne oder einen Eimer mit warmem Wasser füllen, den Heublumen- oder den Schachtelhalm-Aufguß dem Wasser zusetzen und die Füße hineinstellen. In Abständen von 1 Minute in kleinen Mengen so lange immer etwas heißeres Wasser hinzufügen, bis eine Temperatur erreicht ist, die gerade noch vertragen wird. Die Füße etwa 3 Minuten darin baden, anschließend abtrocknen.

Schachtelhalm-Bad

Auch das Schachtelhalm-Vollbad eignet sich zur Vorbeugung für Frauen und Mädchen mit »schwacher« Blase. Ein solches Bad, regelmäßig 2mal wöchentlich angewendet, kräftigt die schwache Blase und dient der Vorbeugung von Nieren- und Blasenerkrankungen.

• Zubereitung und Anwendung: 100 Gramm Schachtelhalm in einem großen Topf mit 2 Liter warmen Wasser übergießen, nach 1 Stunde zum Sieden erhitzen, 15 Minuten kochen und abseihen. Diese Flüssigkeit dem Vollbad zusetzen. Die empfohlene Badetemperatur liegt bei 38° C, die Badedauer bei 10 bis 15 Minuten. Nach dem Bad Bettruhe von mindestens 1 Stunde.

Nieren- und Blasenspülung

Empfehlenswerte Teemischungen

Wassertreibende Heilpflanzen dienen der Nachbehandlung einer akuten Blaseninfektion. Hierfür gibt es eine Reihe hervorragend geeigneter Pflanzen, die das Nierengewebe weder zu stark reizen noch es schädigen. Dazu zählen Birkenblätter, Brennessel, Goldrute, Bruchkraut, Schachtelhalm, Hauhechel und Löwenzahn. Alle der hier genannten Heilpflanzen kann man auch einzeln, also ungemischt anwenden; weil jedoch jede dieser wassertreibenden Pflanzen ein etwas anderes Wirkungsspektrum hat, empfiehlt es sich, sie im »Team« zur Erweiterung der Wirkungsbreite einzusetzen.

Die folgenden fünf Teemischungen haben sich in der Praxis sehr gut bewährt. Sie ähneln einander in ihrer Wirkung, ohne sich völlig zu gleichen. Man kann also ausprobieren, welche dieser Mischungen jeweils am besten hilft. Im Hinblick auf eine durchgreifende und dauerhafte Wirkung ist es wichtig, daß die Tees kurmäßig über einen längeren Zeitraum getrunken werden.

Wichtig: Wer unter Ödemen (Wasseransammlungen im Körper) leidet, die durch eingeschränkte Herz- oder Nierentätigkeit ausgelöst werden, sollte nach

Empfehlung des Bundesgesundheitsamtes Tees oder Teemischungen, die wassertreibend wirken, nicht oder zumindest nicht in großer Menge und über einen längeren Zeitraum anwenden. Dazu gehören zum Beispiel Brennessel, Birke, Schachtelhalm, Orthosiphon (Indischer Blasen- und Nierentee), Goldrute und Hauhechel.
Befragen Sie dazu bitte den Arzt; er entscheidet darüber, ob die empfohlenen Tees für Sie geeignet sind.

Bei extrem magenempfindlichen Patienten kann es in seltenen Fällen bei längerer Anwendung von Löwenzahn zu Magenschmerzen kommen. Dann ist die Kur sofort abzubrechen.
Tees, in denen Wacholderbeeren enthalten sind, dürfen während der Schwangerschaft nicht angewendet werden.

Löwenzahn-Hauhechel-Teemischung

Löwenzahnwurzel mit Kraut	10,0
Hauhechelwurzel	10,0
Schachtelhalm	10,0
Wacholderbeeren	10,0
Liebstöckel	5,0

Bruchkraut-Hauhechel-Teemischung

Bruchkraut	10,0
Hauhechelwurzel	10,0
Goldrutenkraut	10,0
Petersilienfrüchte	10,0

Birkenblätter-Brennessel-Teemischung

Birkenblätter	20,0
Brennesselblätter	20,0
Hauhechelwurzel	10,0
Bohnenschalen	10,0

Löwenzahn-Brennessel-Teemischung

Löwenzahnwurzel mit Kraut	20,0
Brennesselblätter	10,0
Fenchelfrüchte	10,0
Süßholzwurzel	10,0
Pfefferminzblätter	5,0

Birkenblätter-Schachtelhalm-Teemischung

Birkenblätter	10,0
Schachtelhalm	10,0
Löwenzahnwurzel mit Kraut	10,0
Bohnenschalen	10,0
Melissenblätter	10,0
Hagebuttenfrüchte mit Samen	10,0

• Zubereitung und Anwendung: 1 gehäuften Teelöffel der jeweiligen Mischung (oder der einzelnen Heilpflanze) mit $1/4$ Liter kochendem Wasser übergießen, 10 Minuten ziehen lassen und abseihen. Kurmäßig über einen Zeitraum von 4 bis 6 Wochen täglich 2 Tassen ungesüßten Tee trinken.

Nieren- und Blasenstärkung

Himbeerblätter-Tee

Eine alte Hausmittelempfehlung aus dem vorigen Jahrhundert besagt, daß durch tägliches Trinken eines Himbeerblätter-Tees Niere und Blase gestärkt werden.

• Zubereitung und Anwendung: 2 gehäufte Teelöffel Himbeerblätter mit $1/4$ Liter kochendem Wasser übergießen, 5 Minuten ziehen lassen und abseihen. Täglich 2 bis 3 Tassen ungesüßten Tee trinken.

Heidelbeer-Saft

Schon seit langer Zeit empfiehlt die Hausmittelmedizin Frauen und jungen Mädchen, die häufig an Blasenkatarrhen erkranken, die Anwendung von Heidelbeer-Saft (aus der Apotheke oder dem Reformhaus), um ihre Beschwerden zu lindern oder ihnen vorzubeugen. Jetzt haben Wissenschaftler festgestellt, daß im Saft von Heidelbeeren (nicht aber in anderen Fruchtsäften) ein Stoff enthalten sein muß, der die hauptsächlichen Erreger der Blasenkatarrhe bei Frauen daran hindert, sich in der Blasenschleimhaut festzusetzen.

• Anwendung: Regelmäßig täglich ein kleines Glas Heidelbeer-Saft trinken.

Walderdbeeren

Regelmäßiges Essen von Walderdbeeren ist eine alte Empfehlung der Volksmedizin zur Stärkung von Niere und Blase.

Wichtig: Menschen, die auf Erdbeeren mit allergischen Hautausschlägen reagieren, dürfen dieses Hausmittel nicht anwenden.

• Anwendung: Täglich 100 bis 200 Gramm frische Walderdbeeren essen.

Spargel

Die Spargel-Kur gilt ebenfalls seit langer Zeit als »nierenfreundlich«.

• Anwendung: Während der Spargel-Zeit jeden zweiten Tag jeweils 500 Gramm Spargel essen. Der Spargel sollte ohne Butter zubereitet werden.

Kürbiskerne

Das Kauen von Kürbiskernen (aus der Apotheke oder dem Reformhaus) ist ein altbewährtes Mittel zur Anregung der Harnausscheidung. Durch regelmäßiges Kauen von Kürbiskernen wird die Blasenmuskulatur gekräftigt und die Harnentleerung verbessert. Auch bei Prostatabeschwerden (Seite 137) haben sich Kürbiskerne als wirksam erwiesen.

• Anwendung: Täglich 3mal je 5 bis 10 Kürbiskerne essen – gründlich kauen!

Nieren- und Blasensteine

Nieren- und Blasensteine entstehen durch die Kristallisierung von Salzen im Harn. Dabei verursacht nur ein geringer Teil dieser Steine ernsthafte Beschwerden. Viele verbleiben in der Niere oder gehen ab, ohne daß dies bemerkt wird oder ohne daß Schmerzen auftreten.

Größere Steine, die im Harnleiter steckenbleiben und nicht ausgeschwemmt werden können, verursachen heftige kolikartige Schmerzen. Dem Patienten wird häufig übel, er krümmt sich vor Schmerzen, die sich meist nur mit starken Schmerzmitteln lindern lassen. Auch hier muß natürlich unbedingt der Arzt zu Rate gezogen werden.

Empfehlenswerte Teemischungen

Die im folgenden empfohlenen Teemischungen wirken nicht nur wassertreibend im Sinne einer Durchspülung von Niere und Blase, sondern eignen sich auch hervorragend zur Vorbeugung von Blasen- oder Nierensteinbildung und zur Verhütung der Neubildung von Steinen nach einem Steinabgang oder nach Operationen. Die darin enthaltenen Heilpflanzen können – und dies gilt vor allem für den Löwenzahn – die Neubildung und die Vergrößerung vorhandener Steine verhindern.

Wichtig: Wer unter Ödemen (Wasseransammlungen im Körper) leidet, die durch eingeschränkte Herz- oder Nierentätigkeit ausgelöst werden, sollte nach Empfehlung des Bundesgesundheitsamtes Tees oder Teemischungen, die wassertreibend wirken, nicht oder zumindest nicht in großer Menge und über einen längeren Zeitraum anwenden. Dazu gehören zum Beispiel Brennessel, Birke, Schachtelhalm, Orthosiphon (Indischer Blasen- und Nierentee), Goldrute und Hauhechel.
Befragen Sie dazu bitte den Arzt; er entscheidet darüber, ob die empfohlenen Tees für Sie geeignet sind.

Bei extrem magenempfindlichen Patienten kann es in seltenen Fällen bei längerer Anwendung von Löwenzahn zu Magenschmerzen kommen. Dann ist die Kur sofort abzubrechen.

Löwenzahn-Birkenblätter-Goldruten-Teemischung

Löwenzahnwurzel mit Kraut	20,0
Birkenblätter	10,0
Goldrutenkraut	10,0

Löwenzahn-Birkenblätter-Pfefferminz-Teemischung

Löwenzahnwurzel mit Kraut	20,0
Birkenblätter	20,0
Pfefferminzblätter	5,0
Bohnenschalen	5,0

• Zubereitung und Anwendung: 2 Teelöffel der jeweiligen Mischung mit $1/2$ Liter kochendem Wasser übergießen, 15 Minuten ziehen lassen und abseihen. Täglich 2 bis 3 Tassen ungesüßten Tee trinken.

Wasserstoß

Der Wasserstoß ist eine bewährte Methode der Hausmittelmedizin, um Blasen- oder Nierensteine auszutreiben. Manchmal gelingt dies schon, wenn man einen wassertreibenden Tee in großer Menge trinkt, mitunter aber erst nach der Anwendung des Wasserstoßes, der mit der folgenden Teemischung gemacht wird. Mit der durch diesen Tee einsetzenden heftigen Harnflut werden Grieß und kleine Steine ausgeschwemmt.

Löwenzahn-Birkenblätter-Schachtelhalm-Teemischung

Löwenzahnwurzel mit Kraut	20,0
Birkenblätter	10,0
Schachtelhalm	10,0

• Zubereitung und Anwendung: 1 gehäuften Eßlöffel dieser Mischung mit $1/2$ Liter kochendem Wasser übergießen, 15 Minuten ziehen lassen, abseihen und mit 1 Liter trinkwarmem Wasser verdünnen. Diesen Tee – 1 $1/2$ Liter – ungesüßt möglichst innerhalb von 30 Minuten trinken.

6

Schachtelhalm-Tee mit Obstessig

Zur Vorbeugung gegen Nierensteine wirkt diese Empfehlung der Hausmittelmedizin:

• Zubereitung und Anwendung: 1 Eßlöffel Schachtelhalm mit $^1/_2$ Liter kochendem Wasser übergießen, 5 Minuten ziehen lassen, abseihen und mit 1 Teelöffel Obstessig versetzen. Kurmäßig über einen Zeitraum von 6 Wochen täglich 2mal je $^1/_4$ Liter ungesüßten Tee trinken.

Schachtelhalm-Tee mit Krappwurzel

Auch das Pulver aus der Krappwurzel (aus der Apotheke) in Verbindung mit Schachtelhalm-Tee gilt als probates Mittel gegen Nierensteine. Diese Anwendung dient sowohl der Vorbeugung als auch der Auflösung (kleiner) Nierensteine.

Wichtig: Nach der Einnahme von Krappwurzelpulver färbt sich der Urin durch den darin enthaltenen Farbstoff rot. Dies ist normal und kein Anzeichen für eine Erkrankung.

• Zubereitung und Anwendung: 1 Eßlöffel Schachtelhalm mit $^1/_2$ Liter kochendem Wasser übergießen, 5 Minuten ziehen lassen und abseihen. Kurmäßig über einen Zeitraum von 3 bis 4 Wochen täglich 2mal je 1 Oblatenkapsel mit 1 Gramm Krappwurzelpulver zusammen mit viel ungesüßtem Tee einnehmen.

Vogelbeeren

Die Früchte der Eberesche, die Vogelbeeren (aus der Apotheke), sind gleichfalls ein altes Hausmittel zur Vorbeugung von Nierensteinen.

• Anwendung: Kurmäßig über einen Zeitraum von 6 Wochen täglich 10 frische oder getrocknete Vogelbeeren essen – gründlich kauen und viel Wasser dazu trinken.

Heublumen-Sack

Die Auflage eines Heublumen-Sacks bringt schnelle Hilfe bei Koliken im Nieren- oder Blasenbereich.
Im Handel gibt es bereits vorbereitete Heublumen-Säcke, die eine genaue Gebrauchsanweisung enthalten. Man kann sie aber auch selbst herstellen.

• Zubereitung und Anwendung: Zunächst einen Leinensack in der Größe der zu behandelnden Stelle nähen und ihn mit Heublumen füllen, bis er etwa 5 bis 8 cm dick ist. Den Sack zunähen, in einem Topf mit kochendem Wasser übergießen und zugedeckt etwa 15 Minuten ziehen lassen.
Nach dem Herausnehmen zwischen zwei Holzbrettern gut auspressen, in ein Tuch einschlagen (der Sack sollte dabei eine Temperatur von etwa 40° bis 45° C haben, auf jeden Fall so heiß, wie es vertragen wird) und auf die schmerzende Stelle legen. Mit einem Wolltuch so umwickeln, daß er fest am Körper anliegt. Den Heublumen-Sack liegen lassen, so lange er warm ist.

Leinsamen-Säckchen

Bei Blasenkoliken hat sich das Auflegen eines warmen Leinsamen-Säckchens immer wieder bewährt. Die wohltuende, auch in der Tiefe wirksame Wärme lindert nachhaltig den Schmerz.

• Zubereitung und Anwendung: Ein Mullsäckchen in entsprechender Größe mit ganzen Leinsamen füllen, 10 Minuten in siedendes Wasser hängen und auf etwa 42° C abkühlen lassen (wenn dies zu heiß ist, auf eine Temperatur, die vertragen wird). Das Säckchen auf die schmerzende Stelle legen und mit einem Wolltuch so umwickeln, daß es fest am Körper anliegt; etwa 30 Minuten liegen lassen.

Heublumen-Bad

Auch das Heublumen-Vollbad, wie es schon Pfarrer Kneipp empfohlen hat, hilft bei Blasen- und Nierenkoliken. Es entkrampft, beruhigt und lindert die Schmerzen. Dieses Bad kann man fertig in der Apotheke oder im Reformhaus kaufen (bitte Gebrauchsanleitung genau beachten), man kann es aber auch selbst herstellen.

• Zubereitung und Anwendung: 500 Gramm Heublumen in einem großen Topf mit 4 bis 5 Liter kaltem Wasser übergießen, langsam zum Sieden erhitzen und nach 15 Minuten abseihen. Diese Flüssigkeit dem Vollbad zusetzen. Die empfohlene Badetemperatur liegt bei 38° C, die Badedauer bei 10 Minuten. Nach dem Bad Bettruhe von mindestens 1 Stunde.

Wärmflasche

Ein weiteres bewährtes Mittel bei einer Blasen- und Nierenkolik ist die trockene Wärme der Wärmflasche. Sie lindert den Schmerz und entspannt verkrampfte Muskeln.

• Anwendung: Die Wärmflasche mit so heißem Wasser füllen wie es vertragen wird, mit einem Tuch umwickeln und auf die schmerzende Stelle legen.

7 Schlafstörungen, Nervosität, depressive Verstimmungen

Zur Selbstbehandlung von Schlafstörungen, Nervosität, depressiven Verstimmungen

In unserer hektischen Zeit gehören Schlafstörungen, Unruhe, Nervosität, Angstzustände und depressive Verstimmungen mit zu den häufigsten Leiden.

Für viele Menschen besteht die Lösung von Problemen dieser Art leider allzu oft im schnellen Griff nach einem der vielen Psychopharmaka (stark wirkende Beruhigungsmittel) oder Schlafmittel – und es gelingt ihnen meistens auch, das erforderliche Rezept dafür zu bekommen.
Diese Mittel sind aber nicht nur ungeeignet, weil sie Nebenwirkungen haben, sondern bergen auch die Gefahr der Gewöhnung in sich. Sie verhindern eine wirkliche Lösung der Probleme, indem sie dem Patienten eine »Scheinruhe« verschaffen, ohne daß er wirklich herausfindet, was er in seinem Leben verändern muß, um diese Ruhe von innen heraus zu finden.

Hier bietet die Natur Unterstützung an durch eine große Zahl wirksamer Heilpflanzen und Hausmittel. So beruhigt Hopfen, während Baldrian den Schlaf fördert. Melissenblätter, Passionsblumenkraut und Orangenblüten zeigen deutlich sedative (beruhigende), entspannende und ausgleichende Wirkung, auch Fenchel wirkt beruhigend.
Vor allem für ältere Menschen (Seite 133) sind Weißdornblüten eine Hilfe, weil sie die Herzkranzgefäße besser durchbluten und auf diese Weise zu mehr Ausgeglichenheit und Ruhe verhelfen.
Mit Johanniskraut hat man in letzter Zeit verstärkt die Erfahrung gemacht, daß es nach längerem Gebrauch Angstzustände und depressive Verstimmungen abzubauen vermag.

Zur Entspannung und Schlafvorbereitung

Melissen-Tee

Die Melisse, auch Zitronenmelisse genannt, hat sich seit Jahrhunderten durch ihre beruhigende Wirkung hervorragend bewährt – schon Karl der Große ließ sie in jedem Klostergarten anbauen. Die Melisse ist nicht nur ein wichtiges Arzneimittel, sondern auch ein schmackhaftes Gewürz. Wichtigster Inhaltstoff ist das ätherische Öl.
Für einen nervösen Menschen, der die vielen Reizüberflutungen am Tag nicht verkraftet und auch abends keine Ruhe findet, häufig lange wach im Bett liegt, ohne einschlafen zu können, ist eine Kur mit Melissen-Tee genau das Richtige.

• Zubereitung und Anwendung: 3 Teelöffel geschnittene Melissenblätter mit 1/4 Liter kochendem Wasser übergießen, zugedeckt 10 Minuten ziehen lassen und abseihen. Kurmäßig über einen Zeitraum von 6 Wochen täglich 3 Tassen Tee trinken. Durch Süßen mit Honig kann die Wirkung verstärkt werden. (Diabetiker nicht süßen.)

Baldrian-Tee

Die altbewährte Heilpflanze Baldrian kennt fast jeder. In neuerer Zeit sind zahlreiche Untersuchungen über ihre Wirkungsweise vorgenommen worden, die interessante Ergebnisse gezeigt haben. Nachdem es früher hieß, der Geruch des Baldrian suggeriere eine Wirkung, ist inzwischen wissenschaftlich erwiesen, daß das Zusammenspiel all seiner Inhaltsstoffe die beruhigende Wirkung auslöst, vorausgesetzt, man dosiert entsprechend hoch. Baldrian wirkt beruhigend auf das zentrale Nervensystem ein und zeigt eindeutig krampflösende Wirkung. Deshalb ist er angezeigt bei nervöser Schlaflosigkeit: er führt zur Entspannung und dadurch zur Schlafbereitschaft; das Warten auf den Schlaf ist nicht mehr quälend und unangenehm, sondern wird als wohltuendes Ausruhen empfunden, bis sich der gesunde Schlaf von selbst einstellt. Nach der Einnahme von Baldrian fühlen sich

Menschen mit nervösen Reizzuständen, Unruhe und nervösem Herzklopfen (Seite 97) meist nicht nur merklich entspannter, sondern auch angenehm erfrischt und können sich besser konzentrieren.

Mit mehr Ausgeglichenheit lassen sich zudem manche Folgekrankheiten wie Herz-, Magen- oder Gallebeschwerden verhindern. Zusammenfassend kann man sagen, daß Baldrian das Mittel der Wahl ist, wenn es darum geht, unruhige Zeiten oder Hetze besser zu überstehen.

• Zubereitung und Anwendung: 2 Teelöffel zerkleinerte Baldrianwurzel mit $1/4$ Liter kaltem Wasser übergießen und zugedeckt 10 bis 12 Stunden stehen lassen, dabei gelegentlich umrühren; anschließend abseihen und auf Trinktemperatur erwärmen. Täglich 2 bis 3 Tassen ungesüßten Tee lauwarm trinken.

Baldrian-Melissen-Teemischung

Um Entspannung herbeizuführen und seelische Verkrampfungen zu lösen, hat sich eine Teemischung aus Baldrian und Melisse ebenfalls bestens bewährt:

Baldrianwurzel	10,0
Melissenblätter	10,0

• Zubereitung und Anwendung: 2 Teelöffel dieser Mischung mit $1/4$ Liter heißem Wasser übergießen, 10 Minuten ziehen lassen und abseihen. Täglich 2 bis 3 Tassen ungesüßten Tee lauwarm trinken.

Hopfen-Melissen-Teemischung

Auch der Hopfen ist ein gutes Mittel gegen nervöse Erregung, Einschlafstörungen und leichte Depressionen. Er wird selten allein gebraucht, sondern meist anderen Heilpflanzen zur Unterstützung beigegeben. Als Schlaftrunk empfiehlt sich folgender Tee:

Hopfenzapfen	20,0
Melissenblätter	20,0
Baldrianwurzel	10,0

• Zubereitung und Anwendung: 2 gehäufte Teelöffel dieser Mischung mit $1/4$ Liter lauwarmem Wasser übergießen, zugedeckt 5 Stunden stehen lassen, abseihen und auf Trinktemperatur erwärmen. Täglich 2 Tassen ungesüßten Tee trinken; als Schlaftrunk $1/2$ Stunde vor dem Schlafengehen 1 Tasse mit Honig gesüßten Tee trinken. (Diabetiker nicht süßen.)

Empfehlenswerte Teemischungen

Schlafstörungen, die von Verdauungsbeschwerden verursacht sind, lassen sich mit folgenden Teemischungen beheben:

Melissen-Fenchel-Kümmel-Teemischung

Melissenblätter	15,0
Fenchelfrüchte, zerstoßen	10,0
Kümmelfrüchte, zerstoßen	5,0
Pfefferminzblätter	5,0
Baldrianwurzel	5,0
Johanniskraut	5,0

Baldrian-Melissen-Koriander-Teemischung

Baldrianwurzel	10,0
Melissenblätter	10,0
Korianderfrüchte	10,0
Ingwerwurzel	10,0
Johanniskraut	20,0

• Zubereitung und Anwendung: 2 gehäufte Teelöffel der jeweiligen Mischung mit $1/4$ Liter kochendem Wasser übergießen, 10 Minuten ziehen lassen und abseihen. Vor dem Schlafengehen $1/2$ Tasse ungesüßten Tee trinken.

Melissen-Orangenblüten-Teemischung

Viele Menschen leiden an Schlafstörungen, weil sie sich während des Tages überfordert fühlen. Dazu gehören etwa Manager, Schulkinder, Studenten und andere geistig arbeitende Menschen. Hier hat sich in langer Erfahrung folgende Teemischung bewährt:

Melissenblätter	25,0
Orangenblüten	10,0
Hagebuttenfrüchte mit Samen	10,0
Hibiskusblüten (Rote Malve)	5,0

• Zubereitung und Anwendung: 2 Teelöffel dieser Mischung mit 1/4 Liter kochendem Wasser übergießen, 10 Minuten ziehen lassen, abseihen und mit 1 Teelöffel Honig süßen. Vor dem Schlafengehen 1/2 Tasse Tee trinken. (Diabetiker nicht süßen.)

Passionsblume (Passiflora)

Die Passionsblume (Passiflora) ist in Südamerika und Ostindien beheimatet. Sie enthält beruhigend wirkende Substanzen, die den Blutdruck (Seite 97) leicht senken. Sowohl der Tee als auch die Tinktur aus der Passionsblume (aus der Apotheke) werden gegen nervöse Unruhe und Schlafstörungen genutzt. Passionsblumenkraut ergänzt und verstärkt alle Schlaftees; es gibt zudem zahlreiche Fertigpräparate mit Extrakten aus der Passionsblume, die bei Schlafstörungen und Nervosität wirksam sind. Fragen Sie danach in Ihrer Apotheke.

• Zubereitung und Anwendung des Tees: 2 gehäufte Teelöffel Passionsblumenkraut mit 1/4 Liter kochendem Wasser übergießen, 10 Minuten ziehen lassen und abseihen. Täglich 2 Tassen ungesüßten Tee trinken.

• Anwendung der Tinktur: Bei Bedarf 20 bis 30 Tropfen Passionsblumen-Tinktur in etwas Wasser einnehmen. (In der Tinktur ist Alkohol enthalten.)

Oliven-Tee

Neuerdings werden zunehmend die Blätter des Ölbaums als unterstützende Bestandteile für Gesundheitstees verwendet, sowohl in Herz- und Kreislauftees (Seite 96) gegen zu hohen Blutdruck, als auch zur Ergänzung und Unterstützung von Melisse, Baldrian und Hopfen in Tees gegen Schlafstörungen. Das Bundesgesundheitsamt (BGA) hält die Wirkung für nicht ausreichend belegt.

• Zubereitung und Anwendung: 2 gehäufte Teelöffel Olivenblätter mit 1/4 Liter kochendem Wasser übergießen, 10 Minuten ziehen lassen, abseihen und mit 1 Teelöffel Honig süßen. Kurmäßig über einen Zeitraum von 3 Wochen abends 1 Tasse Tee lauwarm trinken. (Diabetiker nicht süßen.)

Baldrian-Tropfen

Baldrian-Tropfen (aus der Apotheke) sind hervorragend geeignet, wenn es darum geht, sich durch Entspannung auf spannungsgeladene Situationen – wie etwa Prüfungen oder Vorstellungsgespräche – vorzubereiten.

• Anwendung: Bei Bedarf (etwa 1/2 Stunde vorher) 1/2 Teelöffel Baldrian-Tropfen in etwas Wasser einnehmen. (In den Tropfen ist Alkohol enthalten.)

»Mehrerlei-Tropfen«

Dieses alte Hausmittel ist sehr wirksam bei Aufregungen oder Überanstrengung und bei nervösen Herzbeschwerden wie Unruhe und Herzklopfen (Seite 98). Die Zusammensetzung dieser Tropfen ist nicht einheitlich; hier ein probates Rezept, das man sich in der Apotheke mischen lassen kann:

Melissengeist	20,0
Ätherische Baldriantropfen	10,0
Pfefferminztinktur	10,0
Weißdorntinktur	10,0

• Anwendung: Bei Bedarf 10 bis 30 Tropfen auf Zucker oder in etwas Wasser einnehmen. (Diabetiker nur mit Wasser einnehmen. – In den Tropfen ist Alkohol enthalten.)

Melissen-Wein, Baldrian-Wein, Hopfen-Wein

Wein spielt in der Volksmedizin als Hausmittel eine wichtige Rolle. Als beruhigender Medizinalwein (Melissen-Wein, Baldrian-Wein oder Hopfen-Wein) kann er gegen nervöse Unruhe und bei Schlafstörungen erfolgreich eingesetzt werden.

• Zubereitung und Anwendung: 1 Liter Weißwein mit 30 Gramm der jeweiligen Heilpflanze (Melissenblätter, Baldrianwurzel oder Hopfenzapfen, feingeschnitten) versetzen und gut verschlossen etwa 2 Wochen bei Zimmerwärme ziehen lassen. Danach abseihen und durch ein engmaschiges Tuch oder ein Filterpapier filtern. Täglich 2- bis 3mal je 1 Schnapsglas Wein trinken.

Rotwein mit Zusätzen

Ein besonders wirksamer Schlummertrunk ist ein Auszug aus verschiedenen Heilpflanzen mit Rotwein. Der Ansatz ist mindestens 2 Wochen haltbar.

• Zubereitung und Anwendung: 10 Gramm Baldrianwurzel, 10 Gramm Hopfenblüten (Hopfenzapfen), 10 Gramm Melissenblätter, 10 Gramm Johanniskraut und 5 Gramm Lavendelblüten in einem Mörser fein zerstoßen und in eine Literflasche geben, die mit mittelschwerem Rotwein (etwa französischer Landwein) aufgefüllt wird. Diese Mischung gut durchschütteln, eine Stange Zimt dazugeben und 10 Tage ausziehen. Während dieser Zeit mindestens täglich 1mal umschütteln, anschließend abseihen. Vor dem Schlafengehen 1 Portweinglas Wein trinken.

Knoblauch

Knoblauch hilft bei allgemeiner Abgeschlagenheit und Leistungsminderung. Auch bei Schlafstörungen wird er in der Hausmittelmedizin angewandt.
Wer den Geruch frischer Knoblauchzehen nicht mag, kann auf die fertigen Knoblauchpillen, -kapseln oder -dragées (aus der Apotheke oder dem Reformhaus) zurückgreifen.

• Anwendung: Täglich 1 frische Knoblauchzehe (kleingeschnitten, etwa auf einem Butterbrot) essen, oder nach Angabe der Packungsbeilage.

Ginseng

Der Wirkungsmechanismus der Ginsengwurzel ist bis heute noch nicht vollständig erforscht. Fest steht, daß er die körpereigenen Abwehrkräfte mobilisiert, tonisiert (stärkt) und stimuliert. Menschen, die regelmäßig Ginseng einnehmen, fühlen sich wohler und damit zufriedener. Auch eine Aufhellung der Stimmungslage bei leichten Depressionen konnte festgestellt werden.
Ginseng gibt es als Dragées oder als Saft in der Apotheke oder im Reformhaus.

• Anwendung: nach Angabe der Packungsbeilage.

Milch-Fenchel-Honig

Milch mit Fenchel und Honig ist eine gute Einschlafhilfe.

• Zubereitung und Anwendung: 2 Teelöffel zerdrückter Fenchelfrüchte mit $1/4$ Liter Vollmilch aufkochen, durch ein Sieb seihen und nach dem Abkühlen mit 2 Eßlöffeln Bienenhonig verrühren. $1/2$ Stunde vor dem Schlafengehen warm trinken. (Diabetiker keinen Honig verwenden.)

»Kinder-Tropfen«

»Kinder-Tropfen« ist der volkstümliche Name für ein probates Hausmittel, das bei Angst- und Unruhezuständen nicht nur Kindern gute Dienste leistet. Die Tropfen kann man sich in der Apotheke mischen lassen. Dies ist eine bewährte Rezeptur:

Kamillentinktur	10,0
Pfefferminztinktur	5,0
Wermuttinktur	5,0
Baldriantinktur	5,0
Hoffmannstropfen	5,0

• Anwendung: Bei Bedarf 10 Tropfen (Kinder) bis 30 Tropfen (Erwachsene) auf Zucker oder in etwas Wasser einnehmen. (Diabetiker nur mit Wasser einnehmen. – In den Tropfen ist Alkohol enthalten.)

Sulfur D4

Sulfur D4, die homöopathische Aufbereitung des Schwefels, hilft bei Ein- und Durchschlafstörungen.

• Anwendung: Abends vor dem Zubettgehen eine Tablette im Mund zergehen lassen. Oder zur Vorbereitung auf die Nacht 3mal täglich je 1 Tablette, als Zusatzgabe $1/4$ Stunde vor dem Schlafengehen 1 Tablette einnehmen.

Avena sativa D2

Avena sativa D2, die homöopathische Aufbereitung des Hafers, hilft bei nervöser Erschöpfung sowie bei Ein- und Durchschlafstörungen.

• Anwendung: Abends vor dem Zubettgehen 15 bis 20 Tropfen in 1 Eßlöffel Wasser einnehmen. (In den Tropfen ist Alkohol enthalten.)

Coffea D12

Coffea D12, die homöopathische Aufbereitung des Kaffees, ist ebenfalls bei Einschlafstörungen angezeigt.

• Anwendung: Abends vor dem Zubettgehen 1 Tablette im Mund zergehen lassen.

Baldrian-Bad

Bei Nervosität und Schlaflosigkeit wirken Kräuterbäder als zusätzliche Maßnahme ganz hervorragend. Wer die fertigen Badeextrakte aus der Apotheke bevorzugt, muß darauf achten, daß er die Heilbäder und nicht die kosmetischen Bäder kauft. Man kann die verschiedenen Kräuterbäder aber auch selbst herstellen.
Neben dem Baldrian-Tee oder den Baldrian-Tropfen wirkt auch das Baldrian-Bad so beruhigend und schlaffördernd, daß schon mancher in der Badewanne eingeschlafen ist! Wer an Schlafstörungen leidet, tut gut daran, vor dem Schlafengehen ein Baldrian-Bad zu nehmen.

• Zubereitung und Anwendung: 100 g Baldrianwurzel mit 1 Liter kochendem Wasser über-

gießen, 10 Stunden ausziehen lassen und abseihen. Die Flüssigkeit dem Badewasser zusetzen.
Oder 200 bis 250 g Baldrian-Tinktur (aus der Apotheke) dem Badewasser zusetzen.
Die empfohlene Badetemperatur liegt bei etwa 38° C, die empfohlene Badedauer bei etwa 15 Minuten.

Melissen-Bad

Bei Nervosität wirkt das Melissen-Bad ausgleichend und entkrampfend.

• Zubereitung und Anwendung: 50 bis 60 g Melissenblätter mit 1 Liter kaltem Wasser übergießen, zum Sieden erhitzen und nach 10 Minuten abseihen. Die Flüssigkeit dem Badewasser zusetzen.
Die empfohlene Badetemperatur liegt bei etwa 38° C, die empfohlene Badedauer bei etwa 15 Minuten.

Lavendel-Bad

Auch das Lavendel-Bad ist bei nervöser Gereiztheit sehr zu empfehlen, denn es entspannt und beruhigt.

• Zubereitung und Anwendung: 50 bis 60 g Lavendelblüten mit 1 Liter Wasser übergießen, zum Sieden erhitzen und nach 10 Minuten abseihen. Die Flüssigkeit dem Badewasser zusetzen.
Die empfohlene Badetemperatur liegt bei etwa 38° C, die empfohlene Badedauer bei etwa 15 Minuten.

Heublumen-Bad

Das Heublumen-Bad dient ebenfalls zur Beruhigung, ist aber auch wirksam bei allgemeiner Schwäche.

• Zubereitung und Anwendung: 500 g Heublumen mit 3 Liter Wasser übergießen, zum Sieden erhitzen und nach 30 Minuten abseihen. Die Flüssigkeit dem Badewasser zusetzen.
Die empfohlene Badetemperatur liegt bei etwa 38° C, die empfohlene Badedauer bei etwa 15 Minuten.

Kräuterkissen

Kräuterkissen sind schon seit alters her beliebt, denn die Dämpfe der ätherischen Heilpflanzen-Öle riechen nicht nur angenehm, sondern üben auch eine heilsame Wirkung auf den Organismus aus. Mit Dost, Quendel (Feldthymian), Hopfen und Lavendel (aus der Apotheke) gefüllt, hilft ein solches Kräuterkissen gegen Schlaflosigkeit.

• Zubereitung und Anwendung: Eine kleine Kissenhülle nähen, mit Verbandwatte polstern und in die Mitte die Duftkräuter (aus der Apotheke) hineingeben – eine Hälfte grob gepulvert, die andere Hälfte zerschnitten. Für ein Kissen mit einer Kantenlänge von 15 x 15 cm sind etwa 20 Gramm von jeder Heilpflanze ausreichend. Das Duftkissen abends unter das Kopfkissen, unter die Bettdecke oder direkt unter den Kopf legen.

Essigstrumpf

Der Essigstrumpf ist ein einfaches, aber hilfreiches Hausmittel, das, von Pfarrer Kneipp empfohlen, gegen Nervosität und Einschlafstörungen hilft.

• Zubereitung und Anwendung: In ½ Liter zimmerwarmes Wasser 3 Eßlöffel Essig geben. Baumwoll-Kniestrümpfe hineinlegen, auswringen und anziehen. Beide Beine mit wollenen Tüchern gut einwickeln; die Essigstrümpfe nach einer Stunde wieder ausziehen.

Wassertreten

Wassertreten, Tautreten und kurzes Umhergehen im Schnee oder auf kalten Steinen wirkt nicht nur herrlich erfrischend, sondern ist auch nützlich bei Schlafstörungen. Daneben ist es – bei regelmäßiger Anwendung – eine gute Abhärtungsmethode für Menschen, die nur geringe Widerstandskräfte gegen Erkältungen (Seite 21) haben.

Wichtig: Wer an behandlungsbedürftigen Herzerkrankungen leidet, darf diese Methode erst nach Rücksprache mit dem Arzt anwenden!

• Anwendung: 1 bis 3 Minuten (nicht länger!) in kaltem Wasser, Tau, Schnee oder auf kalten Steinen umhergehen. Die Füße danach mit einem rauhen Tuch warmrubbeln.

Ganzkörperwaschung

Auch die Ganzkörperwaschung vor dem Schlafengehen fördert das Ein- und Durchschlafen.

• Anwendung: Den ganzen Körper mit einem Waschlappen von unten nach oben mit zimmerwarmem Wasser abwaschen. Nicht abtrocknen, sofort ins Bett gehen und gut zudecken.

Depressive Verstimmungen

Johanniskraut-Tee

Das Johanniskraut kann man als pflanzliches Antidepressivum bezeichnen. Es wirkt zwar nicht so stark, daß mit ihm die echten, schwer verlaufenden »endogenen« Depressionen behandelt werden könnten, doch bei symptomatischen und reaktiven Depressionen kann Johanniskraut die chemischen Antidepressiva oft ersetzen. Auch bei der vegetativen Dystonie (Seite 128) eignet es sich als begleitendes Mittel. Dazu sollte aber zuvor auf jeden Fall der Arzt befragt werden.
Die Inhaltsstoffe dieser Heilpflanze üben eine leicht beruhigende Wirkung aus; nach einer kurmäßigen Behandlung über mehrere Wochen mit Johanniskraut kommt es zu einer deutlichen Aufhellung der Stimmungslage. Nachdem medizinische Forschungen die antidepressive Wirkung des Johanniskrauts bestätigt haben, wird es von immer mehr Ärzten verschrieben – nicht zuletzt deshalb, weil bei diesem Heilmittel keine Suchtgefahr besteht. Eine Teekur ist der Kur mit Johanniskraut-Öl (Seite 91) vorzuziehen, weil der Wirkstoffgehalt im Tee größer ist.

Wichtig: Während einer Teekur mit Johanniskraut sollte man die pralle Sonne, Höhensonne oder Solarien meiden, da Johanniskraut lichtempfindlich macht.

• Zubereitung und Anwendung: 2 Teelöffel getrocknetes und geschnittenes Johanniskraut mit $1/4$ Liter kaltem Wasser übergießen, zum Sieden erhitzen und nach 3 Minuten abseihen. Kurmäßig über einen Zeitraum von 4 bis 6 Wochen täglich 2 bis 3 Tassen ungesüßten Tee trinken.

Empfehlenswerte Teemischungen

Bei Tees und Teemischungen gegen depressive Verstimmung und Nervosität ist es wichtig, daß sie in ihrer Wirkung zwar entkrampfen, aber nicht müde machen. Dafür bieten sich zwei Teemischungen an, die man am Tage trinken kann, ohne daß die Konzentration am Arbeitsplatz oder beim Autofahren beeinträchtigt wird:

Melissen-Johanniskraut-Hopfen-Teemischung

Melissenblätter	20,0
Johanniskraut	20,0
Hopfenzapfen	5,0

Melissen-Johanniskraut-Baldrian-Teemischung

Melissenblätter	20,0
Johanniskraut	20,0
Baldrianwurzel	10,0
Hibiskusblüten (Rote Malve)	10,0

• Zubereitung und Anwendung: 2 Teelöffel der jeweiligen Mischung mit $1/4$ Liter kochendem Wasser übergießen, zugedeckt 10 Minuten ziehen lassen und abseihen. Kurmäßig über einen Zeitraum von etwa 6 Wochen täglich morgens und mittags je 1 Tasse ungesüßten Tee schluckweise trinken.

Baldrian-Johanniskraut-Teemischung

Das Problem von Menschen, die unter Schlafstörungen mit depressiver Verstimmung leiden, besteht darin, daß sie abends nicht entspannt, sondern beladen mit Ängsten und Sorgen ins Bett gehen. Sie sind davon überzeugt, nicht schlafen zu können und liegen oft stundenlang wach. Häufig sind es Menschen, die allein leben. Durch diese Teemischung läßt sich das Warten auf den Schlaf erleichtern und das Einschlafen fördern:

Baldrianwurzel	20,0
Johanniskraut	20,0
Melissenblätter	10,0
Passionsblumenkraut	10,0

• Zubereitung und Anwendung: 2 bis 3 Teelöffel der Mischung mit $1/4$ Liter kaltem Wasser übergießen, 12 Stunden unter gelegentlichem Umrühren ausziehen, anschließend abseihen; auf Trinktemperatur erwärmen und mit 1 Teelöffel Honig süßen. $1/4$ Stunde vor dem Schlafengehen 1 Tasse Tee trinken. (Diabetiker nicht süßen.)

Melissen-Orangenblüten-Lavendelblüten-Teemischung

Hier noch eine Teemischung, die ausgleichend wirkt:

Melissenblätter	10,0
Orangenblüten	10,0
Lavendelblüten	10,0
Hagebuttenfrüchte mit Samen	10,0
Fenchelfrüchte	10,0

• Zubereitung und Anwendung: 2 Teelöffel der Mischung mit $1/4$ Liter kochendem Wasser übergießen, 15 Minuten ziehen lassen und abseihen. Bei Bedarf 1 Tasse ungesüßten Tee sehr warm und schluckweise trinken.

Johanniskraut-Öl

Wird Johanniskraut-Öl (aus der Apotheke) bei depressiven Verstimmungen angewendet, so ist in jedem Fall auch hier eine längere Kur notwendig. Die wohltuende Wirkung setzt erst nach 2 bis 3 Wochen ein.

Wichtig: Während einer Kur mit Johanniskraut-Öl sollte man die pralle Sonne, Höhensonne oder Solarien meiden, da Johanniskraut lichtempfindlich macht.

• Anwendung: Täglich 2- bis 3mal je 1 Teelöffel Johanniskraut-Öl ohne weitere Zusätze einnehmen.

8 Herz- und Kreislaufbeschwerden

Zur Selbstbehandlung von Herz- und Kreislaufbeschwerden

Herzkrankheiten müssen auf jeden Fall vom Arzt behandelt werden, jede Art von Selbstbehandlung muß bei diesen Erkrankungen unterbleiben.

Etwas anders verhält es sich mit Überlastungsschäden, die sich häufig als Folge ungesunder Lebensgewohnheiten, der heutigen Hetze und andauernder Überforderung in Schule oder Beruf in leichten Herz- und Kreislaufbeschwerden zeigen.

Hier können Hausmittel, sinnvoll eingesetzt, Hilfe bringen. Sie sind immer dann angebracht, wenn der ärztliche Befund noch keine krankhafte Veränderung des Herzens zeigt, seine Leistungsfähigkeit aber dennoch gemindert ist. Dazu gehören nervöse Unruhe, gelegentlich auftretendes Herzklopfen, schnelle Ermüdung und Nachlassen der Spannkraft. Auch das »Außer-Puste-Geraten« bei Anstrengungen wie Treppensteigen oder körperlicher Arbeit ist ein Zeichen dafür, daß die Leistungsfähigkeit des Herzens beeinträchtigt ist. Die Ursache liegt oft in einer ungenügenden Durchblutung des Herzmuskels, wodurch das Herz nicht genügend Sauerstoff bekommt. Auch eine Gefäßveränderung, die Arterienverkalkung (Arteriosklerose) der Herzkranzgefäße, kann die Herztätigkeit einschränken.

Nach überstandenen Krankheiten, vor allem nach Infektionskrankheiten und Operationen, dauert bei manchen Menschen die Rekonvaleszenz (Genesungsphase) übermäßig lange. Sie merken es daran, daß sie sich meist schlapp und müde fühlen und nicht mehr so recht »auf die Beine kommen«, obwohl die Krankheit längst überstanden ist oder die Operation schon längere Zeit zurückliegt. Hier ist der Kreislauf nicht in Ordnung, und oft ist der Blutdruck zu niedrig. Auch in diesen Fällen bieten sich verschiedene Heilpflanzen und Hausmittel für eine unterstützende Therapie geradezu an.

Nicht zuletzt sei erwähnt, daß viele Ärzte ihren Patienten nach überstandenem Herzinfarkt – neben vielen Ratschlägen im Hinblick auf ihre Lebensweise und der Verordnung notwendiger Medikamente – auch den Rat geben, einem erneuten Herzinfarkt mit Hilfe bewährter Heilpflanzen vorzubeugen, etwa mit dem Weißdorn. Er ist nämlich hervorragend geeignet, ein in welcher Weise auch immer geschädigtes Herz günstig zu beeinflussen: Die Herzmuskelleistung wird gesteigert, die Herzkranzgefäße werden erweitert und die Durchblutung wird gefördert, wodurch sich die Sauerstoffversorgung des Herzens spürbar verbessert.

Zur Herzstärkung

Weißdorn-Tee

Weißdorn ist eine Heilpflanze, die ich zur Behandlung von Herz- und Kreislaufbeschwerden auch einzeln, also ungemischt, empfehlen möchte.

Wer schon als junger Mensch dauernd unter Leistungsdruck steht, wer sich durch geistige oder körperliche Arbeit überfordert fühlt, muß damit rechnen, daß sich diese Überforderung negativ auf sein Herz auswirkt. Weißdorn-Tee bietet sich hier als wichtiges Vorbeugemittel an, selbst wenn man sein Herz für kerngesund hält, weil man weder Herzklopfen noch Herzenge bei sich beobachtet.

Auch wenn der Blutdruck normal ist und das EKG zufriedenstellende Werte zeigt, entlastet Weißdorn das überanstrengte Herz und beugt durch bessere Sauerstoffversorgung des Herzmuskels vorzeitigen Abnutzungserscheinungen vor.

Ebenso hilft er alternden und älteren Menschen (Seite 135), das Herz weitgehend gesund zu erhalten, vorhandene Beschwerden zu lindern und der Arteriosklerose (Arterienverkalkung) vorzubeugen.

• Zubereitung und Anwendung: 2 Teelöffel Weißdornblüten mit 1 Tasse heißem Wasser übergießen, 20 Minuten ziehen lassen und abseihen. Je nach Geschmack kann man den Tee mit Honig süßen oder mit süßem Sanddornsaft versetzen, was die Wirkung unterstützt.

Morgens zum oder nach dem Frühstück und am Abend vor dem Schlafengehen je 1 Tasse Tee schluckweise trinken. Der Tee am Abend, vor allem wenn er mit Honig gesüßt ist, fördert außerdem das Einschlafen und die nächtliche Regeneration. (Diabetiker nicht süßen.)

Mistel-Tee

Die Mistel eignet sich zur Unterstützung der ärztlichen Therapie, wenn es gilt, den geschwächten Herzmuskel von Rekonvaleszenten zu stärken, die eine schwere Infektionskrankheit durchgemacht haben. Auch bei Bluthochdruck (Seite 96) hat sie sich bewährt, wobei die Wissenschaft allerdings in letzter Zeit an der Wirksamkeit der Mistel bei Bluthochdruck Zweifel angemeldet hat.
Dennoch fühlen sich Hypertoniker (Bluthochdruckpatienten) nach der Einnahme von Mistel häufig wohler, Kopfdruck, Schwindelgefühl und Reizbarkeit nehmen ab.
Als Stärkung für das »Altersherz« (Seite 135) wird der Mistel-Tee vom Arzt ebenfalls gelegentlich verordnet.

• Zubereitung und Anwendung: 1 gehäuften Teelöffel Mistel mit 1 Tasse kaltem Wasser übergießen, 10 bis 12 Stunden ausziehen und abseihen. Täglich 2 Tassen ungesüßten Tee lauwarm und schluckweise trinken.

Rosmarin-Melissen-Teemischung

Menschen, die ihren Kreislauf aktivieren wollen, Jugendliche, die dauernd müde sind, Rekonvaleszenten nach Infektionskrankheiten sowie ältere Menschen mit leichtem Blutunterdruck tun gut daran, sich einen Tee aus Rosmarin und Melisse mit einigen weiteren Zusätzen zu bereiten.

Wichtig: Dieser Tee sollte wegen seines Rosmarin-Anteils nicht während der Schwangerschaft getrunken werden.

Rosmarinblätter	20,0
Melissenblätter	20,0
Hagebuttenfrüchte mit Samen	10,0
Hibiskusblüten (Rote Malve)	10,0

• Zubereitung und Anwendung: 1 gehäuften Teelöffel dieser Mischung mit 1 Tasse kochendem Wasser übergießen, 10 Minuten ziehen lassen und abseihen. Täglich 2 bis 3 Tassen ungesüßten Tee trinken.

Weißwein und Rotwein ohne Zusätze

Weiß- und Rotwein ohne Zusätze zur Stärkung des Herzens – darauf schwören die Schwaben, die sich ohne ihr tägliches »Viertele« nicht wohlfühlen. Dagegen hat auch die Wissenschaft nichts einzuwenden, weiß man doch, daß geringer Weingenuß das Herz belebt, ohne ihm zu schaden.

• Anwendung: Täglich 2mal je 1/8 Liter Rot- oder Weißwein trinken.

Weißdorn-Tropfen und -Saft

Die Weißdorn-Tropfen und der Weißdorn-Saft (aus der Apotheke) haben die gleiche Wirkung wie der Weißdorn-Tee (Seite 93).

• Anwendung: Bei Bedarf bis zu 3mal täglich je 30 Tropfen in etwas Wasser einnehmen, oder nach Angabe der Packungsbeilage. (In den Tropfen ist Alkohol enthalten.)

Petersilien-Wein

Dem Petersilien-Wein wird von der Hausmittelmedizin die Wirkung zugeschrieben, das überanstrengte und »müde« Herz in kürzester Zeit zu beleben. Petersilien-Wein kann man nicht fertig in der Apotheke kaufen, sondern muß ihn selbst ansetzen.

• Zubereitung und Anwendung: 35 Gramm frische Petersilienstengel fein zerschneiden, in eine Weinflasche geben und mit 3/4 Liter gutem Rotwein übergießen; 10 Tage beiseite stellen, danach durch ein Mulltuch abseihen. Täglich morgens und abends je 1 Schnapsgläschen Petersilien-Wein trinken.
Wer diesen »Herztrank« in seiner Wirkung verstärken möchte, kann 1/4 Liter Petersilien-Wein mit 1 bis 2 Teelöffel Bienenhonig und einem Eigelb verrühren. Mehrmals täglich 1 Eßlöffel davon einnehmen. (Diabetiker keinen Honig verwenden.)

Melissengeist

Melissengeist (aus der Apotheke oder dem Reformhaus) ist ein altbewährtes Hausmittel, das bei leichten Herz- und Kreislaufstörungen gute Dienste leistet.

• Anwendung: Bei Bedarf 1 Teelöffel Melissengeist auf Zucker oder in wenig Wasser einnehmen. (Diabetiker nur mit Wasser einnehmen. – In Melissengeist ist Alkohol enthalten.)

Roßkastanien-Extrakt

Ein Extrakt aus der Roßkastanie gilt in der Hausmittelmedizin als Mittel zur Förderung der Durchblutung des Herzmuskels. Diese Anwendung wurde schon Anfang des 19. Jahrhunderts erwähnt.

• Zubereitung und Anwendung: Geschälte, zerstoßene Roßkastanien mit 70%igem Alkohol (aus der Apotheke) im Verhältnis 1:10 vermischen, 1 Woche ausziehen, danach durch ein Mulltuch abseihen. Bei Bedarf 1- bis 3mal täglich je 20 bis 30 Tropfen davon einnehmen. (In den Tropfen ist Alkohol enthalten.)

Rosmarin-Bad

Bei Herz- und Kreislaufbeschwerden sind zusätzlich Kräuterbäder zu empfehlen. Die fertigen Badeextrakte gibt es in der Apotheke, man kann sie aber auch selbst herstellen.
Das Rosmarin-Bad hilft vor allem Hypotonikern (Menschen mit zu niedrigem Blutdruck) oder Patienten mit peripheren Durchblutungsstörungen.

Wichtig: Nicht anwenden in der Schwangerschaft.

• Zubereitung und Anwendung: 50 bis 100 g Rosmarinblätter in 2 bis 3 Liter Wasser etwa 10 Minuten kochen und abseihen. Diese Flüssigkeit dem Badewasser zusetzen. Die empfohlene Badetemperatur liegt bei etwa 38° C, die empfohlene Badedauer bei etwa 15 Minuten. Anschließende Bettruhe von mindestens 1 Stunde ist ratsam.

Lavendel-Bad

Auch das Lavendel-Bad hilft bei zu niedrigem Blutdruck.

• Zubereitung und Anwendung: 50 bis 60 g Lavendelblüten mit 1 Liter Wasser übergießen, zum Sieden erhitzen und nach 10 Minuten abseihen. Diese Flüssigkeit dem Badewasser zusetzen. Die empfohlene Badetemperatur liegt bei etwa 38° C, die empfohlene Badedauer bei etwa 15 Minuten. Anschließende Bettruhe von mindestens 1 Stunde ist ratsam.

Kaltes Armbad

Das kalte Armbad ist nicht nur eine herrliche Erfrischung für heiße Tage, sondern ist immer dann angebracht, wenn man sich matt und erschöpft fühlt. Es macht einen klaren Kopf und regt an, weil es den Blutdruckabfall »auffängt«. Selbst nervöses Herzklopfen oder leichte Kopfschmerzen (Seite 103) verschwinden dadurch schnell. Oft genügt es schon, nur Puls und Schläfen mit kaltem Wasser zu betupfen.

Wichtig: Wer an behandlungsbedürftigen Herzkrankheiten leidet, darf diese Methode erst nach Rücksprache mit dem Arzt anwenden!

• Anwendung: Hände und Unterarme für 1 bis 3 Minuten unter fließendes kaltes Wasser halten, anschließend mit einem rauhen Tuch trockenrubbeln.

Kaltes Fußbad

Eine noch bessere Wirkung erzielt man durch ein kaltes Fußbad. Schon nach wenigen Minuten fühlt man sich frisch und munter.

• Anwendung: Die Füße und – mindestens zur Hälfte – die Unterschenkel in einer hohen Fußbadewanne oder einem Eimer mit kaltem Wasser 1 bis 3 Minuten ständig hin- und herbewegen. Anschließend mit einem rauhen Tuch trockenrubbeln.

Essigwasser-Umschläge

Dieses Hausmittel bringt schnelle Hilfe bei Herzschwäche und langsamem Puls. Schon nach wenigen Stunden kräftigt sich der Herzschlag, das Gefühl der Schlappheit und die nervöse Unruhe verschwinden.

• Zubereitung und Anwendung: 1 Liter kaltes Wasser mit 1 Eßlöffel Haushaltsessig mischen, ein Leinentuch darin einweichen, auswringen und auf die Brust in Herznähe legen, mit einem Wolltuch bedecken. Den Umschlag stündlich wechseln.

Bluthochdruck

Weißdorn-Mistel-Teemischung

Diese Teemischung ist für jene Menschen angezeigt, deren Blutdruck leicht erhöht, jedoch noch nicht behandlungsbedürftig ist. Dabei gilt der systolische, also der erste Wert um 130 bis 140 mm Hg, auch bei älteren Menschen, als obere Grenze.

Weißdornblüten	30,0
Mistel	20,0
Melissenblätter	10,0

• Zubereitung und Anwendung: 1 gehäuften Teelöffel dieser Mischung mit 1 Tasse kochendem Wasser übergießen, 10 Minuten ziehen lassen, abseihen und mit 1 Teelöffel Honig süßen. Täglich 2 Tassen Tee lauwarm und schluckweise trinken. (Diabetiker nicht süßen.)

Oliven-Tee

Die Blätter der Olive werden neuerdings immer häufiger als Bestandteil verschiedener Herz- und Kreislauftees, vor allem in Kombination mit Weißdorn und Mistel, verwendet. Es hat sich gezeigt, daß die Blätter des Ölbaums leicht blutdrucksenkend wirken. Als Ergänzung und Verstärkung von Melisse, Baldrian und Hopfen hilft Olive auch bei Schlafstörungen (Seite 87). Das Bundesgesundheitsamt (BGA) hält die Wirkung für nicht ausreichend belegt.

• Zubereitung und Anwendung: 2 gehäufte Teelöffel Olivenblätter mit 1/4 Liter kochendem Wasser übergießen, 10 Minuten ziehen lassen, abseihen und mit 1 Teelöffel Honig süßen. Kurmäßig über einen Zeitraum von 3 Wochen abends 1 Tasse Tee lauwarm trinken. (Diabetiker nicht süßen.)

Nervöse Herzbeschwerden

Baldrian-Tee

Baldrian ist ein probates Hausmittel bei nervösem Herzklopfen oder Schmerzen in der Herzgegend sowie bei nervösen Reizzuständen, Unruhe und Schlaflosigkeit (Seite 85).

• Zubereitung und Anwendung: 2 Teelöffel zerkleinerte Baldrianwurzel mit 1/4 Liter kaltem Wasser übergießen, zugedeckt 10 bis 12 Stunden ausziehen, dabei gelegentlich umrühren, anschließend abseihen. Täglich 2 bis 3 Tassen ungesüßten Tee lauwarm trinken.

Melissen-Tee

Melisse dient durch ihre spasmolytische (krampflösende) Wirkung ebenfalls der Beruhigung des nervösen Herzens und fördert das Einschlafen.

• Zubereitung und Anwendung: 3 Teelöffel Melissenblätter mit 1/4 Liter kochendem Wasser übergießen, zugedeckt 10 Minuten ziehen lassen und abseihen. Täglich 3 Tassen ungesüßten Tee trinken.

Weißdorn-Herzgespann-Teemischung

Wer unter nervöser Unruhe leidet (Seite 85), sich beengt und beklemmt fühlt, wer das Gefühl hat, er bekäme nicht genügend Luft, wer bei der leichtesten Anstrengung zu schwitzen beginnt, sollte – nach Rücksprache mit dem Arzt – folgenden Tee ausprobieren:

Weißdornblüten	30,0
Herzgespannkraut	10,0
Melissenblätter	10,0
Baldrianwurzel	5,0

• Zubereitung und Anwendung: 2 Teelöffel dieser Mischung mit 1 Tasse kochendem Wasser übergießen, 10 Minuten ziehen lassen und abseihen. Täglich 2 Tassen ungesüßten Tee lauwarm und schluckweise trinken.

Weißdorn-Johanniskraut-Teemischung

Für Patienten mit geschwächtem Herzen, die nicht nur nervös, sondern auch antriebsarm, unlustig, niedergeschlagen oder gar depressiv sind, ist eine Teemischung mit Johanniskraut zu empfehlen:

Weißdornblüten	30,0
Johanniskraut	30,0
Melissenblätter	20,0
Tausendgüldenkraut	10,0

• Zubereitung und Anwendung: 1 gehäuften Teelöffel dieser Mischung mit 1 Tasse kochendem Wasser übergießen, 10 Minuten ziehen lassen, abseihen und mit 1 Teelöffel Honig süßen. Täglich 2 bis 3 Tassen Tee sehr warm und schluckweise trinken. (Diabetiker nicht süßen.)

Passionsblume (Passiflora)

Die Passionsblume (Passiflora), in Südamerika zu Hause und dort sowie in Indien kultiviert, hat sich ebenfalls bewährt. Sowohl der Tee als auch die Tinktur oder Fertigpräparate mit Extrakten aus der Passionsblume (aus der Apotheke) werden gleichermaßen erfolgreich gegen nervöse Unruhe und Schlafstörungen (Seite 87) eingesetzt. Die Passionsblume verstärkt als Beigabe die Wirkung von Baldrian, Hopfen, Melisse und Weißdorn.

• Zubereitung und Anwendung des Tees: 2 gehäufte Teelöffel Passionsblumenkraut mit 1/4 Liter kochendem Wasser übergießen, 10 Minuten ziehen lassen und abseihen. Täglich 2 Tassen ungesüßten Tee trinken.

• Anwendung der Tinktur: Bei Bedarf 20 bis 30 Tropfen Passionsblumen-Tinktur in etwas Wasser einnehmen, oder nach Angabe der Packungsbeilage. (In der Tinktur ist Alkohol enthalten.)

»Mehrerlei-Tropfen«

»Mehrerlei-Tropfen«, so der oft gebrauchte Name aus der Volksmedizin, sind ein probates Hausmittel bei nervösen Herzbeschwerden wie Unruhe oder Herzklopfen, nach Aufregungen und Überanstrengung (Seite 87). Die Zusammensetzung dieser Tropfen ist nicht einheitlich; hier ein bewährtes Rezept, das Ihnen in der Apotheke zusammengestellt wird:

Melissengeist	20,0
Ätherische Baldriantropfen	10,0
Pfefferminztinktur	10,0
Weißdorntropfen	10,0

• Anwendung: Bei Bedarf bis zu 3mal täglich je 10 bis 30 Tropfen auf Zucker oder in etwas Wasser einnehmen. (Diabetiker nur mit Wasser einnehmen. – In den Tropfen ist Alkohol enthalten.)

Baldrian-Tinktur

Baldrian-Tinktur (aus der Apotheke) hilft wie der Baldrian-Tee bei nervösem Herzklopfen oder Schmerzen in der Herzgegend, bei nervösen Reizzuständen, Unruhe und Schlaflosigkeit (Seite 85).

• Anwendung: Bei Bedarf bis zu 3mal täglich je 30 Tropfen Baldrian-Tinktur in etwas Wasser einnehmen. (In den Tropfen ist Alkohol enthalten.)

Rosmarin-Wein

Rosmarin-Wein ist wirksam bei nervösen Herzbeschwerden und Herzklopfen. Er wirkt tonisierend (anregend) auf den Kreislauf und hilft auch bei zu niedrigem Blutdruck. Rosmarin-Wein bekommt man fertig in der Apotheke, man kann ihn aber auch selbst ansetzen.

Wichtig: Dieser Wein sollte seines Rosmarin-Anteils wegen nicht während der Schwangerschaft getrunken werden.

• Zubereitung und Anwendung: 10 bis 20 Gramm Rosmarinblätter in einer Weinflasche mit 3/4 l leichtem Moselwein übergießen, 5 Tage ziehen lassen und abseihen. Täglich 2- bis 3mal je 1 Schnapsgläschen Wein trinken.

Baldrian-Wein

Baldrian-Wein als bewährtes Hausmittel ist nicht nur bei Schlaflosigkeit und nervösen Reizzuständen (Seite 87) zu empfehlen, sondern auch bei nervösem Herzklopfen. Man bekommt ihn fertig in der Apotheke, kann ihn aber auch selbst ansetzen.

• Zubereitung und Anwendung: 30 Gramm Baldrianwurzel mit 1 Liter Weißwein versetzen, gut verkorkt etwa 2 Wochen bei Zimmerwärme ziehen lassen und abseihen. Täglich 2- bis 3mal je 1 Schnapsgläschen Wein trinken.

Arnika-Tinktur – bitte nicht anwenden!

Arnika-Tinktur wird in der Hausmittelmedizin gegen leichte Herzbeschwerden, Herzklopfen und nervöse Unruhe gebraucht. Aufgrund zahlreicher Nebenwirkungen meine ich jedoch, daß man Arnika innerlich nicht anwenden sollte, auf keinen Fall aber ohne ärztliche Überwachung.

»Herzbauchweh« (Roemheld-Syndrom)

Weißdorn-Melissen-Teemischung

Diese Teemischung hilft bei »Herzbauchweh«, wie die Volksmedizin Beschwerden nennt, die von Ärzten als das Roemheld-Syndrom bezeichnet werden. Es handelt sich dabei um Gasansammlungen im Oberbauch, die das Zwerchfell hochdrücken, wodurch das Herz eingeengt wird. Die Beschwerden ähneln oft sogar denen eines Angina-pectoris-Anfalls, was die Betroffenen natürlich sehr beunruhigt. Beschwerden dieser Art müssen auf jeden Fall durch den Arzt abgeklärt werden. Ist die Diagnose »Herzbauchweh« (Roemheld-Syndrom), läßt sich mit diesem Tee Abhilfe schaffen:

Weißdornblüten	30,0
Melissenblätter	10,0
Kamillenblüten	10,0
Kümmelfrüchte, zerstoßen	10,0
Korianderfrüchte, zerstoßen	10,0

● Zubereitung und Anwendung: 1 gehäuften Teelöffel dieser Mischung mit 1 Tasse kochendem Wasser übergießen, 10 Minuten ziehen lassen und abseihen. Bei Bedarf täglich 3 Tassen ungesüßten Tee lauwarm und schluckweise trinken.

Erste Hilfe bei Bewußtlosigkeit

Eisstückchen

Bei Bewußtlosigkeit sind Eisstückchen eine wirksame Erste Hilfe-Maßnahme. In der Regel erwacht der Betroffene auf diese Weise bald aus seiner Bewußtlosigkeit.

● Anwendung: Stirn und Schläfen des Bewußtlosen mit Eisstückchen einreiben.

Salmiakgeist mit Lavendel-Öl

Salmiakgeist mit Lavendel-Öl (beides aus der Apotheke) gilt in der Volksmedizin als probates Riechmittel bei Ohnmachten.

● Zubereitung und Anwendung: 50 ml Salmiakgeist mit 1 Gramm Lavendel-Öl versetzen. Bei Bedarf einige Tropfen auf die Schläfen tupfen und unter die Nase halten. Vor Gebrauch schütteln!

8

9 Beschwerden im Kopfbereich

Zur Selbstbehandlung von Beschwerden im Kopfbereich

Schmerzen, die im Bereich des Kopfes auftreten, sind in der Regel äußerst unangenehm. Man möchte sie so schnell wie möglich wieder loswerden und die Versuchung, vorschnell zur Schmerztablette zu greifen, ist groß. Schmerztabletten aber sind nicht die Lösung des Problems, denn Schmerzen sind keine Krankheiten, sondern Alarmsignale des Körpers. Sie zeigen auf, daß irgendwo etwas nicht stimmt. Deshalb ist es unbedingt erforderlich, bei Schmerzen, die länger anhalten oder wiederholt auftreten, nach der Ursache zu forschen. Bei einem hohlen Zahn, der schmerzt, kann dies auch der Laie feststellen, und ein Katerkopfschmerz nach durchzechter Nacht ist ebenfalls leicht zu »diagnostizieren«. Alles was darüber hinausgeht, erfordert jedoch ärztliche Hilfe. Deshalb dürfen Hausmittel nur angewendet werden, wenn der Arzt mit einer solchen Begleittherapie einverstanden ist. Als Erste Hilfe sind sie dann erlaubt, wenn unverhofft, etwa am Wochenende oder während der Nacht, leichtere Schmerzen auftreten und kein sofortiger Arztbesuch möglich ist.

Kopfschmerzen

Sehr viele Menschen leiden in unserer hektischen Zeit an Kopfschmerzen oder Migräne. Die Ursachen dafür sind vielfältiger Art und müssen unbedingt vom Arzt abgeklärt werden.
Die Hausmittelmedizin hat hier bewährte, oft erstaunlich wirksame Mittel anzubieten. Da sie ohne Nebenwirkungen sind, lohnt es sich, sie zu versuchen.

Melissen-Tee

Die Wirkung des Melissen-Tees beruht auf seiner beruhigenden und krampflösenden Wirkung, die bei Kopfschmerzen und Migräne Linderung bringt. Melissen-Tee ist vor allem dann angezeigt, wenn die Ursache der Kopfschmerzen Streß oder Ärger ist.

• Zubereitung und Anwendung: 2 Teelöffel zerschnittene Melissenblätter mit 1 Tasse kochendem Wasser übergießen, zugedeckt etwa 10 Minuten ziehen lassen und abseihen. Bei Bedarf täglich 3mal je 1 Tasse ungesüßten Tee sehr warm und schluckweise trinken.

Mutterkraut-Blätter

Vom Mutterkraut (Chrysanthemum parthenium, aus der Apotheke), auch Mutterkamille oder Fieberkraut genannt, wurde schon früher behauptet, daß es bei den zu Recht gefürchteten Migräneanfällen die Schmerzen lindert. Heute ist seine Anwendung wieder aktuell, nicht zuletzt deshalb, weil auch englische Wissenschaftler die heilsame Wirkung inzwischen bestätigt haben.

• Zubereitung und Anwendung: Kurmäßig über einen Zeitraum von 4 bis 6 Wochen täglich 1 Teelöffel frische zerhackte Mutterkraut-Blätter oder täglich 1/4 Teelöffel getrocknete Mutterkraut-Blätter jeweils ohne weitere Zusätze einnehmen.

Chamomilla D4 oder Chamomilla D6

Chamomilla D4 oder Chamomilla D6, die homöopatische Aufbereitung der Kamille, hilft bei stechenden Kopfschmerzen vor allem übersensibler und gereizter Menschen.

• Anwendung: Bei Bedarf täglich 3- bis 5mal je 5 bis 10 Tropfen einnehmen. (In den Tropfen ist Alkohol enthalten.)

Digitalis D6

Digitalis D6, die homöopathische Aufbereitung des Fingerhuts, hilft vor allem jenen Menschen, die den drohenden Migräneanfall vorausahnen. Bei sofortiger Anwendung dieses Mittels bleibt der Anfall entweder aus oder sein Verlauf ist leichter und kürzer.

• Anwendung: Bei Bedarf stündlich 5 Tropfen einnehmen. (In den Tropfen ist Alkohol enthalten.)

Nux vomica D6

Nux vomica D6, die homöopathische Aufbereitung der Brechnuß, ist ein ausgezeichnetes Mittel bei Kopfschmerzen nach zuviel Alkohol oder Nikotin, wenn es also um die unangenehmen Folgen eines »Katers« geht.

• Anwendung: Bei Bedarf stündlich 5 Tropfen einnehmen. (In den Tropfen ist Alkohol enthalten.)

Meerrettich-Auflage

Die Meerrettich-Auflage ist ein altes Hausmittel gegen Kopfschmerzen, das auch gegen Zahnschmerzen (Seite 103) hilft.

Wichtig: Vorsichtig ausprobieren, ob man die Schärfe des geriebenen Meerrettichs verträgt.

• Zubereitung und Anwendung: 1/4 Stange Meerrettich auf einer scharfen Reibe zerkleinern, die Raspel mit 2 bis 3 Teelöffel Wasser versetzen und messerrückendick auf einem Leinentuch verteilen. Diese Auflage bei Kopfschmerzen auf den Nacken legen. Nach 3 bis längstens 5 Minuten muß sie wieder abgenommen werden. Sehr empfindliche Haut vorher mit ungesalzener Butter oder Schweinefett einreiben.

Eis-Auflage

Eine Auflage mit Eisstückchen ist ein einfaches Mittel, um Kopf- und Migräneschmerzen zu lindern.

• Anwendung: Ein Mulltuch auf Stirnbreite zusammenfalten, Eisstückchen hineingeben und das Tuch auf die Stirn legen.

Eukalyptus-Öl, Pfefferminz-Öl

Kopfschmerzen, die mit Eukalyptus-Öl oder mit Pfefferminz-Öl (aus der Apotheke) behandelt werden, verschwinden oft schnell und nachhaltig.

Wichtig: Manche Menschen reagieren auf ätherische Öle mit Hautjucken. Tritt eine solche Reaktion bei der Anwendung dieses Hausmittels auf, muß es sofort abgesetzt werden.

Für Säuglinge und Kleinkinder unter 5 Jahren ist diese Anwendung nicht geeignet.

• Zubereitung und Anwendung: 10 Gramm Eukalyptus-Öl oder 10 Gramm Pfefferminz-Öl mit der gleichen Menge 70%igem Alkohol (aus der Apotheke) mischen und bei Bedarf die schmerzenden Stellen – Stirn, Schläfen und Nacken – mit einigen Tropfen dieser Mischung einreiben.

Johanniskraut-Öl

Auch Johanniskraut-Öl (aus der Apotheke) lindert Kopfschmerzen.

Wichtig: Sonnenbäder, Solarien oder Höhensonne sollen während der Anwendung von Johanniskraut-Öl vermieden werden, da Johanniskraut lichtempfindlich macht.

• Anwendung: Bei Bedarf 2 bis 3 Tropfen Johanniskraut-Öl auf Stirn, Schläfen und Nacken reiben.

Kaltes Armbad

Das kalte Armbad macht einen klaren Kopf und regt an. Auch leichte Kopfschmerzen lassen sich oft schnell damit beheben. Manchmal genügt es schon, nur Puls und Schläfen mit einem in kaltem Wasser angefeuchteten Taschentuch kurz zu betupfen.

Wichtig: Wer an behandlungsbedürftigen Herzkrankheiten leidet, darf diese Methode erst nach Absprache mit dem Arzt anwenden!

• Anwendung: Hände und Unterarme einige Minuten unter fließendes kaltes Wasser halten, anschließend die Haut mit einem rauhen Handtuch trockenrubbeln.

Zahnschmerzen

Jeder weiß, wie unerträglich Zahnschmerzen sein können, selbst dann, wenn sie nur durch ein kleines Kariesloch verursacht sind. Jeder »hohle« (kariesgeschädigte) Zahn muß unverzüglich vom Zahnarzt behandelt werden. Die hier empfohlenen Hausmittel sind deshalb nur für den Notfall gedacht, wenn der Zahnarzt etwa an Feiertagen oder während der Nacht nicht erreichbar ist.

Nelken-Öl

In mancher Hausapotheke steht ein Fläschchen »Zahntropfen« mit dem ätherischen Öl der Gewürznelke (aus der Apotheke). Im Notfall, wenn der Zahnarzt nicht erreichbar ist, kann Nelken-Öl als Erste Hilfe die Schmerzen vorübergehend lindern. Dagegen haben auch die Zahnärzte nichts einzuwenden.

• Anwendung: Bei Bedarf 1 Tropfen Nelken-Öl in den kariösen Zahn geben.

Meerrettich-Auflage

Die Meerrettich-Auflage ist nicht nur bei Kopfschmerzen (Seite 102) angezeigt, sondern wirkt auch gegen Zahnschmerzen.

Wichtig: Vorsichtig ausprobieren, ob man die Schärfe des geriebenen Meerrettichs verträgt.

• Zubereitung und Anwendung: $1/4$ Stange Meerrettich auf einer scharfen Reibe zerkleinern, die Raspel mit 2 bis 3 Teelöffeln Wasser versetzen und messerrückendick auf einem Leinentuch verteilen. Diese Auflage bei Zahnschmerzen auf die Wange legen. Nach 3 bis längstens 5 Minuten muß sie wieder abgenommen werden. Sehr empfindliche Haut sollte zuvor mit ungesalzener Butter oder Schweinefett eingerieben werden.

Weißkohl-Auflage

Ein altes Mittel aus der Volksmedizin ist das Auflegen von Weißkohlblättern bei Zahnschmerzen. Durch diese Anwendung sollen sich die Zahnschmerzen schon nach 30 Minuten abschwächen.

• Zubereitung und Anwendung: Frische Weißkohlblätter von der Mittelrippe befreien, mit einem Nudelholz so lange walken, bis sie weich sind und auf ein Leinenläppchen legen. Diese Auflage gegen die Wange über dem schmerzenden Zahn drücken.

Ohrenschmerzen

Wer schon einmal heftige Ohrenschmerzen erlebt hat, weiß, daß sie einen fast zur Raserei bringen können. Zu betonen, daß in solchen Fällen umgehend der Arzt zu Rate gezogen werden muß, erübrigt sich fast von selbst. Erkrankungen des Ohres müssen vom Arzt behandelt werden.

Oft treten Ohrenschmerzen urplötzlich auf, etwa nach Zugluft oder während der Nacht. Für solche Fälle – aber auch nur dafür! – hat die Hausmittelmedizin einige Mittel anzubieten.

Königs-Öl

Für akute Ohrenschmerzen eignet sich eine Zubereitung aus Königskerzenblüten (Wollblumen) und Oliven-Öl. Das Königs-Öl leistet auch bei Gehörgangsekzemen gute Dienste.

• Zubereitung und Anwendung: 30 Gramm frische Königskerzenblüten (aus der Apotheke) leicht zerzupft in eine ungetönte Flasche geben und mit 100 Gramm reinem, kaltgepreßtem Oliven-Öl versetzen. Diesen Ansatz 3 bis 4 Wochen in die Sonne stellen und täglich gut durchschütteln; danach durch ein Leinentuch abseihen.
Bei akuten Ohrenschmerzen bis zu 3mal täglich mit einer Pipette (aus der Apotheke) je 3 Tropfen Königs-Öl in das schmerzende Ohr träufeln.

Chamomilla D4 oder Chamomilla D6

Chamomilla D4 oder Chamomilla D6, die homöopathische Aufbereitung der Kamille, ist auch bei akuten Ohrenschmerzen angezeigt. Der Betroffene ist in reizbarer, launischer oder zorniger Stimmung. Auf die Ohrenschmerzen reagiert er (über-) empfindlich. Manchmal ist eine Wange gerötet, die andere blaß.

• Anwendung: Bei Bedarf halbstündlich je 5 Tropfen einnehmen. (In den Tropfen ist Alkohol enthalten.)

Belladonna D4 oder Belladonna D6

Auch Belladonna D4 oder Belladonna D6, die homöopathische Aufbereitung der Tollkirsche, ist hilfreich bei akuten Ohrenschmerzen. Treten die Schmerzen sehr plötzlich auf, fühlt sich das Ohr heiß und trocken an und ist es gerötet, dann ist Belladonna angezeigt. Der Betroffene ist unruhig und aufgeregt. Er mag es lieber warm als kalt haben und reagiert empfindlich auf Licht, Geräusche oder Berührungen. Nachts geht es ihm meistens schlechter als während des Tages.

• Anwendung: Bei Bedarf halbstündlich je 5 Tropfen einnehmen. (In den Tropfen ist Alkohol enthalten.)

Aconitum D4 oder Aconitum D6

Aconitum D4 oder Aconitum D6, die homöopathische Aufbereitung des Eisenhuts, ist ein weiteres Mittel bei akuten Ohrenschmerzen, vor allem bei jenen, die durch Zugluft ausgelöst wurden. Es ist vor allem dann angezeigt, wenn das Gesicht des Betroffenen rot und aufgedunsen und das Ohr rot, heiß und geschwollen ist. Die Schmerzen sind stechend oder pochend und treten vor allem nachts auf. Der Patient verlangt nach kalten Getränken.

• Anwendung: Bei Bedarf halbstündlich je 5 Tropfen einnehmen. (In den Tropfen ist Alkohol enthalten.)

Nasenbluten

Kaltes Wasser

Plötzliches, heftiges Nasenbluten, hervorgerufen durch das Platzen kleiner Äderchen in der Nase nach einem Stoß oder Schlag, läßt sich mit kaltem Wasser schnell zum Stillstand bringen. Ist dies nach spätestens 30 Minuten nicht der Fall, muß unbedingt der Arzt hinzugezogen werden.
Auch wer häufig unter Nasenbluten leidet, das nicht durch äußere Einwirkung auftritt, muß die Ursache durch den Arzt abklären lassen.

• Anwendung: Tücher mit kaltem Wasser befeuchten und auf Nase, Stirn und Nacken legen; während dieser Zeit weder sprechen noch sich schneuzen.

Bindfaden

Zu Nasenbluten noch ein kurioser Rat, den ich als Reim schon in der Schule gelernt habe. Nach eigener Erfahrung wirkt er tatsächlich prompt.

»Tut nicht weh, doch schafft es Qual,
blutet Dir die Nase mal.
Kleinen Finger linker Hand,
mit dem Faden fest umspannt.
Darfst nicht warten, mußt Dich sputen,
schnell hört Nase auf zu bluten.«

• Mit anderen Worten: Wenn die Nase blutet, und das Blut aus dem rechten Nasenloch fließt, wird der kleine Finger der linken Hand zwischen dem vorderen und mittleren Gelenk mit einem Bindfaden für etwa 2 Minuten umwickelt. Fließt das Blut aus dem linken Nasenloch, wird der rechte kleine Finger auf die gleiche Weise umwickelt, blutet es aus beiden Nasenlöchern, müssen beide Finger umwickelt werden.

Heuschnupfen, Pollenallergie

Kalter Gesichtsguß

Ein kalter Gesichtsguß ist ein altes Hausmittel gegen Heuschnupfen.

• Anwendung: Regelmäßig täglich 2mal den Duschkopf auf die Nase richten und für etwa 5 bis 10 Sekunden kaltes Wasser darüber laufen lassen.

Mokka

Die Hausmittelmedizin empfiehlt bei Pollen-Allergie einen kräftigen Mokka. Dadurch wird die Sensibilität der Schleimhäute gegen die Pollen herabgesetzt. Wenn der Arzt Kaffee nicht verboten hat, darf man dieses Mittel getrost ausprobieren.

• Anwendung: Regelmäßig morgens und mittags einen kräftigen Mokka trinken.

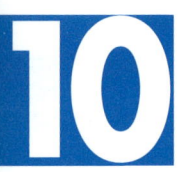

Kinderkrankheiten

Zur Selbstbehandlung von Kinderkrankheiten

»... Kinder dem Alter entsprechend weniger« – hieß es früher für manches Arzneimittel. Heute sieht man Kinder medizinisch nicht mehr als »kleine Erwachsene« an, denn man weiß längst, daß ihre Krankheiten, Beschwerden und Unpäßlichkeiten nicht mit der verminderten Dosis eines Erwachsenen-Medikaments zu behandeln sind.

Der kindliche Organismus reagiert anders auf Medikamente als der Organismus des Erwachsenen, außerdem haben die von der Art her gleichen Beschwerden oft andere Ursachen.

Doch gerade für Kinder und ihre Beschwerden gibt es einen großen Schatz an wirksamen Heilpflanzen und Hausmitteln. Auch reagieren Kinder meist viel sensibler auf diese Mittel als Erwachsene, so daß bei ihnen stark in den Organismus eingreifende chemische Medikamente häufig überflüssig werden.

Ich möchte jedoch zuvor allen Müttern, die sich meinen Empfehlungen anvertrauen, sagen, daß die Selbstbehandlung ihrer Kinder niemals zur Kurpfuscherei werden darf. Bei jeder Art von unklaren Beschwerden gehört ein Kind unverzüglich zum Kinderarzt, denn nur er kann die Ursache herausfinden und die notwendige Therapie bestimmen. Doch es lohnt sich, mit dem Arzt darüber zu sprechen, wie sich seine Behandlung mit Hausmitteln sinnvoll unterstützen läßt.

Die Erfahrung mit eigenen Kindern und Enkeln, jahrzehntelanger Erfahrungsaustausch mit Müttern, Hebammen, Kinderärzten und Jugendlichen, nicht zuletzt die wissenschaftliche Untermauerung überlieferter Erfahrung bieten die Gewähr für die heilsame Wirkung der hier empfohlenen Rezepte.

In diesem Kapitel werden chronologisch, vom Säuglings- bis zum Teenageralter, die häufigsten Kinderkrankheiten und -beschwerden und ihre Behandlung vorgestellt.

Blähungen im Säuglings- und Kleinkindalter

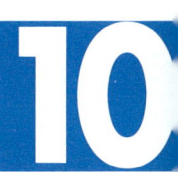

Man ist inzwischen längst davon überzeugt, daß Muttermilch für Kinder während der ersten Lebensmonate in jedem Fall die beste Ernährung ist. Meist wird sie auch gut vertragen. Muß aber auf künstliche Milchnahrung zurückgegriffen werden, entweder gleich nach der Geburt oder wenn die Mutter das Kind nicht lange genug stillen kann oder will, treten oft Ernährungsstörungen in Form von Blähungen auf. Auch verschluckte Luft während des Trinkens oder ein zu großes Loch im Sauger können Gründe für schmerzhafte Blähungen sein.

Unmittelbar oder kurze Zeit nach der Flaschenmahlzeit wird das Baby unruhig, krümmt sich und schreit, weil ihm Magen- und Darmkrämpfe Schmerzen bereiten. Erst wenn die Darmgase abgehen, kommt es zur Ruhe, was oft sehr lange dauert.

Für den Arzt ist es manchmal schwierig, die Ursache dieser Störung zu finden, und der dann meistens angeratene Nahrungswechsel bringt in den wenigsten Fällen Hilfe. Doch es gibt einfache Mittel, diese Beschwerden zu lindern oder sie zu beheben.

Fenchel-Tee

Gegen schmerzhafte Blähungen bieten sich die drei besten pflanzlichen Carminativa (Mittel gegen Blähsucht) an: Kümmel, Fenchel und Anis. Obwohl Kümmel am wirksamsten ist, rate ich zunächst – wegen des besseren Geschmacks – zu einem Versuch mit Fenchel.

• Zubereitung und Anwendung: 1 Teelöffel zerdrückte Fenchelfrüchte mit 200 ml kochendem Wasser übergießen, zugedeckt 10 Minuten ziehen lassen und abseihen. Mit diesem Tee – anstelle der vorgeschriebenen Wassermenge – die Flaschennahrung zubereiten.

Fenchel-Honig

Sind die Blähungen mit Stuhlverstopfung verbunden – der Stuhl ist hart und bröckelig –, kann man zusätzlich einen Teelöffel guten Fenchel-Honig in die Flaschennahrung geben.

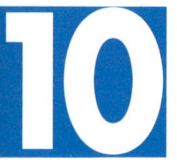

Das sollte aber täglich nur 1- bis 2mal geschehen und nach der Besserung wieder unterbleiben, um dem Baby durch den Honig nicht zusätzlich zu viele Kohlenhydrate zu verabreichen.

Windsaft

Ein weiteres ausgezeichnetes Hausmittel ist der Windsaft, wie dieses Mittel volkstümlich genannt wird. Seine Wirkung hat mich so überzeugt, daß ich ihn für das beste Mittel gegen Blähungen im Säuglings- und Kleinkindalter halte. Der Windsaft ist einige Wochen haltbar.

• Zubereitung und Anwendung: 375 Gramm guten Bienenhonig mit 100 Gramm abgekochtem Wasser versetzen und gut durchrühren. Den Ansatz in eine 1 Liter-Flasche gießen und etwa 10 Minuten durchschütteln. In einem kleinen Glas 5 Gramm Branntwein mit 2 Tropfen Fenchel-Öl und 1 Tropfen Anis-Öl (beides aus der Apotheke) vermischen. Diese Lösung dem Honigansatz hinzufügen und das Ganze nochmals etwa 15 Minuten schütteln. 1 Teelöffel Windsaft jeder Flaschenmahlzeit beigeben. Größeren Kindern 1 Teelöffel Windsaft direkt eingeben.

Majoran-Salbe

Majoran-Salbe ist gut für Babys, die häufig unter Blähungen leiden. Auch bei Säuglingsschnupfen (Seite 109) wird sie mit Erfolg angewendet. Man kann sie in der Apotheke kaufen oder auch selbst herstellen.

• Zubereitung und Anwendung: 1 Teelöffel gepulverten Majoran mit 1 Teelöffel Weingeist (beides aus der Apotheke) übergießen und diese Mischung einige Stunden stehen lassen. 1 Teelöffel frische ungesalzene Butter dazugeben und das Ganze etwa 10 Minuten im Wasserbad erwärmen. Anschließend durch ein Taschentuch oder ein Mulläppchen abseihen und abkühlen lassen. Bei Bedarf die Nabelgegend mit Majoran-Salbe einreiben.

Zahnungsdurchfall im Säuglings- und Kleinkindalter

Sehr häufige Beschwerden im Säuglingsalter sind die vor allem während der Zeit des Zahnens auftretenden »Zahnungsdurchfälle«. Wenn auch immer wieder festgestellt wird, daß das Zahnen selbst keine Durchfälle hervorrufen kann, so lehrt die Erfahrung, daß beides sehr häufig zusammentrifft. Das kann daran liegen, daß während dieser Zeit die Abwehrkräfte des Kindes geschwächt sind, oder daß durch das Reiben am Zahnfleisch mit den Händen oder mit nicht ganz sauberen Gegenständen Gärungserreger in Magen und Darm gelangen.

Heidelbeeren-Tee

Schnelle und dauerhafte Hilfe bei »Zahnungsdurchfällen« kann ein Heidelbeeren-Tee sein, der die meist übelriechenden Stühle bald zum Verschwinden bringt.

• Zubereitung und Anwendung: 1 gehäuften Eßlöffel getrocknete Heidelbeeren mit $1/4$ Liter kaltem Wasser übergießen, zum Sieden erhitzen, etwa 10 Minuten kochen lassen und abseihen. Täglich 3- bis 5mal je 1 bis 2 Teelöffel der Flaschennahrung zugeben.
Da sich durch den Tee die Farbe der Flaschennahrung verändert, kann ein Baby die Nahrungsaufnahme verweigern. Ein weißes Tuch oder eine Windel um die Flasche gewickelt, schafft Abhilfe.

Heidelbeeren-Kamillen-Teemischung

Ist der Stuhlgang wieder normal, sollte man noch 2 bis 3 Tage lang diese Teemischung anschließen:

Heidelbeeren, getrocknet	10,0
Kamillenblüten	20,0

• Zubereitung und Anwendung: 1 Teelöffel dieser Mischung mit $1/4$ Liter kochendem Wasser übergießen, 10 Minuten ziehen lassen und abseihen. Lauwarm verwenden. Täglich 1mal 2 Eßlöffel der Flaschennahrung zugeben.

Säuglingsschnupfen

Majoran-Salbe

Majoran-Salbe ist ein probates Hausmittel bei hartnäckigem Säuglingsschnupfen. Die Nasenschleimhäute schwellen ab, der Säugling kann wieder durch die Nase atmen und schläft ruhig und beschwerdefrei.

• Zubereitung und Anwendung: 1 Teelöffel gepulverten Majoran mit 1 Teelöffel Weingeist (beides aus der Apotheke) übergießen und diese Mischung einige Stunden stehen lassen. 1 Teelöffel frische ungesalzene Butter dazugeben und das Ganze etwa 10 Minuten im Wasserbad erwärmen. Anschließend durch ein Taschentuch oder ein Mulläppchen abseihen und abkühlen lassen. Bei Bedarf mit dieser Salbe mehrmals täglich die Nase von außen einreiben.

Muttermilch

Muttermilch ist gleichfalls ein altbewährtes Mittel für verschnupfte Babys und hilft schnell, die verstopfte Nase zu befreien.

• Anwendung: Bei Bedarf wenige Tropfen Muttermilch mit einer Pipette (aus der Apotheke) aufsaugen und dem Baby mehrmals täglich in die Nasenlöcher träufeln.

Kamillen-Inhalation

Das Inhalieren von Kamillendampf ist ebenfalls ein bewährtes Linderungsmittel bei Säuglingsschnupfen. Da aber Säuglinge nicht inhalieren können, hat sich folgende Methode in der Hausmittelmedizin durchgesetzt, die moderne Mütter sehr schätzen. Dadurch wird das ganze Zimmer mit Kamillenduft erfüllt und die erhöhte Luftfeuchtigkeit enthält die heilsamen Kamillenwirkstoffe.

• Zubereitung und Anwendung: 1 Handvoll Kamillenblüten in einer Schüssel mit 1 Liter kochendem Wasser übergießen und neben das Kinderbett stellen. Außerdem mehrere Tücher mit dem Kamillen-Aufguß befeuchten und im Kinderzimmer aufhängen.

Chamomilla D4 oder Chamomilla D6

Chamomilla D4 oder Chamomilla D6, die homöopathische Aufbereitung der Kamille, ist ein gutes Mittel für verschnupfte Kinder, die unter quälender Unruhe leiden. Sie wollen immer herumgetragen werden und schreien sofort, wenn man sie zum Schlafen hinlegt. Diese Kinder sprechen auf Chamomilla besonders gut an; sie verlieren nach Chamomilla-Gaben bald ihre Unruhe und schlafen gut ein.
Auffällig ist, daß sie, sobald sie krank sind, eine gerötete und eine blasse Wange haben, außerdem an der Stirn und auf dem Kopf schwitzen. Größere Kinder verlangen nach sauren und sehr kalten Getränken.

• Anwendung: Stündlich 1 bis 2 Tropfen oder 1 bis 2 Globuli (Streukügelchen) direkt in den Mund geben. (In den Tropfen ist Alkohol enthalten.)

Allium cepa D4 oder Allium cepa D6

Allium cepa D4 oder Allium cepa D6, die homöopatische Aufbereitung der Küchenzwiebel, hilft Babys und Kleinkindern erfolgreich bei Schnupfen mit laufender Nase. Auffällig ist, daß das Sekret die Nasenlöcher und Oberlippe wund macht.

• Anwendung: Stündlich 1 Tropfen oder 1 Streukügelchen direkt in den Mund geben. (In den Tropfen ist Alkohol enthalten.)

Nux vomica D6

Nux vomica D6, die homöopatische Aufbereitung der Brechnuß, eignet sich zur Behandlung von Schnupfen mit verstopfter Nase bei Babys und Kleinkindern.

• Anwendung: Stündlich 1 Tropfen oder 1 Streukügelchen direkt in den Mund geben. (In den Tropfen ist Alkohol enthalten.)

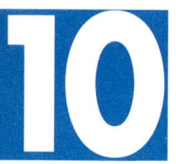

Wundbehandlung im Säuglings- und Kleinkindalter

Honig

Honig ist ein ausgezeichnetes Mittel zur Behandlung des wunden Pos bei Säuglingen. Hier ein altes Hausrezept aus dem Buch meiner Großmutter:

• Zubereitung und Anwendung: »Man mische gleiche Teile Lebertran und Honig und bestreiche damit alle wunden Stellen. Sie werden schnell heilen.«

Ringelblumen-Salbe

Die Ringelblumen-Salbe, auch Calendula-Salbe genannt (aus der Apotheke), hat sich gleichfalls beim wunden Po der Säuglinge und bei »Windeldermatitis« bewährt.

• Anwendung: Die wunden Stellen mehrmals täglich mit der Salbe bestreichen.

Milchschorf und Ekzeme im Säuglings- und Kleinkindalter

Stiefmütterchen-Tee

Bei Hautkrankheiten von Säuglingen und Kleinkindern, vor allem bei Milchschorf und Ekzemen, hilft eine Zubereitung aus dem wilden Stiefmütterchen besonders gut.

• Zubereitung und Anwendung: 1 Teelöffel Stiefmütterchenkraut mit 1/4 Liter kochendem Wasser übergießen, 10 Minuten ziehen lassen und abseihen. Mit diesem Tee – anstelle der vorgeschriebenen Wassermenge – die Flaschennahrung zubereiten.

Geschwächte Abwehrkräfte

Sobald ein Kind in den Kindergarten und später in die Schule geht, kommt es mit vielen anderen Kindern zusammen; damit wächst die Gefahr der Ansteckung mit Krankheitserregern aller Art. Nicht alle Mütter behalten ihre Kinder zu Hause, wenn sie einen Schnupfen oder Husten haben. Nun gibt es »robuste« Kinder, die schon über ausreichend entwickelte Abwehrkräfte verfügen, und andere, bei denen dies nicht der Fall ist, die sich also überaus leicht infizieren. Bei dem geringsten Anlaß bekommen sie Schnupfen oder Husten, haben oft geschwollene Halsdrüsen und gelten als »besonders anfällig«. Meist reagieren sie empfindlich auf helles Licht und bekommen bei dem geringsten Luftzug oder wenn sie draußen gespielt haben, tränende Augen.

Augentrost-Tee

Ich habe alte Angaben über Augentrost nachgeprüft und dabei festgestellt, daß die erstaunliche Heilwirkung, die man dieser Heilpflanze nachsagt, tatsächlich zutrifft. Vor allem Kinder, die über wenig Widerstandskraft verfügen und häufig unter tränenden Augen leiden, können mit Augentrost-Tee »umgestimmt« werden. Kurmäßig angewendet, entwickeln sich nach einigen Wochen die Abwehrkräfte; das Kind ist weniger anfällig für Infektionen, wird aktiver und ißt mit besserem Appetit.

• Zubereitung und Anwendung: 1 Teelöffel Augentrostkraut mit 1/4 Liter kochendem Wasser übergießen, 10 Minuten ziehen lassen und abseihen. Den Tee mit Honig süßen, in eine Thermoskanne füllen und das Kind über den Tag verteilt trinken lassen. (Diabetiker nicht süßen.)

Salbei-Blätter

Schwächlichen Kindern gibt man Salbei. Ihre Widerstandskraft wird dadurch merklich gestärkt.

• Zubereitung und Anwendung: Frische Salbeiblätter fein hacken und mit etwas Milch verrühren. Kurmäßig über einen Zeitraum von

2 bis 3 Wochen täglich 2- bis 3mal je
1 bis 2 Teelöffel davon geben.

Saure Äpfel mit Nägeln

Auch heute hält die Hausmittelmedizin noch
hartnäckig daran fest, daß bei blassen Kindern
durch die tägliche Gabe eines mit Eisennägeln
gespickten sauren Apfels Eisenmangel und
Blutarmut verhindert werden können.

• Zubereitung und Anwendung: 1 Apfel mit
Eisennägeln spicken und 24 Stunden an
einem warmen Ort lagern. Die Nägel entfernen und das Kind den Apfel essen lassen.

Schlafstörungen

Maracuja-Saft

Maracuja-Saft (aus der Apotheke oder dem
Reformhaus) wird aus den Früchten spezieller
Passionsblumen-Arten hergestellt. Es hat sich
gezeigt, daß dieser Saft kleinen Kindern, als
»Betthupferl« gegeben, schnell einen gesunden
Schlaf bringt.

• Anwendung: Täglich vor dem Schlafengehen ein Gläschen (etwa 50 ml) Maracuja-
Saft zu trinken geben.

Erkältungskrankheiten

Zur Vorbeugung von Erkältungen

Kommt ein Kind durchfroren oder gar durchnäßt nach Hause, fröstelt es und sucht die
Wärme im Zimmer, sind die Wangen gerötet,
ist die Körpertemperatur schon leicht erhöht,
klagt es – meist erst nach Befragen – über einen trockenen Hals oder Kratzen und
Brennen im Rachen, dann kann man ziemlich
sicher sein, daß es am nächsten Tag einen
Schnupfen oder gar eine fiebrige Erkältung
haben wird. Zur sofortigen Anwendung empfehlen sich diese Maßnahmen:

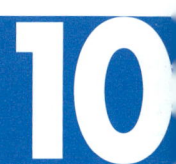

Heißes Fußbad

Die Füße und die Rachen- und Nasenschleim-
häute stehen in enger Beziehung zueinander.
Erwärmt man nun die Füße nachhaltig, so
wird dadurch die Durchblutung des ganzen
Körpers, vor allem aber die des Nasen- und
Rachenraums, wesentlich verbessert.

• Zubereitung und Anwendung: Einen Eimer
mit Wasser füllen, so heiß, wie das Kind es
verträgt. Füße und Unterschenkel bis zu den
Knien etwa 5 Minuten hineinstellen lassen.
Anschließend trocken rubbeln.

Lindenblüten-Tee

Gleichzeitig mit dem heißen Fußbad gibt man
dem Kind Lindenblüten-Tee. Er ist ein ausgezeichnetes Prophylaktikum (Vorbeugemittel)
gegen aufkommende Erkältungen, leistet aber
auch bei fieberhaften Erkältungskrankheiten
(Seite 113) gute Dienste. Das Kind fühlt sich
nach dem Fußbad und einer Tasse Tee wohlig
erwärmt, und auch bei Fieber normalisiert
sich die Temperatur durch Lindenblüten-Tee
meistens schon bis zum nächsten Morgen.

• Zubereitung und Anwendung: 1 Teelöffel
Lindenblüten mit $1/4$ Liter kochendem Wasser
übergießen, 5 Minuten ziehen lassen, abseihen und mit 1 Teelöffel Honig süßen. 1 Tasse
Tee lauwarm und schluckweise trinken lassen. (Diabetiker nicht süßen.)

Lindenblüten-Holunderblüten-Teemischung

Zur Vorbeugung von Erkältungen sei auch
diese Teemischung empfohlen, die Kinder jeden Alters in der kalten und nassen Jahreszeit
(Spätherbst und Vorfrühling) zum Frühstück
und vor dem Schlafengehen trinken sollten:

Lindenblüten	10,0
Holunderblüten	10,0
Hagebuttenfrüchte mit Samen	30,0

• Zubereitung und Anwendung: 1 Teelöffel
dieser Mischung mit $1/4$ Liter kochendem
Wasser übergießen, 5 Minuten ziehen lassen,

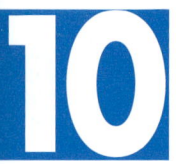

abseihen und mit 1 Teelöffel Honig süßen. 1 Tasse Tee lauwarm und schluckweise trinken lassen. (Diabetiker nicht süßen.)

Halsschmerzen

Lindenblüten-Kamillen-Teemischung

Bei aufkommenden Halsschmerzen ist eine Teemischung aus Lindenblüten und Kamillenblüten zu empfehlen. Diesen Tee sollte das Kind möglichst lang im Mund behalten und ihn dort hinundher bewegen. Gerade bei kleinen Kindern (bis etwa 4 Jahre), die noch nicht gut gurgeln können, kann dies ein wirksamer Ersatz für das Gurgeln bei Halsschmerzen sein.

Lindenblüten	20,0
Kamillenblüten	20,0

• Zubereitung und Anwendung: 1 Teelöffel dieser Mischung mit 1/4 Liter kochendem Wasser übergießen, 5 Minuten ziehen lassen, abseihen und mit 1 Teelöffel Honig süßen. 1 Tasse Tee lauwarm und schluckweise trinken lassen. (Diabetiker nicht süßen.)

Salbei-Tee und Kamillen-Tee

Halsweh und Schluckbeschwerden kann man bei älteren Kindern durch Gurgeln mit Heilpflanzentees, die desinfizierende ätherische Öle oder Gerbstoffe enthalten, schnell und nachhaltig beseitigen. Dabei empfiehlt es sich, Tees aus Salbei und Kamille im Wechsel anzuwenden.

• Zubereitung und Anwendung: Je 2 Teelöffel Salbei und Kamillenblüten mit je 1/4 Liter kochendem Wasser übergießen, 10 Minuten ziehen lassen und abseihen. Auf Trinktemperatur abkühlen lassen. Mehrere Male pro Tag, mindestens jedoch 3mal täglich, jeweils im Wechsel das Kind mit einem der beiden Tees gurgeln lassen. Die reine Gurgelzeit sollte dabei mindestens eine Minute betragen.

Fieber

Ist die Erkältung einmal ausgebrochen, wird sie meist von Fieber begleitet. Fieber ist eine natürliche Abwehrreaktion des Körpers und soll auch nach Meinung der Ärzte nicht sofort mit starken fiebersenkenden Mitteln bekämpft werden, weil es dem Körper hilft, selbst mit den Krankheitserregern fertig zu werden. Steigt das Fieber jedoch auf über 39°C, ist es ratsam, etwas dagegen zu unternehmen, weil hohes Fieber den Kreislauf sehr belastet. Um das Fieber in Grenzen zu halten, gibt es bewährte Hausmittel.

Kalter Wadenwickel

Wohl am bekanntesten ist der kalte Wadenwickel, wenn es darum geht, zu hohes Fieber zu senken. Durch diese Anwendung verringert sich das Fieber um etwa 0,5° bis 1,5° C.

• Zubereitung und Anwendung: Zwei grobe Leinentücher in zimmerwarmes Wasser tauchen, zusammenlegen und um beide Unterschenkel des Kindes vom Knöchel bis zum Knie wickeln. Die Tücher müssen jeweils faltenfrei liegen; darüber kommen ein trockenes Baumwolltuch und ein Wolltuch. Den Wickel 20 bis höchstens 30 Minuten liegenlassen, danach abnehmen. Ein kalter Wickel, der länger als 40 Minuten aufliegt, hat oft die gegenteilige Wirkung: einen Temperaturanstieg durch Wärmerückstau. Der Wickel darf jeweils nach einer Pause von 30 Minuten erneut angelegt werden; bei Bedarf so lange wiederholen, bis sich die Temperatur wieder normalisiert hat.

Quark-Wickel

Neben dem Wadenwickel hilft auch der Quark-Wickel, das Fieber um etwa 0,5° bis 1,5°C zu senken.

• Zubereitung und Anwendung: Etwa 5 Eßlöffel Magerquark mit einigen Tropfen Essig und soviel Milch verrühren, daß er streichfähig wird. Den Quark fingerdick auf zwei Leinenlappen streichen. Diese Lappen um beide Unterschenkel des Kindes legen und mit je einem Leinen- und einem Wolltuch abdecken.

Der Wickel darf so lange aufliegen, wie er zu kühlen vermag. Er kann so lange immer wieder erneuert werden, bis sich die Körpertemperatur normalisiert hat.

Kamillen-Einlauf

Eine noch schnellere Wirkung als der kalte Wadenwickel hat der Einlauf mit Kamillen-Tee. Anfangs wehren sich die kleinen Patienten möglicherweise dagegen, doch bald wird auch der Einlauf akzeptiert, weil er wirklich hilfreich ist und die Kinder sich durch die Fiebersenkung um etwa 0,5° bis 1,5° C bald wohler fühlen.

• Zubereitung und Anwendung: 1 Eßlöffel Kamillenblüten mit 1 Liter kochendem Wasser übergießen, 10 Minuten ziehen lassen und abseihen. Den Tee auf 30° C abkühlen lassen und etwa 1/4 Liter davon in einen Klistierball (aus der Apotheke) aufsaugen. Das Klistier in den After einführen und durch Zusammendrücken die Flüssigkeit in den Darm entleeren. Bei Bedarf diesen Vorgang täglich 3- bis 4mal wiederholen.

Ganzkörperwaschung

Auch die Ganzkörperwaschung senkt das Fieber um etwa 1° C. Diese Anwendung ist durchaus keine »Roßkur«, denn man verwendet zimmerwarmes Wasser; überdies wird sie von den kleinen Patienten meist als angenehm empfunden.

• Anwendung: Ein grobes Handtuch in zimmerwarmes Wasser, das mit etwas Essig gemischt wird, eintauchen und leicht ausdrücken. Hände und Füße, Arme und Beine, Brust, Bauch und Rücken – immer in Richtung zum Herzen – schnell damit abwaschen. Das Kind nicht abtrocknen und sofort ins Bett legen, gut zudecken. Bei Bedarf diese Anwendung mehrmals täglich wiederholen.

Heublumen-Hemd

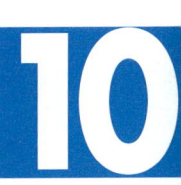

Das Heublumen-Hemd hat sich vor allem bei fieberhaften Erkältungskrankheiten von Kindern immer wieder bewährt.

• Zubereitung und Anwendung: 300 Gramm Heublumen mit 5 Litern Wasser übergießen, einige Minuten kochen lassen und abseihen. Ein zusammengerolltes Leinenhemd in den heißen Heublumensud tauchen und gut auswringen. Die Temperatur überprüfen (es sollte möglichst warm, auf keinen Fall aber zu heiß sein), das Hemd dem Kind anziehen und das Kind sofort ins Bett legen; gut zudecken. Nach 30 Minuten das Hemd wieder ausziehen und das Kind in frischer Bettwäsche zu Bett bringen und gut zudecken.

Lindenblüten-Tee

Lindenblüten-Tee ist nicht nur ein gutes Vorbeugemittel (Seite 113), sondern aktiviert auch die Abwehrkräfte des Körpers. Erkältungskrankheiten, die mit Fieber einhergehen, werden durch eine Behandlung mit Lindenblüten-Tee vor allem von Kindern rascher überwunden. Ärztliche Untersuchungen haben ergeben, daß sich bei Kindern durch diesen Tee der Einsatz von Antibiotika oder Sulfonamiden meist erübrigt und sie schnell gesunden.

• Zubereitung und Anwendung: 1 Teelöffel Lindenblüten mit 1/4 Liter kochendem Wasser übergießen, 5 Minuten ziehen lassen, abseihen und mit 1 Teelöffel Honig süßen. 1 Tasse Tee lauwarm und schluckweise trinken lassen. (Diabetiker nicht süßen.)

Spitzwegerich-Tee

Vor allem Kinder sprechen auf Spitzwegerich gut an und überwinden ihren grippalen Infekt mit einem Tee aus dieser Heilpflanze überraschend schnell.

• Zubereitung und Anwendung: 2 Teelöffel Spitzwegerich mit 1/4 Liter kochendem Wasser übergießen, 10 bis 15 Minuten ziehen lassen, abseihen und mit 1 Teelöffel Honig süßen. 1 Tasse Tee möglichst heiß und schluckweise trinken lassen. (Diabetiker nicht süßen.)

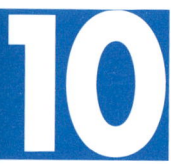

Aconitum D4 oder Aconitum D6

Aconitum D4 oder Aconitum D6, die homöopathische Aufbereitung des Eisenhuts, wirkt vorzüglich bei Kindern. Es hilft bei plötzlich einsetzendem heftigem Fieber zu Beginn einer Erkältung, weil das Kind zu leicht angezogen oder durchnäßt starker trockener Kälte oder gar Zugluft ausgesetzt war. Weitere Merkmale für den Erfolg dieses Mittels: die Beschwerden verschlimmern sich abends, das Kind verlangt nach viel frischer Luft, schwitzt nicht, möchte aber viel trinken, deckt sich häufig auf, weil Wärme ihm unangenehm ist und ist gleichzeitg furchtsam und unruhig.

• Anwendung: 5- bis 8mal täglich 2 bis 3 Tropfen oder 2 bis 3 Streukügelchen direkt in den Mund geben. (In den Tropfen ist Alkohol enthalten.)

Belladonna D4 oder Belladonna D6

Belladonna D4 oder Belladonna D6, die homöopathische Aufbereitung der Tollkirsche, ist ebenfalls für Kinder bei überraschend einsetzendem Fieber zu Beginn einer Erkältung angezeigt; typische Anzeichen für den Einsatz dieses Mittels: das Fieber ist von feucht-kaltem Wetter oder von zu langem Sonnenbaden verursacht, das Kind hat ein hochrotes Gesicht, schwitzt und glüht am ganzen Körper, empfindet Licht, Geräusche und Bewegungen als unangenehm, hat wenig Durst und ist erregt oder benommen.

• Anwendung: 5- bis 8mal täglich 2 bis 3 Tropfen oder 2 bis 3 Streukügelchen direkt in den Mund geben. (In den Tropfen ist Alkohol enthalten.)

Schnupfen

Allium cepa D4 oder Allium cepa D6

Allium cepa D4 oder Allium cepa D6, die homöopathische Aufbereitung der Küchenzwiebel, hilft bei Schnupfen. Dabei ist das Sekret klar und scharf und reizt dadurch Nasenflügel und Oberlippe, die sich bald rot entzünden.

• Anwendung: Stündlich 1 Tropfen oder 1 Streukügelchen direkt in den Mund geben. (In den Tropfen ist Alkohol enthalten.)

Hühnersuppe mit Gemüse

Dies ist ein Schnupfenrezept, das Kinder bestimmt gerne nehmen. Es klingt unglaublich, doch es ist von Wissenschaftlern der berühmten Mayo-Klinik entdeckt und in den »Mayo Clinic Health Letters 1/88« veröffentlicht: Es gibt nichts Besseres, um eine verstopfte Nase wieder frei zu bekommen, als eine selbstbereitete, dampfende Hühnersuppe mit reichlich Hühnerfleisch, Kräutern, Gewürzen und Gemüsen. Man muß die heißen Dämpfe inhalieren und nach dem Abkühlen die Suppe langsam und löffelweise essen. Die geschwollenen Schleimhäute schwellen ab, man kann bald wieder durch die Nase atmen – der Schnupfen klingt ab.
Man kann nicht erklären, so heißt es weiter, warum es gerade Hühnersuppe sein muß, doch nimmt man an, daß darin eine Substanz enthalten sei, die den unangenehmen Nasenschleim schnell beseitigt.

Husten

Auch Husten gehört zu den unangenehmen Begleiterscheinungen einer Erkältungskrankheit, aber nur selten tritt er gleich mit Fieber auf. Wird der Husten nicht behandelt, dauert er oft sehr lange, und die entzündeten und verschleimten Bronchien können sogar dauerhaft geschädigt werden. Doch bei einem gewöhnlichen Erkältungshusten muß man nicht sofort derartige Auswirkungen befürchten. Bevor man mit starken Medikamenten eingreift, gibt es für Kinder einige bewährte Hausmittel, die auszuprobieren sich sicher lohnt.

Wichtig: Hält der Husten länger als 2 Wochen an, muß unbedingt der Arzt aufgesucht werden.

Huflattich-Königskerzen-Teemischung

Gegen trockenen Husten – er äußert sich bellend und hart, ohne Schleimabsonderung –, der meist zu Beginn einer Erkältungskrankheit auftritt, hilft diese Teemischung:

Huflattichblätter	20,0
Königskerzenblüten	5,0
Fenchelfrüchte	5,0
Anisfrüchte	5,0

• Zubereitung und Anwendung: 1 Teelöffel dieser Mischung mit $1/4$ Liter kochendem Wasser übergießen, 10 Minuten ziehen lassen, abseihen und mit 1 Teelöffel Honig oder braunem Kandiszucker süßen. Täglich 2 bis 3 Tassen Tee möglichst heiß und schluckweise trinken lassen. (Diabetiker nicht süßen.)

Schlüsselblumen-Spitzwegerich-Teemischung

Gegen krampfartigen, anfallsweise auftretenden Husten mit Schleimabsonderung sowie bei Keuchhusten ist diese Teemischung zu empfehlen:

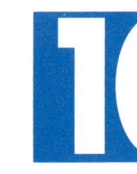

Schlüsselblumenwurzel	10,0
Spitzwegerichblätter	10,0
Thymiankraut	10,0
Bibernellwurzel	5,0
Huflattichblätter	5,0
Fenchelfrüchte	5,0

• Zubereitung und Anwendung: 1 Teelöffel dieser Mischung mit $1/4$ Liter kochendem Wasser übergießen, 10 Minuten ziehen lassen, abseihen und mit 1 Teelöffel Honig oder braunem Kandiszucker süßen. Täglich 2 bis 3 Tassen Tee möglichst heiß und schluckweise trinken lassen. (Diabetiker nicht süßen.)

Thymian-Tee

Thymian eignet sich ebenfalls ausgezeichnet zur Behandlung von Keuch- und Krampfhusten.

• Zubereitung und Anwendung: 1 Teelöffel Thymiankraut mit $1/4$ Liter Wasser übergießen, zum Sieden erhitzen, abseihen und mit 1 Teelöffel Honig süßen. Täglich 3 Tassen Tee mäßig warm trinken lassen. (Diabetiker nicht süßen.)

Anisplätzchen

Anisplätzchen stillen den krampfartigen Husten bei Kindern.

• Zubereitung und Anwendung: 125 Gramm Honig, 125 Gramm Zucker und 4 Eier schaumig rühren. 3 gehäufte Teelöffel fein zerstoßene Anisfrüchte und 300 Gramm fein gesiebtes Mehl daruntermischen. Mit einem Teelöffel kleine Portionen von der Teigmasse abstechen, auf ein mit wenig Butter eingefettetes und mit Mehl bestreutes Backblech setzen, über Nacht zum Trocknen in einen warmen Raum stellen und am nächsten Tag bei geringer Hitze hellgelb backen.
Bei Bedarf ein Plätzchen gründlich durchkauen und möglichst lange im Mund behalten lassen. (Für Diabetiker nicht geeignet.)

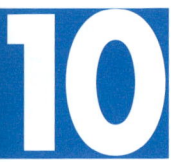

Fenchel-Honig

Fenchel-Honig ist vor allem für Kinder ein ausgezeichnetes Mittel gegen Husten. Das ätherische Öl dieser Früchte desinfiziert die gereizten Bronchien, wirkt krampflösend und auswurffördernd. Den Fenchel-Honig wird heute kaum noch jemand selbst bereiten, denn man bekommt ihn in sehr guter Qualität in der Apotheke oder im Reformhaus.

• Anwendung: Täglich 3- bis 5mal je 1 Teelöffel Fenchel-Honig geben.

Rettich

Rettich ist ein altes, ebenso wirksames wie beliebtes Hausmittel gegen Husten, Asthma und fieberhafte Erkältungen, das sich vor allem für Kinder eignet.

• Zubereitung und Anwendung: Einen dicken (Bier-) Rettich aushöhlen, Honig hineinfüllen und für einige Stunden an einem warmen Ort abstellen; anschließend dem Kind Inhalt und Rettichhülle zu essen geben. (Für Diabetiker nicht geeignet.)

Rettich-Honig

Die gleiche Wirkung erzielt man mit dem Rettich-Honig.

• Zubereitung und Anwendung: Einen ganzen (Bier-) Rettich auf einer Glasreibe raspeln, die Raspel zusammen mit dem beim Raspeln ausgetretenen Rettichwasser in eine Tasse geben, 3 bis 4 Eßlöffel Honig zufügen und diesen Ansatz einige Stunden beiseite stellen. Nach dem Abpressen durch ein Leinentuch gibt man dem Kind mehrmals täglich 1 bis 2 Teelöffel Rettich-Honig. (Für Diabetiker nicht geeignet.)

Zwiebel (Knoblauch)-Saft

Dieser Saft ist ein langerprobtes Hustenmittel, das ich als Kind immer wieder von meiner Großmutter bekam; es bringt den Husten oft sogar über Nacht zum Verschwinden.

• Zubereitung und Anwendung: 1 Zwiebel (oder 2 Knoblauchzehen) fein zerhacken und mit 3 Eßlöffeln Zucker vermischen (vielerorts wird auch Kandiszucker oder Honig in gleicher Menge empfohlen), 1/8 Liter Wasser zugeben und das Gemisch etwa 10 Minuten lang kochen. Den Ansatz einige Stunden stehen lassen, danach gründlich durch ein Tuch auspressen. Dem Kind von diesem Saft mehrmals täglich 1 bis 2 Teelöffel eingeben. (Für Diabetiker nicht geeignet.)

Drosera D4

Drosera D4, die homöopathische Aufbereitung des Sonnentaus, hilft ausgezeichnet bei bellendem, trockenem Husten sowie bei Keuchhusten.

• Anwendung: Stündlich 2 Tropfen oder 2 Streukügelchen einnehmen lassen. (In den Tropfen ist Alkohol enthalten.)

Rizinus-Öl

Rizinus-Öl, gemischt mit Eukalyptus-, Latschenkiefern-, Terpentin- und Pfefferminz-Öl (aus der Apotheke) zeigt bei Kindern oft überraschende Erfolge, wenn es um das »Lösen« eines festsitzenden, trockenen Hustens geht.

Wichtig: Manche Kinder reagieren auf ätherische Öle mit Hautjucken. Tritt eine solche Reaktion bei der Anwendung dieses Hausmittels auf, muß es sofort abgesetzt werden.

Für Säuglinge und Kleinkinder unter 5 Jahren ist diese Anwendung nicht geeignet.

• Zubereitung und Anwendung: 20 Gramm Rizinus-Öl in eine Arzneiflasche von 100 Gramm Fassungsvermögen geben; die Flasche für etwa 10 Minuten in ein siedendes Wasserbad stellen. Jeweils 10 Gramm Eukalyptus-, Latschenkiefern-, Terpentin- und Pfefferminz-Öl zugeben, kräftig durchschütteln und das Ganze erkalten lassen.
Von dieser Mischung jeweils 5 bis 10 Tropfen auf Brust und Rücken des Kindes verreiben und diese Stellen mit einem wollenen Tuch bedecken.

Bei Schnupfen (Seite 114) kann man dem Kind mit dieser Mischung zusätzlich den Nasenrücken einreiben.

Thymian-Bad

Vor allem bei Kindern mit Keuchhusten hat sich das Thymian-Bad als unterstützende Maßnahme bewährt. Man kann den fertigen Badeextrakt in der Apotheke kaufen, das Bad aber auch selbst zubereiten.

• Zubereitung und Anwendung: 100 Gramm Thymiankraut mit 1 Liter kochendem Wasser übergießen, 15 bis 20 Minuten ziehen lassen und abseihen. Diese Flüssigkeit dem Badewasser zusetzen.
Die empfohlene Badetemperatur liegt bei 38° C, die empfohlene Badedauer bei etwa 15 Minuten. Anschließende Bettruhe von 1 Stunde ist ratsam.

Asthma

Ein Leiden bei Kindern, das in letzter Zeit immer häufiger auftritt und häufig allergische Ursachen hat, ist das Asthma. Wenn Eltern bei ihrem Kind Atemnot oder ziehende Geräusche beim Einatmen bemerken, müssen sie das Kind unbedingt dem Arzt vorstellen, der die Therapie bestimmt. Doch auch hier gibt es Hausmittel, die eine Behandlung nach Absprache mit dem Arzt sinnvoll unterstützen können.

Holunderblüten-Huflattich-Teemischung

Diese Teemischung hat sich immer wieder bei Asthmatikern bewährt. Es hat sich gezeigt, daß nach Anwendung des Tees die Asthmaanfälle nicht nur seltener werden, sondern auch weniger heftig verlaufen.

Holunderblüten	20,0
Huflattichblätter	15,0
Fenchelfrüchte	5,0

• Zubereitung und Anwendung: 1 gehäuften Teelöffel dieser Mischung mit $1/4$ Liter kochendem Wasser übergießen, 10 Minuten ziehen lassen, abseihen und mit 1 Teelöffel Honig süßen. Von diesem Tee das Kind morgens und abends jeweils 1 Tasse trinken lassen. (Diabetiker nicht süßen.)

Sambucus nigra D3

Sambucus nigra D3, die homöopatische Aufbereitung des schwarzen Holunders, ist ein bewährtes Hausmittel bei akuten Asthmaanfällen vor allem von Kindern; es bringt bald spürbare Erleichterung.

• Anwendung: 20 Tropfen oder 20 Streukügelchen in einem halben Glas Wasser auflösen; während eines Asthmaanfalles dem Kind alle 10 bis 15 Minuten einen kleinen Schluck zu trinken geben. (In den Tropfen ist Alkohol enthalten.)

Masern, Mumps, Windpocken

Die gefährlichen Kinderkrankheiten Masern, Mumps und Windpocken müssen unbedingt vom Arzt behandelt werden.
Zur Unterstützung der ärztlichen Maßnahmen gibt es einige Hausmittel, die sicher auch der Arzt als zusätzliche Hilfe begrüßen wird.

Hagebutten-Lindenblüten-Teemischung

Diese Teemischung eignet sich besonders gut zur Förderung der Genesung und wird gerade auch von fiebernden Kindern, die an Masern, Mumps und Windpocken erkrankt sind, gerne getrunken.

Hagebuttenfrüchte mit Samen	30,0
Lindenblüten	10,0
Melissenblätter	10,0
Kamillenblüten	10,0

• Zubereitung und Anwendung: 1 gehäuften Teelöffel dieser Mischung mit $1/4$ Liter kochendem Wasser übergießen, 15 Minuten ziehen lassen, abseihen und mit 1 Teelöffel

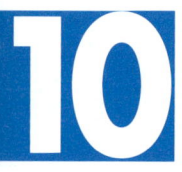

Honig süßen. Diesen Tee dem Kind mehrmals täglich, auch gegen den Durst, lauwarm und schluckweise zu trinken geben. (Diabetiker nicht süßen.)

Sonnenblumenblüten-Tee

Gegen Fieber bei Masern und gegen die bei Fieber ebenfalls häufig auftretenden Kreislaufstörungen hat sich ein Tee aus Sonnenblumenblüten bewährt:

• Zubereitung und Anwendung: 2 gehäufte Teelöffel Sonnenblumenblüten mit 1/4 Liter kochendem Wasser übergießen, 10 bis 15 Minuten ziehen lassen, abseihen und mit 1 Teelöffel Honig süßen. Von diesem Tee dem Kind täglich 2 bis 3 Tassen zu trinken geben. (Diabetiker nicht süßen.)

Bockshornklee-Auflage

Bei Mumps, einer unangenehmen Drüsenschwellung am Hals, ist eine Auflage mit Bockshornklee (aus der Apotheke) hilfreich.

• Zubereitung und Anwendung: 1 Eßlöffel gemahlenen Bockshornsamen mit heißem Wasser zu einem Brei anrühren, auf ein Mulläppchen streichen und diese Auflage, so heiß es vertragen wird, um den Hals legen; mit einem Wolltuch umwickeln.

Bauchschmerzen

Wenn Kinder Bauchweh haben, sind nur selten ernste Erkrankungen des Magens oder Darms, der Galle oder Leber anzunehmen. Meistens handelt es sich um eine akute Magenreizung infolge zu vieler oder ungesunder Speisen, zu kalter Getränke oder weil das Kind eine Erkältung »ausbrütet«. Dafür gibt es bewährte Hausmittel.

Wichtig: Sollte die Anwendung von Hausmitteln allerdings nicht innerhalb eines Tages zum Erfolg führen oder die Beschwerden nach einer Behandlung sofort wiederkehren, muß spätestens am folgenden Tag der Arzt konsultiert werden.

Er wird das Kind auch im Hinblick auf eine mögliche Blinddarmentzündung untersuchen.

Kamillen-Tee

Ein warmer Kamillen-Tee, bei älteren Kindern mit Pfefferminzblättern zu gleichen Teilen gemischt, bringt in wenigen Stunden Besserung. Brechreiz, Übelkeit und krampfartige Beschwerden verschwinden besonders schnell, wenn dieser Tee sehr warm und schluckweise getrunken wird.

• Zubereitung und Anwendung: 1 Teelöffel Kamillenblüten (oder mit Pefferminzblättern zu gleichen Teilen gemischt) mit 1/4 Liter kochendem Wasser übergießen, 5 Minuten ziehen lassen und abseihen. 1 Tasse ungesüßten Tee sehr warm und schluckweise trinken lassen.

Wärmflasche

Die bewährte Wärmflasche ist auch für Kinder eine gute Hilfe bei leichten Bauchschmerzen. Die trockene Wärme lindert den Schmerz und entspannt verkrampfte Muskeln.

• Anwendung: Eine Gummiwärmflasche mit so heißem Wasser füllen, wie es vertragen wird, mit einem Tuch umwickeln und auf den Bauch legen.

Appetitlosigkeit

Viele Eltern klagen darüber, daß ihr Kind ein »schlechter Esser« sei, und der leidige Spruch »Iß doch wenigstens etwas« verdirbt bei Tisch häufig Eltern wie Kind den Appetit.
Bei Appetitlosigkeit muß man zunächst klären, ob die Eßunlust durch ein Zuviel an Süßigkeiten, durch unkontrollierte Zwischenmahlzeiten oder durch übermäßig viel Zukkerlimonade ausgelöst wurde, oder ob die Ursache in einer – sehr häufig bestehenden – verminderten Saftproduktion in Mund, Magen und Darm zu suchen ist. Mit einfachen Hausmitteln läßt sich hier einiges verbessern.

Tausendgüldenkraut-Tee

Diese Heilpflanze, eine reine Bitterstoffdroge, regt die Verdauungssaftproduktion an und hilft so ausgezeichnet gegen Appetitlosigkeit. Anfangs sträuben sich die Kinder zwar häufig gegen den bitteren Geschmack, gewöhnen sich aber meist schnell daran, weil sie spüren, daß der Tee ihnen hilft.

• Zubereitung und Anwendung: 1 gehäuften Teelöffel Tausendgüldenkraut mit $^1/_4$ Liter kaltem Wasser übergießen, 6 bis 10 Stunden ausziehen, abseihen und auf Trinktemperatur erwärmen. Dem Kind etwa $^1/_2$ Stunde vor den Hauptmahlzeiten 1 kleine Tasse ungesüßten Tee geben oder 2 bis 3 Eßlöffel Tee einnehmen lassen.

Preiselbeer-Mus

Preiselbeer-Mus (wie man es zu Wildgerichten gibt) ist ein wirksames Mittel bei Appetitlosigkeit. Gibt man kleineren Kindern (unter 10 Jahren) über einen längeren Zeitraum hinweg davon zu essen, bessert sich ihr Appetit. Sie nehmen es so lange gerne ein, bis sich der Verdauungssaftfluß normalisiert hat.

• Anwendung: Kurmäßig über einen Zeitraum von 4 bis 6 Wochen dem Kind 3mal täglich jeweils $^1/_2$ Stunde vor den Hauptmahlzeiten 1 bis 2 Teelöffel Preiselbeer-Mus geben.

Schlehen-Marmelade

Manche Kinder können oder mögen nicht frühstücken. Sie sitzen lustlos am Frühstückstisch und gehen meistens ohne einen Bissen gegessen zu haben zur Schule. Da aber das Frühstück – vor allem für Kinder – besonders wichtig ist, hilft hier oft die Einnahme von Schlehenmarmelade, die den morgendlichen Appetit anregt. Daß ein hübsch gedeckter Frühstückstisch die »Therapie« unterstützt, sei nur am Rande erwähnt.

• Zubereitung und Anwendung: Schlehen waschen und mit kaltem Wasser übergießen, über Nacht stehen lassen. Das Wasser abgießen, die Früchte erneut mit Wasser und mit Weißwein (oder Essig) versetzen – pro Kilo-

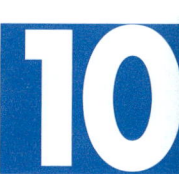

gramm Schlehen $^1/_8$ Liter Wasser und $^1/_4$ Liter Wein (oder $^1/_4$ Liter Essig, 3%) – und unter ständigem Rühren weichkochen.
Nach dem Erkalten durch ein Sieb pressen und den Brei abwiegen. Anschließend pro Kilogramm Schlehenbrei $^1/_4$ Liter Weißwein und 375 Gramm Zucker zugeben und das Ganze zu Marmelade einkochen. Dem Kind morgens vor dem Aufstehen 1 bis 2 Eßlöffel Schlehenmarmelade geben. (Für Diabetiker nicht geeignet.)

Bettnässen

Da Bettnässen bei kleinen und größeren Kindern auch eine Folge krankhafter Nieren- und Blasenveränderungen sein kann, muß die Ursache durch eine gründliche ärztliche Untersuchung abgeklärt werden.
Meist hat ein einnässendes Kind seelische Probleme; sei es, daß es ihm an Liebe und Zuwendung fehlt, daß es sich überfordert fühlt oder daß es sich mit Ängsten herumquält. Strenge Ermahnungen oder gar Strafe helfen dabei nie, sie verschlimmern das Leiden nur. Flüssigkeitseinschränkung, vor allem abends, oder nächtliches Aufwecken sind zwar kleine Hilfen, doch meist wird damit auf Dauer nicht viel erreicht.

Johanniskraut-Melissen-Teemischung

Eine Teemischung, die, kurmäßig angewendet, in sehr vielen Fällen dauerhafte Hilfe bringt, möchte ich hier empfehlen:

Wichtig: Während der Kur sollte das Kind pralles Sonnenlicht, Höhensonne oder Solarien meiden, da Johanniskraut lichtempfindlich macht.

Johanniskraut	20,0
Melissenblätter	10,0
Orangenblüten	5,0

• Zubereitung und Anwendung: 1 gehäuften Teelöffel dieser Mischung mit $^1/_4$ Liter kochendem Wasser übergießen, 15 Minuten ziehen lassen und abseihen. Kurmäßig über einen Zeitraum von 6 Wochen dem Kind täg-

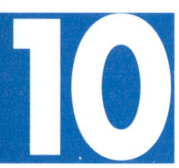

lich morgens und mittags je 1 kleine Tasse ungesüßten (oder mit wenig Honig gesüßten) Tee zu trinken geben. (Diabetiker nicht süßen.)

Maracuja-Saft

Maracuja-Saft (aus der Apotheke oder dem Reformhaus) wird aus den Früchten einer Passionsblumenart hergestellt. Es hat sich gezeigt, daß dieser Saft kleinen Kindern, als »Betthupferl« gegeben, nicht nur einen schnellen und gesunden Schlaf bringt (Seite 111), sondern auch Bettnässen verhindert.

• Anwendung: Täglich vor dem Schlafengehen ein Gläschen (etwa 50 ml) Maracuja-Saft zu trinken geben… und eine lustige »Gute-Nacht-Geschichte« erzählen.

Plantago D3

Plantago D3, die homöopathische Aufbereitung des Spitzwegerich, ist ein probates Hausmittel gegen Bettnässen, das in vielen Fällen überraschend schnelle Wirkung zeigt.

• Anwendung: 15 bis 20 Tropfen oder 20 Streukügelchen in einem halben Glas zimmerwarmem Wasser auflösen und dem Kind $1/2$ Stunde vor dem Schlafengehen zu trinken geben. (In den Tropfen ist Alkohol enthalten.)

Schmerzen beim Wasserlassen

Schmerzen beim Wasserlassen können durch Unterkühlung auftreten, etwa nach zu langem Sitzen auf kaltem oder nassem Erdboden, nach zu langem Baden in kaltem Wasser oder wenn das Kind die nasse Badehose nicht rechtzeitig gewechselt hat. Es handelt sich dabei meistens um eine Erkältung der ableitenden Harnwege. Ein Kräutertee hilft dann häufig schnell und nachhaltig.

Wichtig: Sollte nach einem Tag keine deutliche Besserung eingetreten sein, muß das Kind von einem Arzt untersucht werden.

Bärentraubenblätter-Orthosiphon-Teemischung

Durch diese Teemischung werden Blase, Niere und die ableitenden Harnwege desinfiziert und »durchgespült«. Wichtig ist, daß der Tee gleich bei den ersten Anzeichen der Blasenbeschwerden getrunken wird.

Wichtig: Wenn ein Kind unter Ödemen (Wasseransammlungen im Körper) leidet, die durch eingeschränkte Herz- oder Nierentätigkeit ausgelöst werden, sollte es nach Empfehlung des Bundesgesundheitsamtes Tees oder Teemischungen, die wassertreibend wirken, nicht oder zumindest nicht in großer Menge und über einen längeren Zeitraum bekommen. Dazu gehören zum Beispiel Brennessel, Birke, Schachtelhalm, Orthosiphon (Indischer Blasen- und Nierentee), Goldrute und Hauhechel.
Befragen Sie dazu bitte den Arzt; er entscheidet darüber, ob der Tee für das Kind geeignet ist.

Bärentraubenblätter	20,0
Orthosiphon (Indischer Blasen- und Nierentee)	10,0
Birkenblätter	10,0

• Zubereitung und Anwendung: 2 gehäufte Teelöffel dieser Mischung mit $1/4$ Liter lauwarmem Wasser übergießen, unter häufigem Umrühren etwa 3 bis 5 Stunden ausziehen, abseihen und mit einer großen Messerspitze Natron versetzen. Täglich 3 Tassen ungesüßten oder mit wenig Honig gesüßten Tee gut warm trinken lassen. (Diabetiker nicht süßen.)

Durchfall, Würmer

Heidelbeeren-Tee

Schnelle und dauerhafte Hilfe bei Durchfall bringt der Heidelbeeren-Tee.

• Zubereitung und Anwendung: 1 gehäuften Eßlöffel getrocknete Heidelbeeren mit $1/4$ Liter Wasser übergießen, 10 Minuten kochen und abseihen. Täglich 3- bis 5mal je 3 bis 5 Eßlöffel ungesüßten Tee geben.

Heidelbeeren-Kamillen-Teemischung

Ist der Stuhlgang wieder normal, sollte man dem Kind noch 2 bis 3 Tage lang diese Teemischung geben:

Heidelbeeren, getrocknet	10,0
Kamillenblüten	20,0

• Zubereitung und Anwendung: 1 Teelöffel dieser Mischung mit $1/4$ Liter kochendem Wasser übergießen, 10 Minuten ziehen lassen und abseihen. Lauwarm verwenden. Täglich 1mal 3 bis 5 Eßlöffel ungesüßten Tee geben.

Roher Apfel

Durchfall läßt sich bei Kindern häufig auch durch einen rohen geriebenen Apfel beheben.

• Zubereitung und Anwendung: 1 geschälten Apfel reiben und dem Kind zu essen geben.

Möhren

Wen Sie Ihrem Kind, das von Madenwürmern (Oxyuren) geplagt wird, einige Tage Möhren zu essen geben, können Sie sicher sein, daß nach dieser Zeit die Oxyuriasis beseitigt ist. Entscheidend ist nicht die Menge der Karotten, die das Kind ißt, sondern daß es in dieser Zeit keine andere Nahrung zu sich nimmt.

• Anwendung: Dem Kind 2 bis 3 Tage ausschließlich rohe geschabte, geraspelte oder ganze Möhren zu essen geben.

Schulprobleme

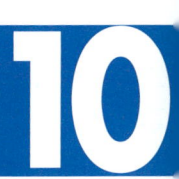

Viele Kinder und Jugendliche leiden heute unter den überhöhten Anforderungen in Schule oder Beruf. Sie können nicht erfüllen, was man von ihnen erwartet, und reagieren mit Nervosität und Gereiztheit, oder aber sie werden völlig apathisch. Auch hier kann mit bewährten Hausmitteln, die ausgleichend und beruhigend wirken, wirksam geholfen werden.

Melissen-Hopfen-Teemischung

Diese Teemischung bringt bei längerer Anwendung wohltuende Hilfe:

Melissenblätter	20,0
Hopfenzapfen	10,0
Orangenblüten	10,0
Johanniskraut	10,0
Hagebuttenfrüchte mit Samen	10,0

• Zubereitung und Anwendung: 2 Teelöffel dieser Mischung mit $1/4$ Liter kochendem Wasser übergießen, 10 bis 15 Minuten ziehen lassen und abseihen. Kurmäßig über einen Zeitraum von 4 bis 6 Wochen täglich morgens und abends je 1 Tasse ungesüßten Tee trinken.

Melissen-Pfefferminz-Teemischung

Für ältere Schulkinder, die hauptsächlich unter nervösen Magenbeschwerden (Seite 49) leiden, verbunden mit Appetitlosigkeit, Völlegefühl und saurem Aufstoßen bald nach dem Essen, empfiehlt sich dieser Tee:

Melissenblätter	10,0
Pfefferminzblätter	10,0
Kamillenblüten	10,0
Huflattichblätter	10,0

• Zubereitung und Anwendung: 2 Teelöffel dieser Mischung mit $1/4$ Liter kochendem Wasser übergießen, 5 bis 10 Minuten ziehen lassen und abseihen. Kurmäßig über einen Zeitraum von 4 bis 6 Wochen täglich morgens und abends je 1 Tasse ungesüßten Tee trinken.

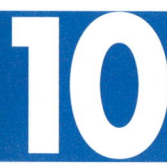

Avena sativa Ø und Chamomilla D4

Avena sativa Ø, die homöopathische Urtinktur des Hafers, und Chamomilla D4, die homöopathische Aufbereitung der Kamille, zu gleichen Teilen gemischt (aus der Apotheke), helfen bei Beschwerden, die durch Überforderung und Streß hervorgerufen werden.

• Anwendung: 3mal täglich je 5 bis 10 Tropfen einnehmen. (In den Tropfen ist Alkohol enthalten.)

Akne

Sowohl Mädchen als auch Jungen leiden während der Pubertät sehr häufig unter Akne, einer Hautkrankheit, bei der durch die Überfunktion der Talgdrüsen »Mitesser«, Pickel und Pusteln entstehen. Schwarze »Mitesser« sind Talgpfropfen in den Poren, die sich durch den Luftkontakt geschwärzt haben, im Gegensatz zu den weißen »Mitessern«, die durch ein Häutchen von der Luft abgeschlossen sind. Pickel und Pusteln sind »Mitesser«, die sich bereits entzündet haben. Unbehandelt hinterlassen sie nach dem Abheilen meistens unschöne Narben. Akne ist nicht ansteckend, sondern beruht auf der hormonellen Umstellung des gesamten Organismus während der Pubertät, wird durch Bewegungsmangel, schlechte Ernährung (fast food) und schlechte Verdauung begünstigt und widersteht den meisten Behandlungsmethoden mit Salben und Wässern. Nichts ist hartnäckiger als Akne; mancher Jugendliche ist so stark davon befallen, daß Akne für ihn zu einem ernsthaften seelischen Problem wird. (Siehe auch »Hautprobleme«, Seite 143.)

Empfehlenswerte Teemischungen

Bei Akne kann man versuchen, mit Heilpflanzen wenigstens eine leichte Besserung herbeizuführen. Regelmäßig innerlich als Tee-Kur und äußerlich als Umschläge und feuchte Gesichtspackungen angewendet, sorgen diese Teemischungen für einen milderen Verlauf.

Stiefmütterchen-Malven-Teemischung

Stiefmütterchenkraut	20,0
Malvenblüten	10,0
Quecke	10,0

Kamillen-Malven-Teemischung

Kamillenblüten	10,0
Malvenblüten	10,0
Augentrostkraut	10,0
Arnikablüten	10,0
Stiefmütterchenkraut	10,0

• Zubereitung und Anwendung: 2 Teelöffel der jeweiligen Mischung mit 1/4 Liter lauwarmem Wasser übergießen, unter häufigem Umrühren 3 bis 5 Stunden ausziehen und abseihen. Zum Trinken erwärmen. Kurmäßig über einen Zeitraum von 6 bis 8 Wochen täglich 2 Tassen ungesüßten Tee trinken. Zum Reinigen der Haut den Tee auf etwa 40° C erwärmen. Ein Stück Watte damit befeuchten und die befallenen Stellen betupfen oder Krusten durch leichtes Darüberstreichen vorsichtig entfernen.

Quecke-Stiefmütterchen-Teemischung

Hier noch eine weitere Teemischung, deren innerliche Anwendung über längere Zeit in vielen Fällen Besserung bringt:

Quecke	20,0
Stiefmütterchenkraut	10,0
Schachtelhalmkraut	10,0
Brennesselblätter	10,0

• Zubereitung und Anwendung: 2 gehäufte Teelöffel dieser Mischung mit 1/4 Liter kochendem Wasser übergießen, 10 Minuten ziehen lassen und abseihen. Kurmäßig über einen Zeitraum von 4 bis 8 Wochen täglich 3 Tassen ungesüßten Tee trinken.

Honig und Milch

Diese alte Hausmittel, als Waschung angewandt, hilft, daß die Haut glatt und rein wird und Pickel, Pusteln oder Grindstellen verschwinden.

• Zubereitung und Anwendung: Honig und Milch zu gleichen Teilen mischen, den Saft einer halben Zitrone zufügen und das Ganze in einer Flasche kräftig durchschütteln. Täglich am Abend das Gesicht damit bestreichen, am nächsten Morgen mit lauwarmem Wasser abspülen.

Propolis-Salbe

Propolis-Salbe, ein Produkt aus dem Bienenkittharz (aus der Apotheke) soll selbst hartnäckige Akne günstig beeinflussen.

• Anwendung: Etwas Salbe auf ein Stück Watte geben und die befallenen Stellen damit betupfen.

Obst-Essig

Der Anwendung von Obst-Essig wird ebenfalls nachgesagt, daß sie bei hartnäckiger Akne Besserung bringt.

• Anwendung: Etwas Obst-Essig auf ein Stück Watte geben und die befallenen Stellen damit betupfen.

Viola odorata D3 und Arctium lappa D3

Viola odorata D3, die homöopathische Aufbereitung des Märzveilchens, und Arctium lappa D3, die homöopathische Aufbereitung der Klette, sind zwei Mittel, die bei jugendlicher Akne ebenfalls Erfolg versprechen. Ein Versuch lohnt sich auf jeden Fall.

• Anwendung: Täglich 5 Tropfen jeweils im Wechsel – eines morgens und eines abends – einnehmen. (In den Tropfen ist Alkohol enthalten.)

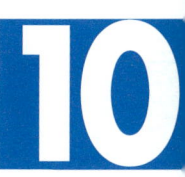

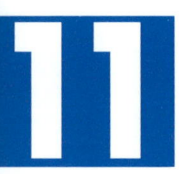

11 Frauenbeschwerden

Zur Selbstbehandlung von Frauenbeschwerden

Hinter den zahlreichen Beschwerden von Mädchen und Frauen jeden Alters können ernste Krankheiten stecken. Die Vorstellung wirksamer Hausmittel darf deshalb keine Frau veranlassen, den notwendigen Besuch beim Frauenarzt, den viele Frauen scheuen, hinauszuzögern oder gar zu unterlassen; nur der Arzt kann die Ursache der Beschwerden herausfinden. Eine Selbstbehandlung zu versuchen – ohne genaue Abklärung durch den Arzt – wäre töricht und fahrlässig.

Wir verfügen über eine ganze Reihe bewährter Heilpflanzen und Hausmittel, zum Beispiel gegen Dysmenorrhoe – starke kolikartige Schmerzen kurz vor oder während der Monatsregel, die allgemein als Periodenschmerzen bezeichnet werden –, gegen anlagebedingten »Weißfluß« (konstitutioneller Fluor) und zur Linderung und Abschwächung der zwar »normalen«, aber lästigen Beschwerden während der Wechseljahre. In diesen Fällen liegen, das haben ärztliche Untersuchungen bestätigt, meist keine erkennbaren organischen Ursachen vor, so daß hier die Behandlung mit Hausmitteln durchaus vertretbar ist.

Besonders gut eignen sich Heilpflanzen zur Behandlung der vegetativen Dystonie des kleinen Beckens, unter der meist sensible und überforderte Frauen leiden. Sie klagen über viele verschiedene, sehr heftige Beschwerden. Die frauenärztliche Untersuchung zeigt meist, daß keine ernste Krankheit dahintersteckt und eine Behandlung mit Hausmitteln hier sogar die bessere Therapie sein kann.

Dennoch, das möchte ich an dieser Stelle wiederholen, muß zunächst eine gynäkologische (frauenärztliche) Untersuchung durchgeführt werden, bevor man Hausmittel einsetzt.

Periodenschmerzen (Dysmenorrhoe)

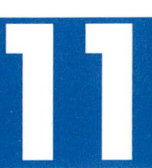

Mal sind es junge Mädchen, die einige Tage vor und während der Periode sehr starke und krampfartige Schmerzen im Unterleib verspüren. Der Arzt spricht hier vom prämenstruellen Syndrom.

Mal sind es berufstätige junge Frauen, die ihrem Arbeitsplatz jeden Monat für einige Tage fernbleiben, weil sie während »der Tage« kolikartige Schmerzen haben.

Mal sind es ältere Frauen, die ständig unter leichten bis mittelschweren Unterleibsschmerzen leiden. Sie bestätigen nach Befragen übereinstimmend, daß der Arzt nichts finden kann, möchten aber dennoch nicht ständig Tabletten gegen die Schmerzen einnehmen.

In allen genannten Fällen hilft Kamillen-Tee, manchmal ohne weiteren Zusatz, besser aber in Kombination mit Pfefferminze, Melisse, Schafgarbe, Anis, Fenchel oder Kümmel.

Kamillen-Melissen-Teemischung

Diese Teemischung eignet sich für junge Mädchen, denen die Regelblutung noch ungewohnt ist, und die darauf ängstlich und überempfindlich reagieren, ohne daß die Periode mit heftigen Schmerzen verbunden ist:

Kamillenblüten	20,0
Melissenblätter	10,0

• Zubereitung und Anwendung: 2 Teelöffel dieser Mischung mit 1/4 Liter kochendem Wasser übergießen, 10 Minuten ziehen lassen und abseihen. Bei Bedarf täglich 2 bis 3 Tassen ungesüßten Tee sehr warm und schluckweise trinken.

Kamillen-Schafgarben-Melissen-Teemischung

Diese Teemischung ist wirksam vor allem bei älteren Mädchen und jungen Frauen:

Kamillenblüten	20,0
Schafgarbenkraut	20,0
Melissenblätter	10,0

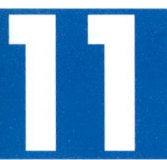

• Zubereitung und Anwendung: 2 Teelöffel dieser Mischung mit ¹/₄ Liter kochendem Wasser übergießen, 10 Minuten ziehen lassen und abseihen. Bei Bedarf täglich 2 bis 3 Tassen ungesüßten Tee sehr warm und schluckweise trinken.

Kamillen-Schafgarben-Baldrian-Teemischung

Für ältere Frauen, die auch zwischen den Monatsblutungen an chronischen Schmerzzuständen leiden, ohne daß ein organisches Leiden vorliegt, kann dieser »Frauentee« bei kurmäßiger Anwendung sehr hilfreich sein:

Kamillenblüten	20,0
Schafgarbenkraut	20,0
Baldrianwurzel	10,0
Johanniskraut	10,0
Melissenblätter	10,0
Fenchelfrüchte	10,0
Sennesblätter	5,0
Faulbaumrinde	5,0

• Zubereitung und Anwendung: 2 Teelöffel dieser Mischung mit ¹/₄ Liter kochendem Wasser übergießen, 10 Minuten ziehen lassen, abseihen und mit 1 Teelöffel Honig süßen. Kurmäßig über einen Zeitraum von 4 bis 6 Wochen täglich 2 Tassen Tee sehr warm und schluckweise trinken. (Diabetiker nicht süßen.)

»Frauentropfen«

»Frauentropfen«, so der vielerorts gebräuchliche Name in der Hausmittelmedizin, helfen vor allem jungen Mädchen und Frauen bei Menstruationsbeschwerden, die mit Angst- und Unruhezuständen verbunden sind. Die Tropfen kann man sich in der Apotheke mischen lassen:

Kamillentinktur	10,0
Pfefferminztinktur	5,0
Wermuttinktur	5,0
Baldriantinktur	5,0
Hoffmannstropfen	5,0

• Anwendung: Bei Bedarf 10 bis 30 Tropfen auf Zucker oder in etwas Wasser einnehmen.

(Diabetiker nur mit Wasser einnehmen. – In den Tropfen ist Alkohol enthalten.)

Himbeer-Saft

Bei sehr heftiger Monatsblutung hilft Himbeer-Saft, entweder selbst hergestellt oder fertig aus der Apotheke oder dem Reformhaus.

• Anwendung: Bei Bedarf täglich 2- bis 5mal je 1 kleines Glas (¹/₈ Liter) Himbeer-Saft trinken.

Nachtkerzen-Öl

Gegen das prämenstruelle Syndrom, Schmerzen und Unwohlsein vor dem Einsetzen der Blutungen, hat sich das Nachtkerzen-Öl (flüssig oder als Kapseln, aus der Apotheke) bewährt.

• Anwendung: Bei Bedarf täglich 3mal je 1 Teelöffel Öl ohne weitere Zusätze oder täglich 1mal je 5 Kapseln in etwas Wasser einnehmen.

Propolis

Propolis, ein Produkt aus dem Bienenkittharz (aus der Apotheke oder dem Reformhaus), hilft, den Monatszyklus vor allem junger Mädchen zu regulieren. Es normalisiert übermäßige Blutungen und lindert Schmerzen.

• Anwendung: nach Angabe der Packungsbeilage.

Heublumen-Sack

Eine Auflage mit dem bewährten Heublumen-Sack eignet sich vorzüglich zur Behandlung von Menstruationsbeschwerden. Im Handel gibt es bereits vorbereitete Heublumen-Säcke, die eine genaue Gebrauchsanweisung enthalten; man kann sie aber auch selbst herstellen.

• Zubereitung und Anwendung: Zunächst einen Leinensack in der Größe der zu behandelnden Stelle nähen und ihn mit Heublumen füllen, bis er etwa 5 bis 8 cm dick ist. Den Sack zunähen, in einem Topf mit kochendem Wasser übergießen und zugedeckt etwa

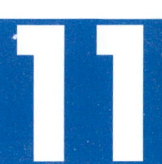

15 Minuten ziehen lassen. Nach dem Herausnehmen zwischen zwei Holzbrettern gut auspressen, in ein Tuch einschlagen (der Sack sollte dabei eine Temperatur von etwa 40° bis 45° C haben, auf jeden Fall so heiß, wie es vertragen wird) und auf die schmerzende Stelle legen. Mit einem Wolltuch so umwikkeln, daß er fest am Körper anliegt. Den Heublumen-Sack liegen lassen, so lange er warm ist.

Ansteigendes Armbad

Zu Beginn der Periode ist ein ansteigendes Armbad oft hilfreich.

• Zubereitung und Anwendung: In eine hohe Schüssel 34° C warmes Wasser füllen. Beide Arme bis über die Ellenbogen hineinlegen. Ein Helfer gießt so lange warmes Wasser dazu, bis nach 15 Minuten eine Temperatur von 41° C erreicht ist. Dann das Armbad beenden und die Arme mit einem Handtuch abtrocknen.

Zimt-Tropfen – bitte nicht anwenden!

Zimt-Tropfen, ein altes Hausmittel gegen zu starke Regelblutungen, sind noch immer in vielen Hausapotheken zu finden. Vor leichtfertiger Anwendung möchte ich warnen, denn bei unregelmäßigen oder starken Regelblutungen muß auf jeden Fall der Arzt konsultiert werden!

Blutarmut und Eisenmangel

Saure Äpfel mit Nägeln

Auch heute hält die Hausmittelmedizin noch hartnäckig daran fest, daß bei jungen Frauen durch die tägliche Gabe eines mit Eisennägeln gespickten sauren Apfels Eisenmangel und Blutarmut verhindert werden können.

• Zubereitung und Anwendung: 1 Apfel mit Eisennägeln spicken und 24 Stunden an einem warmen Ort lagern. Die Nägel entfernen und den Apfel essen.

Konstitutioneller Fluor (Weißfluß)

Hat die ärztliche Untersuchung ergeben, daß weder eine bakterielle Infektion noch Trichomonaden oder Pilze die Auslöser sind, wenn es sich also um den konstitutionellen Fluor (Weißfluß) handelt, bieten sich zwei in der Hausmittelmedizin noch heute sehr häufig verwendete Heilpfanzen an: die Weiße Taubnessel und der Frauenmantel. Obwohl man von beiden Heilpflanzen nicht sagen kann, welche der bisher bekannten Inhaltstoffe die Wirkung auslösen, wird sie doch immer wieder von Ärzten und Patientinnen bestätigt.

Weiße Taubnessel-Frauenmantel-Schachtelhalm-Gänsefingerkraut-Teemischung

Diese Teemischung eignet sich vor allem für jüngere Frauen mit schwacher Konstitution, die unter chronischem Weißfluß leiden:

Weiße Taubnesselblüten	10,0
Frauenmantelkraut	10,0
Schachtelhalmkraut	10,0
Gänsefingerkraut	10,0

• Zubereitung und Anwendung: 2 gehäufte Teelöffel dieser Mischung mit 1/4 Liter kochendem Wasser übergießen, 15 Minuten ziehen lassen, abseihen und mit Honig süßen. Kurmäßig über einen Zeitraum von 3 bis 4 Wochen täglich 2 Tassen Tee sehr warm und schluckweise trinken. (Diabetiker nicht süßen.)

Weiße Taubnessel-Frauenmantel-Schachtelhalm-Schafgarben-Teemischung

Für ältere Frauen empfiehlt sich der folgende Tee:

Weiße Taubnesselblüten	10,0
Frauenmantelkraut	10,0
Schachtelhalmkraut	10,0
Schafgarbenkraut	10,0
Melissenblätter	10,0
Johanniskraut	10,0

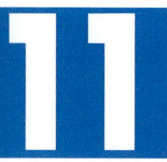

• Zubereitung und Anwendung: 2 gehäufte Teelöffel dieser Mischung mit ¼ Liter kochendem Wasser übergießen, 15 Minuten ziehen lassen, abseihen und mit Honig süßen. Kurmäßig über einen Zeitraum von 4 bis 6 Wochen täglich 2 Tassen Tee sehr warm und schluckweise trinken. (Diabetiker nicht süßen.)

Empfehlenswerte Sitzbäder

Bei der Behandlung von Weißfluß bieten sich Sitzbäder und Waschungen mit heilpflanzlichen Aufgüssen als unterstützende Maßnahme an. Dabei kommt der Kamille in Verbindung mit anderen Heilpflanzen eine besonders heilsame Wirkung zu.

Kamillen-Weiße Taubnessel-Sitzbad

Kamillenblüten	10,0
Weiße Taubnesselblüten	10,0
Salbeiblätter	10,0

Kamillen-Frauenmantel-Sitzbad

Kamillenblüten	10,0
Frauenmantelkraut	10,0
Salbeiblätter	10,0

Kamillen-Thymian-Sitzbad

Kamillenblüten	10,0
Thymiankraut	10,0
Weiße Taubnesselblätter	10,0
Blutwurz	5,0
Frauenmantelkraut	5,0

• Zubereitung und Anwendung: 1 gehäuften Eßlöffel der jeweiligen Mischung mit 1 Liter kochendem Wasser übergießen, 10 Minuten ziehen lassen und abseihen. Nach dem Abkühlen den Intimbereich damit waschen. Als Sitzbad je nach Sitzbadewannengröße die Teemenge entsprechend vervielfachen. Die empfohlene Badetemperatur liegt bei 35° bis 38° C, die Badedauer bei 10 bis 15 Minuten.

Kamillen-Dampfbad

Mit einem Kamillen-Dampfbad lassen sich zudem Entzündungen und Reizerscheinungen im Vaginalbereich günstig beeinflussen.

• Zubereitung und Anwendung: Eine Handvoll Kamillenblüten in einem standfesten Gefäß, etwa einem Eimer, mit 1 Liter kochendem Wasser übergießen und sich für einige Minuten unbekleidet darauf setzen.

Vegetative Dystonie des kleinen Beckens

Etwa 20 Prozent aller Frauen klagen über verschiedene, häufig sehr heftige Beschwerden wie krampfartige Schmerzen im Unterleib, wobei sie nicht genau angeben können, wo sich der Schmerz befindet, über Kreuzschmerzen, kolikartige Schmerzen bei der Regelblutung, heftige Schmerzen in den Brüsten vor und während der Periode sowie häufig über Kopfschmerzen. Auch Weißfluß und Juckreiz gehören oft dazu. Nach genauer Abklärung durch den Gynäkologen stellt sich meist heraus, daß diese Beschwerden anlagebedingt oder nervöser Art sind und durch ein ausgleichendes Medikament gelindert werden können. Auch hier gibt es erprobte Heilpflanzen und Hausmittel, die, kurmäßig angewendet, in vielen Fällen spürbare und anhaltende Besserung bringen.

Schafgarben-Tee

Die Inhaltsstoffe der Pflanze weisen sie als aromatisches Bittermittel aus, das zusätzlich entzündungshemmend und leicht krampflösend wirkt. Ein wichtiges Anwendungsgebiet ist die vegetative Dystonie des kleinen Beckens.

Wichtig: Manche Menschen reagieren allergisch auf die Anwendungen mit Schafgarbe. Treten nach der Einnahme von Schafgarben-Tee oder nach einem Schafgarben-Bad Hautjucken, Hautrötungen oder Nesselausschlag auf, müssen diese Anwendungen sofort abgesetzt werden. Anstelle von Schafgarbe kann man Melisse verwenden. Ist in einer Anwendung bereits Melisse enthalten, muß die dafür angegebene Menge verdoppelt werden.

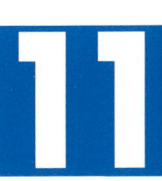

• Zubereitung und Anwendung: 2 Teelöffel zerschnittene Schafgarbe mit 1/4 Liter heißem Wasser übergießen, 15 Minuten ziehen lassen und abseihen. Kurmäßig über einen Zeitraum von 6 bis 8 Wochen täglich 1 Tasse ungesüßten Tee mäßig warm trinken.

Schafgarben-Kamillen-Pfefferminz-Teemischung

Wer seinen Schafgarben-Tee »verbessern« möchte, kann sich diese Teemischung zubereiten:

Schafgarbenkraut	30,0
Kamillenblüten	10,0
Pfefferminzblätter	10,0

• Zubereitung und Anwendung: 2 Teelöffel dieser Mischung mit 1/4 Liter heißem Wasser übergießen, 15 Minuten ziehen lassen und abseihen. Kurmäßig über einen Zeitraum von 6 bis 8 Wochen täglich 1 Tasse ungesüßten Tee mäßig warm trinken.

Empfehlenswerte Teemischungen

Diese drei Teemischungen eignen sich für hochgradig nervöse Frauen, die gleichzeitig über Einschlafstörungen (Seite 85) klagen:

Schafgarben-Melissen-Baldrian-Teemischung

Schafgarbenkraut	20,0
Melissenblätter	10,0
Baldrianwurzel	10,0

Schafgarben-Melissen-Hopfen-Teemischung

Schafgarbenkraut	20,0
Melissenblätter	20,0
Hopfenzapfen	10,0

Schafgarben-Kamillen-Baldrian-Teemischung

Schafgarbenkraut	25,0
Kamillenblüten	15,0
Baldrianwurzel	10,0
Fenchelfrüchte	5,0

Diese beiden Teemischungen eignen sich für antriebslose und depressive Frauen:

Schafgarben-Johanniskraut-Teemischung

Schafgarbenkraut	20,0
Johanniskraut	20,0

Schafgarben-Johanniskraut-Melissen-Teemischung

Schafgarbenkraut	20,0
Johanniskraut	10,0
Melissenblätter	10,0
Orangenblüten	10,0

Dies sind zwei Teemischungen für Frauen, die gleichzeitg unter starkem Weißfluß leiden:

Schafgarben-Weiße Taubnessel-Frauenmantel-Teemischung

Schafgarbenkraut	10,0
Weiße Taubnesselblüten	10,0
Frauenmantelkraut	10,0
Kamillenblüten	10,0

Schafgarben-Kamillen-Schachtelhalm-Teemischung

Schafgarbenkraut	10,0
Kamillenblüten	10,0
Schachtelhalmkraut	10,0
Frauenmantelkraut	10,0

• Zubereitung und Anwendung: 2 gehäufte Teelöffel der jeweiligen Mischung mit 1/4 Liter kochendem Wasser übergießen, 10 Minuten ziehen lassen, abseihen und mit Honig süßen. Kurmäßig über einen Zeitraum von 6 bis 8 Wochen täglich 2 Tassen Tee sehr warm schluckweise trinken. (Diabetiker nicht süßen.)

Johanniskraut-Öl

Unangenehmes Ziehen in den Brüsten läßt sich durch Johanniskraut-Öl (aus der Apotheke) lindern.

• Anwendung: Bei Bedarf einige Tropfen Johanniskraut-Öl auf die Brust geben und leicht einmassieren.

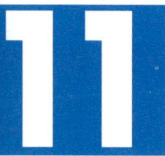

Spitzwegerich-Saft

Auch mit Spitzwegerich-Saft (aus der Apotheke) lassen sich Schmerzen durch spannende Brüste lindern.

• Anwendung: Bei Bedarf täglich 1 Teelöffel Spitzwegerich-Saft einnehmen.

Schafgarben-Bad

Die Schafgarbe ist nicht nur als Tee ein wirksames Hausmittel gegen konstitutionellen Fluor und die vegetative Dystonie des kleinen Beckens, sondern auch als Badezusatz, 1- bis 2mal wöchentlich als Voll- oder Sitzbad angewandt, bringt sie spürbare Linderung der Beschwerden. In der Apotheke gibt es fertige Schafgarben-Badeextrakte, man kann das Bad aber auch selbst ansetzen.

Wichtig: Bitte Hinweis auf Seite 128 beachten.

• Zubereitung und Anwendung: Für ein Vollbad 50 bis 75 g Schafgarbenkraut mit 1 Liter kochendem Wasser übergießen, 10 Minuten ziehen lassen und abseihen. Die Flüssigkeit dem Badewasser zusetzen. Für ein Sitzbad genügt $1/3$ dieser Menge. Die empfohlene Badetemperatur liegt bei etwa 38° C, die empfohlene Badedauer bei etwa 15 Minuten.

Heublumen-Sack

Auch bei Schmerzen, hervorgerufen durch die vegetative Dystonie des kleinen Beckens, ist eine Auflage mit einem Heublumen-Sack zu empfehlen.

• Zubereitung und Anwendung: Seite 126

Quark-Auflage

Eine Quark-Auflage hilft bei spannenden Brüsten.

• Zubereitung und Anwendung: Einige Eßlöffel Mager-Quark auf ein Leinentuch streichen und die Auflage etwa $1/4$ Stunde auf die Brust legen.

Beschwerden während der Wechseljahre

In den Wechseljahren ist das Ausbleiben der Periode (Menopause) Zeichen einer hormonellen Umstellung, der Übergang von der fruchtbaren in die unfruchtbare Lebensphase der Frau. Dies ist ein natürlicher körperlicher Vorgang, der verbunden sein kann mit vielerlei Beschwerden – mit Hitzewallungen und Schweißausbrüchen, mit Kopfschmerzen, Schlafstörungen, Unruhe und nervöser Verstimmung. Diese Beschwerden sind unterschiedlich stark ausgeprägt, überdies empfindet jede Frau sie auf ihre Weise. Viele Frauen leiden so sehr unter diesen Störungen, daß sie Hilfe suchen bei ihrem Arzt, andere wieder bemerken diese typischen Begleiterscheinungen zwar, leiden aber nicht darunter. In allen Fällen lassen sich die Beschwerden mit Hilfe von Hausmitteln lindern; vor ihrer Anwendung sollte der Arzt befragt werden.

Empfehlenswerte Teemischungen

Die folgenden Tees können leichtere Beschwerden, wie sie in den Wechseljahren öfter auftreten, etwa Nervosität, Schlafstörungen, Gereiztheit oder Hitzewallungen, entweder lindern oder beseitigen. Auch als Unterstützung der ärztlichen Therapie bei stärkeren Beschwerden – vorher den Arzt befragen! – leisten diese Teemischungen gute Dienste. Sie sollten kurmäßig über längere Zeit getrunken werden und eignen sich auch als »Haustee« während der Wechseljahre.

Johanniskraut-Melissen-Weißdorn-Teemischung

Johanniskraut	10,0
Melissenblätter	10,0
Weißdornblüten	10,0
Löwenzahnwurzel mit Kraut	10,0
Schafgarbenkraut	10,0
Orangenblüten	10,0
Hagebuttenfrüchte mit Samen	10,0

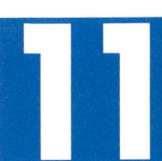

Pfefferminz-Melissen-Hopfen-Teemischung

Pfefferminzblätter	10,0
Melissenblätter	10,0
Hopfenzapfen	5,0
Baldrianwurzel	5,0
Weißdornblüten	5,0
Schafgarbenkraut	5,0
Mistel	5,0
Sennesblätter	5,0
Tausendgüldenkraut	5,0
Kamillenblüten	5,0

• Zubereitung und Anwendung: 2 gehäufte Teelöffel der jeweiligen Mischung mit $1/4$ Liter kochendem Wasser übergießen, 10 Minuten ziehen lassen und abseihen. Kurmäßig über einen Zeitraum von 6 bis 8 Wochen täglich 2 Tassen ungesüßten Tee sehr warm und schluckweise trinken.

Salbei-Tee

Die schweißhemmende Wirkung dieser Heilpflanze hat sich vor allem bei den überwiegend nachts auftretenden unangenehmen Schweißausbrüchen während der Wechseljahre bewährt. Der Tee muß allerdings hochdosiert sein, damit er wirkt.

Wichtig: Nach der Einnahme von Salbei-Tee treten mitunter unangenehme Nebenwirkungen wie Magenschmerzen auf. Dann bitte diesen Tee sofort absetzen.

• Zubereitung und Anwendung: 2 bis 3 gehäufte Teelöffel Salbeiblätter mit $1/4$ Liter kochendem Wasser übergießen, 15 Minuten zugedeckt ziehen lassen und abseihen. Kurmäßig über einen Zeitraum von 3 bis 4 Wochen täglich 2 Tassen ungesüßten Tee sehr warm und schluckweise trinken.

Ehrenpreis-Schafgarben-Teemischung

Sehr häufig leiden Frauen in den Wechseljahren an überaus starken Kopfschmerzen. Diese Teemischung hat sich bewährt:

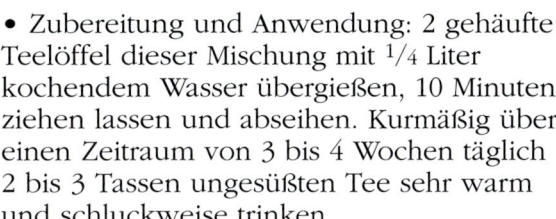

Ehrenpreiskraut	10,0
Schafgarbenblüten	10,0
Schlüsselblumenblüten	10,0
Weißdornblüten	10,0
Johanniskraut	10,0
Baldrianwurzel	5,0
Hopfenzapfen	5,0
Melissenblätter	5,0

• Zubereitung und Anwendung: 2 gehäufte Teelöffel dieser Mischung mit $1/4$ Liter kochendem Wasser übergießen, 10 Minuten ziehen lassen und abseihen. Kurmäßig über einen Zeitraum von 3 bis 4 Wochen täglich 2 bis 3 Tassen ungesüßten Tee sehr warm und schluckweise trinken.

Heublumen-Bad

Das Heublumen-Bad ist eine gute Ergänzung der innerlich angewandten Hausmittel. In der Apotheke gibt es fertige – und hochwertige – Heublumen-Badeextrakte.

• Anwendung: nach Angabe der Packungsbeilage.

Wechselfußbad

Viele Frauen loben das Wechselfußbad zur Linderung unangenehmer Beschwerden in den Wechseljahren wie Unruhe, Kopfschmerzen oder nervöse Verstimmung. Bei kurmäßiger Anwendung (alle 2 Tage) lassen sich damit nachhaltige Erfolge erzielen.

• Zubereitung und Anwendung: 2 hohe Fußbadewannen oder Eimer nebeneinander aufstellen. In das eine Gefäß kommt 38° bis 40° C warmes Wasser, in das andere 10° kaltes Wasser. Die Füße für 5 Minuten in das Gefäß mit dem warmen Wasser stellen, danach für 10 Sekunden in das kalte Wasser halten. Den Vorgang wiederholen. Die ersten Male genügt zweimaliges Wechseln, später kann bis auf 5 Wechsel erweitert werden.

12 Alters- beschwerden

Zur Selbstbehandlung von Altersbeschwerden

Wir alle wissen, daß im Alter die Körperfunktionen langsamer ablaufen und das Wohlbefinden durch Schwäche, mangelnden Appetit, fehlenden Durst, unzureichende Herztätigkeit, Abnutzungserscheinungen und andere Beschwerden wie Schlaflosigkeit oder Verdauungsbeschwerden beeinträchtigt wird. Die Hausmittelmedizin zielt mit ihren Empfehlungen in der Hauptsache darauf ab, ältere Menschen zu »stärken« und Schwächen zu beheben oder auszugleichen; dafür hat sie Probates zur Hand.

Eine im Alter bei Männern häufig auftretende Erkrankung ist die Vergrößerung der Prostata (Vorsteherdrüse). Diese Vergrößerung kann gutartig sein und – oft bis ans Lebensende – zu keiner größeren Beeinträchtigung führen; sie kann dem betroffenen Menschen aber auch merkliche Beschwerden machen oder, im ungünstigsten Fall, sogar bösartig (Krebs) sein. Daher gilt als oberstes Gebot: Bei beginnenden Beschwerden beim Wasserlassen muß sofort der Arzt aufgesucht werden, der über die weitere Behandlung entscheidet. Doch auch hier bietet sich die Hausmittelmedizin mit einer Reihe bewährter Mittel als Begleittherapie an.

Zur allgemeinen Stärkung

Rotwein mit Zusätzen

»Trinke Wein, und Du wirst gesund sein!« – diesen Rat soll schon Hippokrates, der berühmte Arzt in der Antike, seinen Patienten gegeben haben. Tatsächlich gilt der Wein – im Maßen genossen – als wichtige Arznei. Kein Wunder also, daß er in der Volksmedizin als Hausmittel seit jeher eine große Rolle spielt. Der Rotwein wird – ohne Zweifel seiner Farbe wegen – als Bluterneuerer, Kraftspender und Aktivator gesehen. Mit kräftigenden Beimischungen wie Eigelb oder Traubenzucker gilt er als probates Stärkungsmittel für ältere Menschen und Genesende. Dabei gibt es eine Vielzahl von Zubereitungen; fast jeder Weinfreund kennt eine eigene »Haus-Rezeptur«. Dieses Wein-Rezept meiner Großmutter hat sich als Stärkungsmittel immer wieder bewährt:

• Zubereitung und Anwendung: 1/4 Liter Rotwein mit 2 Teelöffeln Honig so lange verrühren, bis sich der Honig vollständig gelöst hat. 2 Eigelbe hinzufügen und das Ganze mit einem Holzquirl etwa 1 Minute lang quirlen. Zuletzt den Saft einer halben Zitrone unterrühren. Täglich 1 bis 2 kleine Gläser davon schluckweise trinken. (Diabetiker nicht süßen.)

Rotwein ohne Zusätze

Rotwein ohne Zusätze trinken ältere Menschen gerne zur »Stärkung des Herzens« und zur Vorbeugung gegen Arterienverkalkung. Es gibt zwar keine wissenschaftlichen Beweise für die Wirksamkeit, doch hat die Erfahrung gezeigt, daß sich ältere Leute dadurch gesünder und leistungsfähiger fühlen. Vorausgesetzt, die Leber ist gesund, wird auch der Arzt nichts dagegen einzuwenden haben.

• Anwendung: Täglich 2- bis 3mal je 1/8 Liter Rotwein trinken.

Brennesselsamen-Wein

Mancherorts genießt der etwas leichtere Weißwein den Vorzug als Stärkungsmittel, doch meine ich, daß es in der Wirkung keinen Unterschied zum Rotwein gibt. Versehen mit arzneilichen Zusätzen, vorwiegend aus dem Heilpflanzenbereich, wird der Weißwein zum Medizinalwein für verschiedene Anwendungsbereiche. Medizinalweine gibt es in guter Qualität und vielen Varianten fertig in Apotheken, Drogerien und Reformhäusern zu kaufen, doch kann man sich seinen eigenen Medizinalwein auch selbst herstellen. Dabei ist vor allen Dingen der Brennesselsamen-Wein zu nennen, der in der Volksmedizin schon seit langer Zeit als Mittel gegen vorzeitiges Altern angewendet wird. Inzwischen ist diese Wirkung auch wissenschaftlich nachgewiesen. In dem Öl der reifen Brennesselsamen wurde ein hoher Anteil an Vitamin E sowie eine Anzahl bislang noch

12

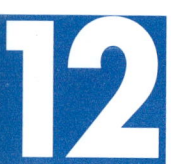

nicht genau identifizierter Stoffe mit hormonartiger Wirkung entdeckt. Brennesselsamen-Wein kann man deshalb als pflanzliches Geriatrikum (Mittel gegen Alterserscheinungen) bezeichnen.

• Zubereitung und Anwendung: 50 Gramm Brennesselsamen (aus der Apotheke) im Mörser zerstoßen und mit 3/4 Liter Weißwein übergießen. Diesen Ansatz etwa 10 Tage stehen lassen und dabei immer wieder kräftig durchschütteln, anschließend abseihen. Zuletzt etwa 100 Gramm reinen Bienenhonig unterrühren. Im Kühlschrank, gut verschlossen aufbewahrt, ist der Wein etwa 1 Monat haltbar. Täglich 1 bis 3 Likörgläser davon trinken. (Diabetiker nicht süßen.)

Ginseng

Ginseng ist ein gutes Stärkungsmittel für ältere Menschen. Obwohl der Wirkungsmechanismus der Ginseng-Wurzel bis heute noch nicht zufriedenstellend erforscht ist, steht fest, daß sich gerade ältere Menschen bei regelmäßiger Einnahme von Ginseng-Präparaten häufig aktiver und ausgeglichener fühlen.
Als Dragées oder Saft in der Apotheke und im Reformhaus erhältlich.

• Anwendung: nach Angabe der Packungsbeilage.

Knoblauch

Vom Knoblauch sollen schon die alten Pharaonen gegessen haben, um jung zu bleiben. Erst in jüngerer Zeit schreibt man dem Knoblauch auch bei uns lebensverlängernde Wirkung zu und setzt ihn zur Behandlung der Arteriosklerose (Arterienverkalkung) und zur Senkung des Blutdrucks ein. Dabei macht es keinen Unterschied, ob der Knoblauch frisch oder in Kapsel- oder Dragéeform eingenommen wird.
Wissenschaftlich erwiesen sind mit Sicherheit zwei Wirkungsbereiche: Die tonisierende Wirkung kleiner Mengen Knoblauch auf Magen und Darm. Das ist vor allem günstig für ältere Menschen, die sich nach Einnahme von Knoblauch häufig frischer und »gesünder« fühlen.

Außerdem wirkt Knoblauch gefäßerweiternd und entspannend. Die Gefäße, vor allem die der Beine, des Augenhintergrunds und des Gehirns werden erweitert, das Gewebe wird besser ernährt und so am zu schnellen »Altern« gehindert. Knoblauch ist also nützlich zur Vorbeugung und Behandlung von Alterungsprozessen des Gefäßsystems (Arteriosklerose) sowie zur Besserung der Folgeerscheinungen: leicht erhöhter Blutdruck, Schlafstörungen, allgemeine Abgeschlagenheit und Leistungsminderung.

• Anwendung: Täglich 2 frische Knoblauchzehen (etwa auf einem Butterbrot) essen oder bei Fertigpräparaten nach Angabe der Packungsbeilage.

Ginkgo

Der Ginkgobaum, ein in Ostasien beliebter Tempelbaum, enthält Wirkstoffe, die in geradezu idealer Weise die Durchblutung, vor allem der tiefer liegenden Arterien, fördern und die Gefäße erweitern. Besonders bei älteren Menschen wird die Durchblutung im Bereich des Gehirns verbessert, was sich in einer Steigerung der Merkfähigkeit zeigt. Auch arteriosklerotische Veränderungen im Gefäßsystem können mit dieser Heilpflanze aufgehalten werden. Bei Schlafstörungen älterer Menschen (Seite 139), die auf die üblichen Schlaf- und Beruhigungsmittel mit erhöhter Nervosität reagieren, ist dieses Mittel ebenfalls angezeigt. Dabei sind keine Nebenwirkungen, auch keine Blutdrucksenkung, zu befürchten. Als Tee wird Ginkgo nicht verwendet. Unter den Namen Tebonin®, Kaveri® oder Rökam® ist er als Fertigpräparat in der Apotheke erhältlich.

• Anwendung: nach Angabe der Packungsbeilage.

Altersherz

Weißdorn-Tee

Für das »Altersherz« gibt es nichts Besseres als eine Teekur mit Weißdornblüten. Altersbedingte Degenerationserscheinungen am Herzmuskel, sklerotische Veränderungen der Herzkranzgefäße mit mangelhafter Durchblutung lösen bei älteren und alten Menschen unangenehme Beschwerden aus. Dazu gehören Leistungsabfall, nervöse Unruhe, Herzklopfen, Herzangst, Atemnot und Bluthochdruck. Weißdorn hilft diese Beschwerden zu lindern und wirkt zudem vorbeugend. Eine sofortige Wirkung ist jedoch nicht zu erwarten. Nur Ausdauer und Geduld führen zu einem Erfolg, der dann allerdings beachtlich ist. Selbst bei Dauergebrauch zeigt Weißdorn-Tee keinerlei Nebenwirkungen.

• Zubereitung und Anwendung: 2 Teelöffel Weißdornblüten mit 1 Tasse heißem Wasser überbrühen, 10 Minuten ziehen lassen und absieben. Je nach Geschmack den Tee mit Honig süßen oder mit süßem Sanddornsaft versetzen, um die Wirkung zu unterstützen. Kurmäßig über einen Zeitraum von 6 bis 8 Wochen täglich 2 Tassen Tee trinken. (Diabetiker nicht süßen.)

Mistel-Tee

Ein Mistel-Tee wird gleichfalls zur Stärkung für das »Altersherz« angesehen:

• Zubereitung und Anwendung: 1 gehäuften Teelöffel Mistel mit 1/4 Liter kaltem Wasser übergießen, 10 bis 12 Stunden ausziehen und absieben. Täglich 2 Tassen ungesüßten Tee lauwarm und schluckweise trinken.

Gewürze

Zur Verbesserung der Kreislauffunktion, die vor allem beim Essen stark beansprucht wird, sowie zur besseren Verdauung, die im Alter oft gestört ist (Seite 140), empfiehlt die Hausmittelmedizin älteren Menschen, die Speisen herzhaft zu würzen. Auch scharfe Gewürze wie Pfeffer, Paprika, Senf, Ingwer, Muskat, Galgant oder Rettich sollte man verwenden.

Weißdorn-Tropfen und Weißdorn-Saft

Weißdorn-Tropfen und Weißdorn-Saft (aus der Apotheke) sind – wie der Weißdorn-Tee – beliebte Hausmittel zur Stärkung des »Altersherzens«.

• Anwendung: nach Angabe der Packungsbeilage. (In den Tropfen ist Alkohol enthalten.)

Arthrose

Teufelskralle-Tee

Der Teufelskralle-Tee (aus der Apotheke) gilt schon seit längerer Zeit als wirksames Mittel gegen Gelenkerkrankungen. Auch die medizinische Forschung hat bestätigt, daß er vor allem bei Arthrose, einem chronischen Gelenkleiden degenerativer, also nichtentzündlicher Natur, aber auch bei Gelenkentzündungen wirksam ist. Da uns gegen dieses so häufige Leiden kein zufriedenstellendes Medikament zur Verfügung steht, verdient die Teufelskralle hier besondere Beachtung. Ihre Wirkung beruht vor allem auf der das Bindegewebe aktivierenden und der antiphlogistischen – entzündungshemmenden – Eigenschaft ihrer Inhaltsstoffe. Es sind noch viele Untersuchungen notwendig, bis man den Wirkungsmechanismus genau kennt, doch was bisher bekannt ist, genügt, um bei schmerzhaften Gelenkerkrankungen eine Langzeitbehandlung mit dem Teufelskralle-Tee zu versuchen. Die Erfahrung lehrt, daß nach einigen Wochen eine deutliche Schmerzlinderung eintritt. Da auch Einspritzungen mit Teufelskralle Erfolg zeigen, unterstützen die Ärzte häufig eine Tee-Therapie mit dieser Maßnahme.

• Anwendung: nach Angabe der Packungsbeilage.

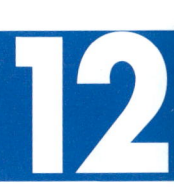

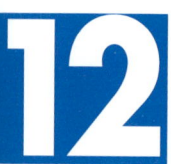

Löwenzahn-Tee

Der Löwenzahn-Tee empfiehlt sich ebenfalls für ältere Menschen, die unter Arthrose leiden. Dabei ist eine mehrwöchige Tee-Kur mit Löwenzahn notwendig, um Erfolg zu haben, am besten im Frühjahr und im Herbst (Frühjahrs- und Herbstkur, Seite 159).

Wichtig: Bei extrem magenempfindlichen Patienten kann es in seltenen Fällen bei längerer Anwendung von Löwenzahn zu Magenschmerzen kommen. Dann ist die Kur sofort abzubrechen. Nicht anwenden bei Verschluß oder Entzündung der Gallenwege.

• Zubereitung und Anwendung: 2 Teelöffel Löwenzahnwurzel mit Kraut mit 1/4 Liter Wasser übergießen, zum Sieden erhitzen und 1 Minute später vom Herd nehmen. 10 Minuten ziehen lassen und abseihen. Täglich 2 Tassen ungesüßten Tee trinken. Als Frühjahrs- und Herbstkur über einen Zeitraum von 4 bis 8 Wochen täglich morgens und abends je 1 Tasse Tee, ebenfalls ungesüßt, trinken.

Mistel-Tee

Auch eine Teekur mit Mistel ist bei Arthrose einen Versuch wert.

• Zubereitung und Anwendung: 1 gehäuften Teelöffel Mistel mit 1/4 Liter kaltem Wasser übergießen, 10 bis 12 Stunden ausziehen und abseihen. Kurmäßig über einen Zeitraum von 3 bis 6 Wochen täglich morgens und abends je 1 Tasse ungesüßten Tee trinken.

Altershusten

Schlüsselblumen-Anis-Teemischung

Besonders gut wirkt die Schlüsselblume, auch Primel genannt, bei der chronischen Bronchitis älterer Menschen, dem »Altershusten«, wie er in der Volksmedizin genannt wird. Er entsteht durch die verminderte Arbeitsleistung des Altersherzens, was zu einem Blutrückstau in den Lungen und damit zum Hustenreiz führt. Die Schlüsselblume erleichtert dabei nicht nur das Abhusten des festsitzenden Sekrets, sondern entlastet gleichzeitig den Kreislauf, indem sie durch ihre leicht harntreibende Wirkung für eine verstärkte Wasserausscheidung sorgt. Als Teemischung zusammen mit Fenchel und Anis ergeben Schlüsselblumenwurzeln einen hervorragenden Hustentee. Gibt man noch Huflattich hinzu, ist dieser Tee für fast alle Formen des Erkältungshustens im Alter geeignet.

Schlüsselblumenwurzeln	20,0
Schlüsselblumenblüten	10,0
Anisfrüchte, zerstoßen	5,0
Fenchelfrüchte, zerstoßen	5,0
Huflattichblätter	15,0

• Zubereitung und Anwendung: 2 Teelöffel dieser Mischung mit 1/4 Liter kochendem Wasser übergießen, 10 Minuten ziehen lassen, abseihen und mit Honig süßen. Bei Bedarf täglich 2 Tassen heißen Tee trinken. (Diabetiker nicht süßen.)

Prostata-Beschwerden

Eine Veränderung der Prostata (Vorsteherdrüse), die bei Männern über 50 Jahren sehr häufig auftritt, löst meist unangenehme Beschwerden aus, die den Blasen- und Nierenbeschwerden (Seite 77) sehr ähnlich sind, auch wenn die Prostata nicht zu den Harnorganen zählt.

Die Prostata umschließt die Harnröhre an der Stelle, an der sie aus der Blase tritt; eine Schwellung (durch Entzündung) oder eine Vergrößerung (Hypertrophie) kann die Harnausscheidung empfindlich behindern. In den meisten Fällen ist diese Vergrößerung (Wucherung) der Prostata zwar gutartig, doch sollte immer eine Untersuchung auf Krebs erfolgen. Der Urologe – der zuständige Facharzt für Harnwegserkrankungen – kann schnell Klarheit schaffen.

In vielen Fällen muß die Prostatawucherung operativ entfernt werden. Dieser Eingriff wird von den meisten Männern sehr gefürchtet. Viele pfuschen dann auf eigene Faust herum und versäumen so den rechtzeitigen Arztbesuch. Taucht auch nur ein Kräutlein auf, dem man eine positive Wirkung zuspricht, wird es kritiklos angewendet. So ist es nicht verwunderlich, daß es geschäftstüchtigen Händlern immer wieder gelingt, ein harmloses Kraut zu einem Wundermittel zu machen und mit viel Profit »an den Mann« zu bringen. Dazu ein Beispiel: In jüngster Zeit stand plötzlich das Weidenröschen als »Wunderpflanze« im Mittelpunkt des Interesses, weil behauptet wurde, mit einem Weideröschen-Tee ließen sich sämtliche Prostatabeschwerden – und sogar Krebs – sicher heilen.

Zunächst war die Droge kaum zu bekommen, dann wurde das Weideröschen von jedermann gesammelt und teuer verkauft. Die Qualität war entsprechend: In den Tüten, die mir von Patienten gezeigt wurden, waren kaum Blätter zu finden, sondern vorwiegend verholzte und oft noch nicht einmal richtig getrocknete Stengel. Vom Preis, der dafür verlangt wurde, will ich gar nicht sprechen. Was aber ist vom Weideröschen wirklich zu erwarten? Exakte wissenschaftliche Untersuchungen, die eine Beurteilung erlauben, gibt es bis heute kaum. Es wird zwar davon berichtet, daß beim Wasserlassen da und dort eine Besserung eintritt, ob aber die Vergrößerung der Prostata durch Weideröschen-Tee aufgehalten, oder ob man gar eine Rückbildung der Wucherung erreichen kann, ist bisher nicht belegt. Gegen Prostata-Krebs wirkt diese Heilpflanze mit Sicherheit nicht. Ohne Rücksprache mit dem Arzt sollte das Weideröschen deshalb nicht angewendet werden! Jede Behandlung der erkrankten Prostata ist Sache des Arztes. Seine Anordnungen lassen sich jedoch durch verschiedene probate Hausmittel unterstützen, etwa durch Heilpflanzentees oder -bäder oder aber durch die Einnahme von Kürbiskernen, weil all diese Maßnahmen fördernd in den Mechanismus der Harnentleerung eingreifen.

Brennessel-Tee

Die Brennessel stand in der Volksmedizin zu allen Zeiten in hohem Ansehen; auch die moderne Medizin erkennt den Brennessel-Tee als wirksames Diuretikum (wassertreibendes Mittel) an. Der Brennessel-Tee findet sich auch in Teemischungen, die zur Frühjahrs- und Herbstkur (Seite 159) empfohlen werden.

Wichtig: Wer unter Ödemen (Wasseransammlungen im Körper) leidet, die durch eingeschränkte Herz- oder Nierentätigkeit ausgelöst werden, sollte nach Empfehlung des Bundesgesundheitsamtes Tees oder Teemischungen, die wassertreibend wirken, nicht oder zumindest nicht in großer Menge und über einen längeren Zeitraum anwenden. Dazu gehören zum Beipiel Brennessel, Birke, Schachtelhalm, Orthosiphon (Indischer Blasen- und Nierentee), Goldrute und Hauhechel. Befragen Sie dazu bitte den Arzt; er entscheidet darüber, ob der empfohlene Tee für Sie geeignet ist.

• Zubereitung und Anwendung: 2 Teelöffel Brennesselblätter mit $1/4$ Liter kochendem Wasser übergießen, 10 Minuten ziehen lassen und abseihen. Kurmäßig über einen Zeitraum von 3 bis 4 Wochen täglich 2 Tassen ungesüßten Tee trinken.

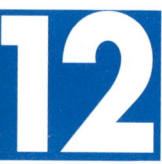

Brennessel-Birkenblätter-Teemischung

Zur Förderung der Wasserausscheidung bei Prostatabeschwerden ist diese wassertreibende Teemischung ebenfalls empfehlenswert.

Wichtig: Wer unter Ödemen (Wasseransammlungen im Körper) leidet, die durch eingeschränkte Herz- oder Nierentätigkeit ausgelöst werden, sollte nach Empfeh lung des Bundesgesundheitsamtes Tees oder Teemischungen, die wassertreibend wirken, nicht oder zumindest nicht in großer Menge und über einen längeren Zeitraum anwenden. Dazu gehören zum Beipiel Brennessel, Birke, Schachtelhalm, Orthosiphon (Indischer Blasen- und Nierentee), Goldrute und Hauhechel.
Befragen Sie dazu bitte den Arzt; er entscheidet darüber, ob der empfohlene Tee für Sie geeignet ist.

Bei extrem magenempfindlichen Patienten kann es in seltenen Fällen bei längerer Anwendung von Löwenzahn zu Magenschmerzen kommen. Dann ist die Kur sofort abzubrechen.

Brennesselblätter	20,0
Birkenblätter	10,0
Bohnenschalen	10,0
Löwenzahnwurzel mit Kraut	10,0
Schachtelhalm	10,0
Orthosiphon (Indischer Blasen- und Nierentee)	10,0

• Zubereitung und Anwendung: 2 Teelöffel dieser Mischung mit $1/4$ Liter kochendem Wasser übergießen, 10 Minuten ziehen lassen und abseihen. Kurmäßig über einen Zeitraum von 3 bis 4 Wochen täglich 2 Tassen ungesüßten Tee trinken.

Kürbiskern-Kur

Eine Kur mit Kürbiskernen bei der Behandlung der Prostatavergrößerung wird in ihrer Wirksamkeit auch von Urologen bestätigt: Die Behinderung der Harnentleerung verringert sich, der Wasserstrahl wird kräftiger und das Urinieren nicht mehr unterbrochen. In der Blase bleibt weniger Restharn zurück, das Druckgefühl im Bereich von Blase und Harnröhre wird kaum noch wahrgenommen oder verschwindet ganz. Die Blasenmuskulatur kräftigt sich und das Fortschreiten der Prostatavergrößerung wird verlangsamt oder verhindert. Über eine Rückbildung der Vergrößerung liegen jedoch keine objektiven Befunde vor.
Dieses natürliche Medikament bleibt auch bei notwendigem Dauergebrauch ohne Nebenwirkungen. Sich einen Tee daraus zu bereiten, ist nicht empfehlenswert. Kürbiskerne sollte man in der Apotheke kaufen, da die in Kulturen gezüchteten Kerne wirkstoffreicher sind als die im eigenen Garten geernteten Kürbiskerne.

• Anwendung: Regelmäßig täglich 3mal je 5 bis 10 Kürbiskerne essen – gründlich kauen!

Sabal serrulata D3

Sabal serrulata D3, die homöopathische Aufbereitung der Zwergpalme, ist gegen gutartige Prostatabeschwerden beim Wasserlassen fast schon zu einem Hausmittel geworden. Die Hausmittelmedizin nennt dieses Mittel auch den »homöopathischen Katheter«; seine Wirksamkeit bestätigt, daß diese Bezeichnung zu Recht besteht.

• Anwendung: Täglich 3- bis 5mal je 3 bis 5 Tropfen in etwas Wasser einnehmen. (In den Tropfen ist Alkohol enthalten.)

Heublumen-Bad und Schachtelhalm-Bad

Bei Prostatabeschwerden ist es ratsam, als unterstützende Maßnahme zweimal wöchentlich abwechselnd ein Heublumen- und ein Schachtelhalm-Vollbad zu nehmen. Die Badeextrakte gibt es in guter Qualität fertig in der Apotheke zu kaufen (bitte die Gebrauchsanleitung beachten), man kann sie aber auch selbst herstellen.

• Zubereitung des Heublumen-Bades: 500 Gramm Heublumen mit 3 Liter Wasser übergießen, zum Sieden erhitzen, 30 Minuten ausziehen lassen, abseihen und dem Badewasser zusetzen.

• Zubereitung des Schachtelhalm-Bades: 100 Gramm Schachtelhalmkraut in 3 Liter heißem Wasser etwa 60 Minuten ausziehen, abseihen und dem Badewasser zusetzen.

• Anwendung beider Bäder: Die empfohlene Badtemperatur liegt bei 38° C, die empfohlene Badedauer bei etwa 15 Minuten. Anschließende Bettruhe von 1 Stunde ist ratsam.

Altersbedingte Schlafstörungen

Weißdorn-Melissen-Teemischung

Diese Teemischung empfiehlt sich als Schlafvorbereitung für ältere Menschen:

Weißdornblüten	15,0
Melissenblätter	10,0
Orangenblüten	10,0
Baldrianwurzel	10,0

• Zubereitung und Anwendung: 2 Teelöffel dieser Mischung mit $1/4$ Liter kochendem Wasser übergießen, 5 Minuten ziehen lassen und abseihen. Zum Abendessen, mindestens aber $1/2$ Stunde vor dem Schlafengehen, 1 Tasse ungesüßten Tee gut warm trinken.

Bohnenkaffee

Bohnenkaffee wirkt als Schlafmittel für jene älteren Menschen, bei denen Beruhigungs- und Schlafmittel, selbst in hoher Dosierung, mitunter versagen. Statt ihnen Entspannung zu bringen, verstärken sie die Erregung und Angst, gegen die sie verordnet wurden. Diese Wirkung tritt immer dann auf, wenn die Unruhe oder die Schlafstörung von einer schlechten Hirndurchblutung verursacht sind. Sedativa (Beruhigungs- und Schlafmittel) aber senken oft den Blutdruck und vermindern dadurch die Hirndurchblutung. In solchen Fällen kann Bohnenkaffee ein äußerst wirksames Schlaf- und Beruhigungsmittel sein.

• Anwendung: Vor dem Zubettgehen 1 Tasse Bohnenkaffee trinken.

Traubenzucker (oder Schokolade)

Traubenzucker (oder Schokolade) ist ratsam für ältere Menschen, die Nacht für Nacht etwa gegen 3 Uhr früh aufwachen und dann nicht wieder einschlafen können. Man nimmt an, daß bei ihnen der Glukose- (Traubenzucker-)gehalt im Gehirn während des Schlafens zu stark absinkt und sie deshalb wach werden. Nach Einnahme von etwas Traubenzucker (oder Schokolade) schlafen sie bald wieder ein.

• Anwendung: Bei Bedarf Traubenzucker (oder Schokolade) auf den Nachttisch legen. Nach dem Erwachen ein Stückchen Traubenzucker essen; Schokolade tut es auch, doch die Wirkung mit Traubenzucker setzt schneller ein. (Diabetiker nur nach Absprache mit dem Arzt.)

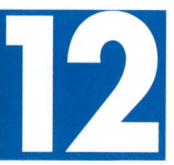

Altersbedingte Appetitlosigkeit

Tausendgüldenkraut-Tee

Das Tausendgüldenkraut ist in allen Teilen bitter. Es gibt kaum Besseres für die Behandlung eines »müden« Magens und zahlreicher Verdauungsbeschwerden (Seite 35). Die Wirkung des Tausendgüldenkrauts erstreckt sich auch auf den Darmbereich; selbst die Gallenblase (Seite 59) wird zu erhöhter Absonderung von Gallensaft angeregt. Der Tee wirkt besser, wenn er kalt ausgezogen wird.

Wichtig: Nicht anwenden bei Magen- oder Zwölffingerdarm-Geschwüren.

• Zubereitung und Anwendung: 1 gehäuften Teelöffel zerschnittenes Tausendgüldenkraut mit 1 Tasse kaltem Wasser übergießen, 6 bis 10 Stunden ausziehen und abseihen. 1 Tasse ungesüßten Tee mäßig warm vor den Mahlzeiten trinken.

Preiselbeer-Mus

Preiselbeer-Mus, die schmackhafte Beilage zu Wildgerichten, ist ein guter Appetitanreger auch für ältere Menschen. Kurmäßig angewendet, normalisiert sich bald der Appetit, und die Verdauungsschwäche wird behoben.

• Anwendung: Kurmäßig über einen Zeitraum von 3 bis 4 Wochen morgens vor dem Aufstehen und vor jeder Mahlzeit je 1 bis 2 Teelöffel Mus essen. (Diabetiker nur nach Absprache mit dem Arzt.)

Schlehenmarmelade

Wer als »Morgenmuffel« unter morgendlicher Appetitlosigkeit leidet und zum Frühstück nichts essen kann, weil sein Verdauungsapparat noch »schläft«, ist gut beraten, wenn er gleich nach dem Aufstehen 2 Teelöffel Schlehenmarmelade einnimmt.

• Zubereitung und Anwendung: Schlehen waschen und mit kaltem Wasser übergießen, über Nacht stehen lassen. Das Wasser abgießen, die Früchte erneut mit Wasser und mit Weißwein (oder Essig) versetzen – pro Kilo-

gramm Schlehen $1/8$ Liter Wasser und $1/4$ Liter Wein (oder $1/4$ Liter Essig, 3%) – und unter ständigem Rühren weichkochen. Nach dem Erkalten durch ein Sieb pressen und den Brei abwiegen. Anschließend pro Kilogramm Schlehenbrei $1/4$ Liter Weißwein und 375 Gramm Zucker zugeben und das Ganze zu Marmelade einkochen.
Vor dem Frühstück 2 Teelöffel Schlehenmarmelade essen. (Diabetiker nur nach Absprache mit dem Arzt.)

Kandierter Ingwer

Kandierter Ingwer (mit und ohne Schokoladenüberzug) aus Konditoreien oder aus dem Delikatessengeschäft ist das Appetitanregungsmittel für »Verwöhnte«. Je schärfer diese Spezialität ist, desto besser wirkt sie.

• Anwendung: Bei Bedarf vor den Mahlzeiten einige Stückchen davon essen. (Diabetiker nur unkandierten Ingwer ohne Schokolade.)

Fehlender Durst

Brombeer-Himbeer-Kamillen-Teeemischung

Weil ältere Menschen oft wenig Durst haben, trinken sie häufig zu wenig. Die als tägliche Trinkmenge empfohlenen 2 Liter Flüssigkeit werden selten erreicht, meistens wird sogar nur ein Viertel der notwendigen Menge getrunken. Fehlende Flüssigkeitszufuhr aber kann zu Störungen führen: Vor allem die Funktion der Niere wird beeinträchtigt, womit die Gefahr, daß sich Harnsteine bilden, steigt. Diese Teemischung eignet sich als »Haustee«, der immer trinkbereit in einer Wärmekanne vorrätig gehalten werden kann.

Brombeerblätter	20,0
Himbeerblätter	15,0
Kamillenblüten	10,0
Lindenblüten	10,0
Hagebutten ohne Kerne	20,0
Hibiskusblüten (Rote Malve)	20,0
Pfefferminzblätter	10,0

• Zubereitung und Anwendung: 3 Eßlöffel dieser Mischung mit 1 Liter kochendem Wasser übergießen, zugedeckt 10 Minuten ziehen lassen und abseihen. Mehrmals täglich (auch ohne Durst) 1 Tasse ungesüßten Tee trinken.

Durchfall

Roher Apfel

Der bewährte geriebene Apfel hilft gegen Durchfall, vor allem bei älteren Menschen und kleinen Kindern.

• Zubereitung und Anwendung: Bei Bedarf 1 geschälten Apfel essen – geschabt oder gerieben.

Heidelbeeren-Tee

Die Heidelbeere hilft ausgezeichnet bei Durchfällen älterer Menschen, vor allem bei jenen, die mit Gärungserscheinungen verbunden sind oder durch sie ausgelöst werden, sowie bei Durchfällen mit überriechendem oder schaumigem Stuhl.
Die Verwendung frischer Heidelbeeren gegen Durchfall ist sinnlos; oft tritt sogar die gegenteilige Wirkung ein.

• Zubereitung und Anwendung: 3 Eßlöffel getrocknete Heidelbeeren mit $^1/_2$ Liter kaltem Wasser übergießen, zum Sieden erhitzen, 10 Minuten kochen und abseihen. Bei Bedarf mehrmals täglich 1 kleine Tasse ungesüßten Tee mäßig warm trinken.

Blähungen und Bauchkrämpfe

Kümmel-Tee, Anis-Tee, Fenchel-Tee

Bei Blähungen genügt meist schon eine Tasse Kümmel-, Fenchel- oder Anis-Tee, um das Wohlbefinden wieder herzustellen.

• Zubereitung und Anwendung: 1 gehäuften Teelöffel zerdrückte Früchte (oder 2 Teelöffel ganze Früchte) mit kochendem Wasser übergießen, zugedeckt 10 Minuten ziehen lassen und abseihen. 1 Tasse ungesüßten Tee nach dem Essen gut warm und schluckweise trinken. Bei Bedarf können es, über den Tag verteilt, auch 2 bis 3 Tassen sein.

Koriander-Tee

Koriander, dessen Früchte viel ätherisches Öl enthalten, wirkt spasmolytisch (krampflösend), karminativ (entblähend) und verdauungsfördernd.

• Zubereitung und Anwendung: 1 gehäuften Teelöffel zerdrückte Korianderfrüchte (oder 2 Teelöffel ganze Früchte) mit kochendem Wasser übergießen, zugedeckt 10 Minuten ziehen lassen und abseihen. 1 Tasse ungesüßten Tee nach dem Essen gut warm und schluckweise trinken. Bei Bedarf können es, über den Tag verteilt, auch 2 bis 3 Tassen sein.

Windsalbe

Windsalbe ist hilfreich bei älteren Menschen, die unter chronischer Verdauungsschwäche mit Blähungen und Bauchkrämpfen leiden. Durch eine Einreibung mit Windsalbe dringen die ätherischen Öle durch die Haut und lindern die Beschwerden nachhaltig.

• Zubereitung und Anwendung: Im heißen Wasserbad 2 Eßlöffel ungesalzenes Schweineschmalz so lange erwärmen, bis das Schmalz flüssig geworden ist. Je $^1/_2$ Teelöffel fein zermahlene Kümmel-, Fenchel- und Anisfrüchte hinzufügen, das Ganze im Wasserbad nochmals etwa 10 Minuten erwärmen. Den noch heißen Ansatz durch ein Mulltuch abseihen und abkühlen lassen.
Mit dieser Salbe die Gegend um den Nabel herum einreiben, mit einem warmen Tuch bedecken und bis zum Abklingen der Beschwerden liegenlassen.

13 Hautprobleme

Zur Selbstbehandlung von Hautproblemen

Immer mehr Menschen klagen heute über Hautprobleme. Auch Krankheiten wie die Schuppenflechte (Psoriasis), die sich in den letzten Jahren sehr verbreitet hat und häufig mit unerträglich heftigem Juckreiz verbunden ist, oder die Gürtelrose bedeuten für die betroffenen Menschen eine deutliche Beeinträchtigung ihres Wohlbefindens. Diese Erkrankungen müssen natürlich vom Arzt behandelt werden.

Doch es gibt auch hier einige bewährte Hausmittel, die eine Therapie – nach Absprache mit dem Arzt! – sinnvoll unterstützen können. Darüber hinaus gibt es noch einige gute Tips aus der Hausmittelmedizin für die Schönheitspflege, wenn es etwa um die Behandlung von Hautunreinheiten und Akne (siehe auch Seite 122) oder um müde und trockene Haut geht. Auch bei Sommersprossen oder Warzen helfen Hausmittel, außerdem bei Hautpilz, schwitzenden Hände, Frostbeulen an Händen oder Füßen, Hühneraugen oder bei Auf- oder Durchliegeschäden (Decubitus).

Hautunreinheiten und Akne

Stiefmütterchen-Tee

Stiefmütterchen-Tee ist ein altbewährtes Hausmittel zur Beseitigung von Hautunreinheiten oder Akne. Dabei ist sowohl eine Teekur über einen Zeitraum von einigen Wochen zu empfehlen, als auch tägliche Gesichtswaschungen mit diesem Tee.

• Zubereitung und Anwendung: 2 Teelöffel Stiefmütterchenkraut mit 1/4 Liter kochendem Wasser übergießen, 10 Minuten ziehen lassen und abseihen. Täglich 3 Tassen ungesüßten Tee trinken.
Mit dem gleichen Tee regelmäßig täglich morgens und abends das Gesicht waschen.

Augentrost-Aufguß

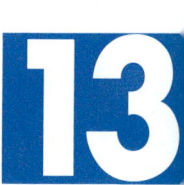

Auch ein Augentrost-Aufguß wird erfolgreich für Gesichtswaschungen bei Hautunreinheiten oder Akne angewandt.

• Zubereitung und Anwendung: 2 Teelöffel Augentrostkraut mit 1/4 Liter kochendem Wasser übergießen, 10 Minuten ziehen lassen und abseihen. Mit dem Aufguß regelmäßig morgens und abends das Gesicht waschen.

Stiefmütterchen-Augentrost-Teemischung

Mit Hilfe dieses Tees, der sowohl innerlich als auch äußerlich angewendet wird, heilen Aknepusteln ebenfalls bald ab.

Stiefmütterchenkraut	10,0
Augentrostkraut	10,0
Haferstroh, gehäckselt	20,0

• Zubereitung und Anwendung: 2 Teelöffel dieser Mischung mit 1/4 Liter kaltem Wasser übergießen, 2 Stunden ziehen lassen und abseihen. 1 Eßlöffel Honig zugeben und die von Akne befallenen Hautstellen regelmäßig täglich morgens und abends damit waschen. Zusätzlich abends die erkrankten Hautstellen mit reinem Honig bestreichen und am Morgen mit lauwarmem Wasser wieder abwaschen. Täglich 2mal je 1 Tasse gesüßten Tee trinken. (Diabetiker nicht süßen.)

Honig-Emulsion

Honig ist ein seit uralten Zeit bekanntes Hausmittel zur Behandlung von Hautunreinheiten oder Akne. Als Emulsion angewendet, unterstützt er das Abheilen der lästigen Aknepusteln, die Haut wird zart und rein.

• Zubereitung und Anwendung: Honig und Milch zu gleichen Teilen mischen, den Saft einer Zitrone zugeben und das Ganze kräftig schütteln. Mit dieser Emulsion das Gesicht regelmäßig täglich am Abend bestreichen. Morgens mit lauwarmem Wasser wieder abwaschen.

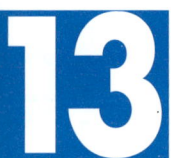

(Wald-)Erdbeeren und Erdbeeren-Maske

Mit Erdbeeren lassen sich gleichfalls unangenehme Pickel und Pusteln behandeln, wenn man täglich über einen Zeitraum von mindestens 1 Woche jeweils 1 Pfund rohe Erdbeeren ißt. Dabei sind die Walderdbeeren den Gartenerdbeeren in der Wirkung überlegen. Zusätzliche Gesichtsmasken mit Erdbeeren erhöhen die Wirksamkeit.

Wichtig: Menschen, die auf Erdbeeren mit allergischen Hautausschlägen reagieren, dürfen dieses Hausmittel nicht anwenden.

• Zubereitung und Anwendung: Zerdrückte frische (Wald-)Erdbeeren, Honig und süße Sahne zu gleichen Teilen verrühren. Diese Maske an fünf aufeinanderfolgenden Tagen für jeweils 30 Minuten auf das Gesicht auftragen, danach mit lauwarmem Wasser wieder abwaschen.

Müde Haut

Honig-Eigelb-Hafermehl-Maske

Bei müder Haut ist Honig, in Verbindung mit Haferflocken und Eigelb, ein erfolgreich angewandtes Mittel, um müde Haut wieder straff und zart werden zu lassen.

• Zubereitung und Anwendung: 1 Eigelb mit 1 Teelöffel Honig verrühren und 1 Eßlöffel Hafermehl (oder im Mixer zu Mehl gemahlene Haferflocken) zugeben. Diese Maske für 60 Minuten auf das Gesicht auftragen, danach mit lauwarmem Wasser wieder abwaschen.

Honig-Eigelb-Glycerin-Maske

Ein weiteres probates Mittel gegen müde Haut:

• Zubereitung und Anwendung: 1 Eigelb mit je 1 Teelöffel Honig und Glycerin (aus der Apotheke) gut miteinander verrühren. Diese Maske für 30 bis 60 Minuten auf das Gesicht auftragen, danach mit lauwarmem Wasser wieder abwaschen.

Heilerde-Orangensaft-Maske

Eine Maske mit Heilerde (»zum äußeren Gebrauch«, aus der Apotheke) und Orangensaft eignet sich ebenfalls zur Straffung ermüdeter Gesichtshaut und kann bei Bedarf angewendet werden.

• Zubereitung und Anwendung: Einige Eßlöffel Heilerde mit soviel Orangensaft anrühren, daß ein streichfähiger Brei entsteht. Diese Maske für 20 Minuten auf das Gesicht auftragen, danach mit lauwarmem Wasser wieder abwaschen.

Honig-Mandelöl-Emulsion

Dieses amerikanische Hausmittel ist eine weitere Rezeptur zur Schönheitspflege der Gesichtshaut.

• Zubereitung und Anwendung: 2 Eßlöffel Honig mit 1 Eßlöffel süßem Mandelöl (aus der Apotheke) gründlich verrühren. Diese Emulsion auf die gereinigte Haut auftragen und leicht einmassieren. Nach 30 Minuten mit lauwarmem Wasser und einem weichen Tuch wieder entfernen.

Wunde oder spröde Haut

Hirschtalg

Bei Menschen, die viel stehen müssen, gerne wandern oder barfuß laufen entstehen häufig Schwielen oder rissige und wunde Stellen an den Füßen. Dies läßt sich meist durch eine Behandlung mit Hirschtalg, einem Gemisch aus Rindertalg und Schmierseife (aus der Apotheke), beheben. Auch wundgerittene Stellen an der Innenseite der Oberschenkel lassen sich damit bessern, und zur Lippenpflege ist Hirschtalg ebenfalls geeignet.

• Anwendung: Die zu behandelnden Stellen zunächst mit warmem Wasser und milder Seife reinigen, anschließend etwas Hirschtalg auftragen und leicht einmassieren.

Rizinus-Öl

Rizinus-Öl (aus der Apotheke) ist gleichfalls ein bewährtes Hausmittel, wenn es gilt, entzündete Hautstellen zu behandeln, vor allem, wenn diese Entzündungen durch Schwitzen und Scheuern hervorgerufen wurden, wie etwa brennende Fußsohlen nach langen Wanderungen oder nach langem Stehen, und schmerzhafte Druckstellen, die durch das Tragen neuer Schuhe entstanden sind.

• Anwendung: Die zu behandelnden Stellen mit wenig Rizinus-Öl vorsichtig einreiben.

Glycerin und Glycerin-Seife

Glycerin und Glycerin-Seife (aus der Apotheke oder dem Reformhaus) sind weitere ausgezeichnete Mittel bei aufgesprungener und spröder Haut an Händen und Füßen.

• Anwendung: Die betroffenen Stellen an Händen und Füßen regelmäßig mit Glycerin-Seife waschen. Die nicht vollständig abgetrocknete Haut zusätzlich mit einigen Tropfen Glycerin einreiben.

Trockene Haut

Johanniskraut-Öl

Trockene Haut kann während der Nacht mit Johanniskraut-Öl (aus der Apotheke) gepflegt werden.

• Anwendung: Am Abend wenig Johanniskraut-Öl auf die Haut auftragen, morgens mit lauwarmem Wasser wieder abwaschen.

Hautausschläge

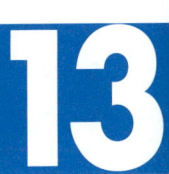

Heublumen-Bad

Bei Hautausschlägen verschiedener Art, etwa Pusteln oder Schrunden, wird auch das altbewährte Heublumen-Vollbad oft empfohlen. Man bekommt den fertigen Badeextrakt in der Apotheke, kann ihn aber auch selbst herstellen.

• Zubereitung und Anwendung: 500 Gramm Heublumen mit etwa 3 Liter kaltem Wasser übergießen, zum Sieden erhitzen und den Ansatz 30 Minuten ziehen lassen. Nach dem Abseihen dem Badewasser zusetzen. Die empfohlene Badtemperatur liegt bei 38° C, die empfohlene Badedauer bei 15 Minuten.

Warzen und Sommersprossen

Magnesiumsulfat (Bittersalz)

Warzen können aufgrund eines Magnesiummangels im Körper entstehen. Magnesiumsulfat (Bittersalz, aus der Apotheke) kann helfen, wenn Magnesiummangel tatsächlich die Ursache ist. Die Warzen verschwinden, wenn das Mittel längere Zeit angewendet wird.

• Anwendung: Kurmäßig über einen Zeitraum von 2 bis 3 Wochen mehrmals täglich 1 große Messerspitze Bittersalz zusammen mit etwas Wasser nach dem Essen einnehmen.

Rizinus-Öl

Auch das Einreiben von Warzen mit Rizinus-Öl (aus der Apotheke) gilt als ein altes Mittel der Volksmedizin, das noch heute eingesetzt wird und dessen Erfolg ich bestätigen kann. Regelmäßig über einige Zeit angewendet, werden die Warzen kleiner und verschwinden schließlich.

• Anwendung: Kurmäßig über einen Zeitraum von 2 bis 3 Wochen mehrmals täglich die Warzen im Gesicht oder an den Händen mit jeweils einigen Tropfen Rizinus-Öl einreiben.

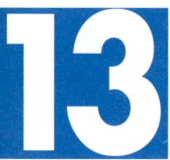

Schöllkraut- und Löwenzahn-Saft

Als ein weiteres Hausmittel gegen Warzen gilt das Betupfen mit dem Milchsaft von Schöllkraut oder Löwenzahn (aus der frischen Pflanze), wobei eine solche Behandlung manchmal erfolgreich ist und manchmal versagt. Warum das so ist, konnte man bisher nicht herausfinden.

• Anwendung: Die Warzen regelmäßig mehrmals täglich mit dem gelben Milchsaft des Schöllkrauts oder dem weißen Milchsaft des Löwenzahns betupfen.

Bananenschalen

Ein noch nicht lange bekanntes Hausmittel, das bei Dornwarzen an den Fußsohlen eine überraschende Wirkung zeigt, ist die Behandlung mit Bananenschalen. Woher die Wirkung rührt, kann man bisher nicht erklären, doch sie ist belegt.

• Anwendung: Zunächst ein heißes Fußbad nehmen. Danach die Hornhautschicht um die Dornwarzen herum mit einer Hornhautfeile oder -raspel entfernen. Ein Stückchen frische, reife Bananenschale mit der Schaleninnenseite auf die Warze legen und ein breites Heftpflaster darüberkleben. Diese Auflage täglich 2- bis 3mal erneuern.

Ascorbinsäure

Auch die Ascorbinsäure – das bekannte Vitamin C – (aus der Apotheke) hilft bei Warzen an den Händen.

• Zubereitung und Anwendung: Gepulverte Ascorbinsäure mit sehr wenig Wasser zu einem Brei verrühren und diesen auf ein Leinenläppchen auftragen; das Läppchen auf die betroffenen Stellen legen und mit einer Mullbinde befestigen. Die Auflage täglich wechseln.

Speichel

Diese Hausmittelempfehlung gegen Warzen ist sehr alt, doch immer noch beliebt.

• Anwendung: Die betroffene Stelle immer wieder mit dem eigenen Speichel bestreichen.

Honig-Zitrone-Glycerin-Saft

Diese Mischung hilft gegen Sommersprossen:

• Zubereitung und Anwendung: 250 Gramm Honig, den Saft einer Zitrone, 60 Milliliter Glycerin und 60 Milliliter 70%igen Alkohol (beides aus der Apotheke) gut miteinander mischen. Regelmäßig abends die Haut damit betupfen. Am Morgen mit lauwarmem Wasser abwaschen.

Schuppenflechte (Psoriasis)

Gegen die Schuppenflechte hat die moderne Medizin bis heute noch kein Heilmittel entdeckt, so daß all die Menschen, die von dieser Krankheit geplagt sind, untereinander immer wieder ihre Erfahrungen mit »neuen« Hausmitteln austauschen.

Perubalsam

Regelmäßiges Einreiben mit Perubalsam (aus der Apotheke) soll nicht nur den lästigen Juckreiz lindern, sondern auch kleinere Herde zum Abheilen bringen.

Wichtig: Bei großflächiger, lange andauernder Behandlung mit Perubalsam kann es zu Nierenreizungen kommen. Deshalb darf eine solche Behandlung nur unter ärztlicher Aufsicht durchgeführt werden.

• Anwendung: Die betroffenen Stellen mit Perubalsam einreiben.

Lein-Öl

Restherde der Schuppenflechte, trockene Ekzeme und schrundige Haut an Händen und Füßen kann man mit reinem Lein-Öl (aus der Apotheke) behandeln, um das Abheilen zu beschleunigen.

• Anwendung: Regelmäßig mehrmals täglich die betroffenen Stellen mit wenig reinem Lein-Öl einreiben.

Augentrost-Kamillen-Aufguß

Verkrustete Hautausschläge soll man vor jeder Salbenbehandlung oder -auflage von den Krusten, die erhärtete Wundsekrete sind, befreien. Seife und andere Reinigungsmittel sind dabei nicht zu empfehlen. In der Hausmittelmedizin schwört man dabei auf diesen Aufguß:

Augentrostkraut	20,0
Kamillenblüten	20,0

• Zubereitung und Anwendung: 2 gehäufte Teelöffel dieser Mischung mit 1/4 Liter kochendem Wasser übergießen, 10 Minuten ziehen lassen, abseihen und auf 40° C abkühlen lassen. Eine Mullkompresse eintauchen und 5 Minuten auf die befallenen Stellen legen. Danach ein etwas rauheres Leinenläppchen ebenfalls in die Flüssigkeit tauchen und mit leicht kreisenden Bewegungen die nun aufgeweichten Krusten entfernen.

Gürtelrose

Johanniskraut-Öl

Bei der überaus schmerzhaften Gürtelrose ist die Einreibung mit Johanniskraut-Öl (aus der Apotheke) ein bewährtes Hausmittel zur Schmerzlinderung.

• Anwendung: Die betroffenen Hautpartien sehr vorsichtig mit Johanniskraut-Öl betupfen. Solange noch Bläschen vorhanden sind, die entsprechenden Stellen mit einem ölgetränkten Läppchen bedecken.

Lein-Öl

Auch bei der Gürtelrose bringt die Behandlung mit reinem Lein-Öl (aus der Apotheke) oft spürbare Linderung. Es wird berichtet, daß eine solche Anwendung als sehr wohltuend empfunden wird.

• Anwendung: Die betroffenen Hautpartien sehr vorsichtig mit einem in Lein-Öl getränkten Läppchen betupfen.

Propolis-Salbe

Gürtelrose, aber auch Schuppenflechte (Seite 146) und Akne (Seite 143) sprechen auf die Behandlung mit einer Propolis-Salbe (aus der Apotheke), einem Produkt aus dem Bienenkittharz, gut an. Sogar Heilungen dieser hartnäckigen Hautleiden hat man beobachtet.

• Anwendung: Regelmäßig mehrmals täglich die Salbe auf die betroffenen Stellen auftragen.

Hautpilz und Fußpilz

Bingelkraut-Aufguß

Ein Aufguß mit Bingelkraut ist ein bewährtes Hausmittel, das bei Fußpilz angewendet wird.

• Zubereitung und Anwendung: 1 Handvoll getrocknetes Waldbingelkraut mit 3 Liter kaltem Wasser übergießen, zum Sieden erhitzen, 1 Minute kochen lassen, abseihen und mit 2 Liter lauwarmem Wasser verdünnen. Den Aufguß in eine Fußbadewanne oder einen Eimer gießen und regelmäßig morgens und abends die Füße 10 Minuten darin baden.

Knoblauch

Um hartnäckige Hautpilze zwischen Zehen und Fingern zu beseitigen, hilft das Einreiben mit Knoblauch. Es wird berichtet, daß durch diese Anwendung die lästigen Pilze spätestens nach einer Woche verschwunden sind.

• Zubereitung und Anwendung: Frische Knoblauchzehen zerdrücken, regelmäßig mehrmals täglich die befallenen Stellen damit einreiben.

Hühneraugen

Rosinen

Auf dieses Mittel bei Hühneraugen schwört man in der Hausmittelmedizin, und da es auf keinen Fall schadet, kann man es ruhig einmal versuchen.

• Anwendung: Eine halbierte Rosine auf das Hühnerauge legen und mit einer Binde befestigen. Nach 24 Stunden den Vorgang erneuern, insgesamt 3 bis 4 Tage nacheinander. Danach das Hühnerauge mit einer Pinzette herauslösen.

Zecken

Leukoplast

Hat sich eine Zecke in der Haut festgekrallt, darf man sie nicht herausreißen, weil so häufig der Kopf steckenbleibt, was zu Entzündungen führen kann. In diesem Fall hilft Leukoplast.

• Anwendung: Einen breiten Streifen Leukoplast über die Zecke kleben. Nach etwa 12 Stunden läßt sich das Tier meistens leicht entfernen.

Schweißfüße, schwitzende Hände

Kamillen-Bad

Feuchte Hände sind meistens seelisch bedingt, was auch zum Teil für Schweißfüße gilt. In beiden Fällen ist es schwierig, diese unangenehme Störung dauerhaft zu beseitigen. Die Hausmittelmedizin empfiehlt beruhigende Kamillen-Bäder, die mit Sicherheit der Geruchsbildung bei Fußschweiß entgegenwirken.

• Zubereitung und Anwendung: Eine Handvoll Kamillenblüten mit 1 Liter kochendem Wasser übergießen, 10 Minuten ziehen lassen, abseihen, und mit 1 Liter warmem Wasser verdünnen. Diese Flüssigkeit in einen Eimer gießen und Hände oder Füße etwa 15 Minuten darin baden. Regelmäßig täglich 1mal bis zur Besserung der Beschwerden wiederholen.

Erfrierungen, Frostbeulen

Eichenrinden-Bad

Erfrierungen müssen umgehend vom Arzt behandelt werden. Für Frostbeulen hingegen gibt es ein probates Hausmittel, das die Beschwerden schnell und nachhaltig lindert. Das Eichenrinden-Bad hat sich seit langem bei der Behandlung von Frostbeulen an Händen und Füßen bewährt.

• Zubereitung und Anwendung: 2 bis 3 Eßlöffel Eichenrinde mit 1 Liter kaltem Wasser übergießen, zum Sieden erhitzen und 5 Minuten kochen lassen. Nach dem Abseihen diese Flüssigkeit dem Hand- oder Fußbad zusetzen. Die empfohlene Badetemperatur liegt bei 40° C, die empfohlene Badedauer bei etwa 10 bis 20 Minuten.

Auf- und Durchliegeschäden (Decubitus)

Ringelblumen-Salbe

Bettlägerige Patienten, die sich wenig bewegen, bekommen häufig infolge der schlechten Durchblutung der Haut schmerzhafte offene Stellen, vor allem am Gesäß und an den Fersen. Der Arzt spricht von Decubitus. Mit Ringelblumen-Salbe, auch Calendula-Salbe genannt (aus der Apotheke), lassen sich diese Schäden verhindern; bereits offene Stellen heilen mit Hilfe von Ringelblumen-Salbe bald wieder ab (siehe auch Seite 152).

• Anwendung: Die betroffenen Stellen regelmäßig täglich 2- bis 3mal dick mit Ringelblumen-Salbe bestreichen und mit einem Baumwolltuch abdecken.

14 Leichte Verletzungen, Geschwüre, Abszesse

Zur Selbstbehandlung von leichten Verletzungen, Geschwüren, Abszessen

Verstauchungen, Zerrungen und Verrenkungen, Prellungen oder Blutergüsse passieren schnell bei Sport oder Spiel. Dann läßt sich mit einigen bewährten Mitteln aus der Volksmedizin rasch Erste Hilfe leisten. Zu den wirksamsten Heilpflanzen zählen vor allem Arnika, Kamille und Ringelblume, die hier ausschließlich als äußerliche Anwendungen in Form von Umschlägen oder Salben eingesetzt werden.

Eine weitere Anwendungsmöglichkeit der genannten Hausmittel sind schlecht heilende Wunden, zu denen auch die oft sehr schwer zu behandelnden Unterschenkelgeschwüre, die »offenen Beine« (Ulcus cruris) zählen, ebenso wie Geschwüre, Furunkel und Abzesse.

Erste Hilfe bei leichten Verletzungen

Kaltes Wasser

Zuerst sei die Anwendung von Umschlägen mit kaltem Wasser als Erste Hilfe-Maßnahme bei Zerrungen, Verrenkungen und Blutergüssen genannt. Schmerzen und Schwellungen kann man weitgehend vermeiden, wenn sofort nach der Verletzung ein Umschlag mit kaltem Wasser gemacht wird.

• Anwendung: Ein Stückchen Mullverband oder Watte mit kaltem Wasser tränken, auf die schmerzenden und verletzten Stellen legen und mit einer Mullbinde umwickeln. Sobald der Umschlag ausgetrocknet ist, erneut mit Wasser befeuchten, wobei der Verband aber nicht abgenommen werden muß. Wichtig ist, daß er immer luftdurchlässig ist, also nicht mit einer Plastikfolie abgedeckt wird.

Arnika-Aufguß, Arnika-Tinktur, Arnika-Salbe

Umschläge mit einem Arnika-Aufguß oder mit Arnika-Tinktur (beides aus der Apotheke) haben ein weites Wirkungsspektrum. Mit ihnen lassen sich zum einen Verstauchungen, Verrenkungen, Zerrungen oder Schwellungen nach Knochenbrüchen behandeln, wobei die schmerzlindernde Wirkung häufig überraschend schnell und nachhaltig einsetzt. Zum anderen werden mit Arnika-Umschlägen oder -Bädern ebenso erfolgreich schlecht heilende Wunden behandelt, vor allem solche, deren Abheilung zum Stillstand gekommen ist.

Eine weitere Anwendungsmöglichkeit liegt in der Behandlung von Blutergüssen. Durch einen Arnika-Umschlag wird eine schnelle Resorption (Rücksaugung) des Blutes bewirkt. Schließlich kann man auch bei den oft hartnäckigen Unterschenkelgeschwüren, den »offenen Beinen«, einen Versuch mit Arnika-Umschlägen machen. Auch Arnika-Salbe (aus der Apotheke, nach Angabe der Packungsbeilage) ist bei den genannten Beschwerden zu empfehlen.

Wichtig: Auf die Anwendung von Arnika reagieren manche Menschen allergisch mit geröteten, juckenden oder gar bläschen-bildenden Stellen auf der Haut. Wer auf Arnika mit diesen Anzeichen reagiert, muß die Behandlung sofort abbrechen. Eine Alternative ist die Ringelblumen-Salbe (Seite 152), die weniger Allergien auslöst.

• Zubereitung des Arnika-Aufgusses: 2 Teelöffel getrocknete Arnika-Blüten mit 1/4 Liter kochendem Wasser übergießen, 10 Minuten ziehen lassen und abseihen. Auf Zimmertemperatur abkühlen lassen.

• Zubereitung der Arnika-Tinktur: 1 Teelöffel Arnika-Tinktur mit 1/4 Liter lauwarmem Wasser verdünnen.

• Anwendung: Verbandmull oder Watte mit dem Aufguß oder der verdünnten Tinktur tränken, auf die zu behandelnde Stelle legen und mit einer Binde umwickeln. Sobald der Umschlag ausgetrocknet ist, erneut mit der Flüssigkeit befeuchten, wobei der Verband aber nicht abgenommen werden muß. Wichtig ist, daß er immer luftdurchlässig ist, also nicht mit einer Plastikfolie abgedeckt wird.

Arnika-Seifenbad

Ein weiteres Anwendungsgebiet ist das Arnika-Seifenbad bei beginnender Nagel-bettentzündung (Umlauf). Wer auf Arnika allergisch reagiert, kann auch Ringelblume (Seite 153) verwenden.

• Zubereitung und Anwendung: 1 Eßlöffel Schmierseife in 1/4 Liter Wasser bei mäßiger Hitze auflösen, mit 2 gehäuften Teelöffeln Arnikablüten versetzen, etwa 3 bis 5 Minuten kochen lassen und abseihen. Den entzündeten Finger in diesem Bad für etwa 10 Minuten so heiß baden, wie es vertragen wird.

Kamillen-Aufguß

Wegen der entzündungshemmenden Wirkstoffe der Heilpflanze eignet sich ein Kamillen-Aufguß vorzüglich zur Behandlung von Schürfwunden, schlecht heilenden Wunden und anderen Entzündungen.

• Zubereitung und Anwendung: 2 Teelöffel Kamillenblüten mit 1/4 Liter kochendem Wasser übergießen, 10 Minuten ziehen lassen, abseihen und auf Zimmertemperatur abkühlen lassen.
Verbandmull oder Watte in diesen Aufguß eintauchen, auf die zu behandelnde Stelle legen und mit einer Binde umwickeln. Sobald der Umschlag ausgetrocknet ist, erneut mit der Flüssigkeit befeuchten, wobei der Verband aber nicht abgenommen werden muß. Wichtig ist, daß er immer luftdurchlässig ist, also nicht mit einer Plastikfolie abgedeckt wird.

Ringelblumen-Aufguß, Ringelblumen-Salbe, Ringelblumen-Kompresse

Das Anwendungsgebiet der Ringelblume ist ähnlich dem der Arnika und bietet eine Alternative für all die Menschen, die allergisch auf Arnika reagieren. Ein Ringelblumen-Umschlag ist ebenso für Sportverletzungen geeignet wie für Wunden, die durch langes Liegen bei bettlägerigen Patienten entstehen, den Auf- und Durchliegeschäden (Decubitus) (Seite 149). Die Ringelblumen-Salbe (aus der Apotheke, nach Angabe der Packungsbeilage) ist ebenfalls ein gutes Heil- und Vorbeugemittel gegen die oft schwierig zu behandelnden wunden Hautstellen.
Besonders hervorzuheben ist die Anwendung bei Furunkeln und Karbunkeln (Seite 154) in Form einer heißen Kompresse. Durch eine solche Behandlung öffnen sie sich schnell und der Eiter kann abfließen. Mit einem anschließenden feuchten Ringelblumenverband heilen sie rasch ab.

• Zubereitung: 1 bis 2 Teelöffel Ringelblumenblüten mit 1/4 Liter kochendem Wasser übergießen, 10 Minuten ziehen lassen, abseihen und auf Zimmertemperatur abkühlen lassen.

• Anwendung des Ringelblumen-Umschlags: Verbandmull oder Watte in diesen Aufguß eintauchen, auf die zu behandelnde Stelle legen und mit einer Binde umwickeln. Sobald der Umschlag ausgetrocknet ist, erneut mit der Flüssigkeit befeuchten, wobei der Verband aber nicht abgenommen werden muß. Wichtig ist, daß er immer luftdurchlässig ist, also nicht mit einer Plastikfolie abgedeckt wird.

• Anwendung der Ringelblumen-Kompresse: Einen mit Mull umwickelten Wattebausch mit möglichst heißem Ringelblumen-Aufguß durchtränken und 5- bis 20mal hintereinander vorsichtig auf das Furunkel drücken. Diese Behandlung mehrmals täglich so lange fortsetzen, bis sich das Furunkel öffnet.

Ringelblumen-Seifenbad

Wer Arnika nicht verträgt, kann ein Ringel-blumen-Seifenbad bei beginnender Nagel-bettentzündung (Umlauf) machen.

• Zubereitung und Anwendung: 1 Eßlöffel Schmierseife in 1/4 Liter Wasser bei mäßiger Hitze auflösen, mit 2 gehäuften Teelöffeln Ringelblumenblüten versetzen, etwa 3 bis 5 Minuten kochen lassen und abseihen. Den entzündeten Finger in diesem Bad für etwa 10 Minuten so heiß baden, wie es vertragen wird.

Johanniskraut-Öl

Auch Auflagen oder Einreibungen mit Johan-niskraut-Öl (aus der Apotheke) gebraucht die Hausmittelmedizin zur Schmerzlinderung bei Verrenkungen, Verstauchungen, Blutergüssen und schlecht heilenden Wunden.

• Anwendung: Ein mit Johanniskraut-Öl ge-tränktes Mulläppchen auf die Wunden oder die schmerzenden Stellen legen und mit einer Mullbinde umwickeln. Den Verband täglich wechseln.

Lehm-Umschlag

Dieses probate Hausmittel, das schon von Pfarrer Kneipp empfohlen wurde, wird gegen Verstauchungen viel gebraucht.

Wichtig: Ein Lehmumschlag darf niemals auf offene Wunden gelegt werden, weil sonst die Gefahr einer Infektion besteht.

• Zubereitung und Anwendung: Eine Hand-voll Lehm (aus lehmigen Tongruben der Ziegeleien) mit soviel Wasser, dem etwas Essig beigegeben ist, versetzen, daß eine streichbare Masse entsteht, die in dicker Schicht auf einen Leinenlappen aufgetragen wird. Diesen Umschlag kalt auf die betroffe-nen Stellen legen und mit einer Mullbinde umwickeln. Sobald der Lehm trocken ist, muß der Umschlag erneuert werden.

Essigsaure Tonerde

Eines der bekanntesten Hausmittel ist wohl der Umschlag mit Essigsaurer Tonerde (aus der Apotheke), wenn es um Kühlung und Schmerzlinderung bei Zerrungen, Prellungen, Blutergüssen, Verstauchungen und Verren-kungen geht.

• Zubereitung und Anwendung: 1 Eßlöffel Essigsaure Tonerde in 1 Glas Wasser ver-rühren. Ein Stückchen Mullverband oder Watte mit dieser Verdünnung tränken, auf die schmerzenden, verletzten Stellen legen und mit einer Mullbinde umwickeln. Sobald der Umschlag ausgetrocknet ist, erneut mit der Flüssigkeit befeuchten, wobei der Verband aber nicht abgenommen werden muß. Wichtig ist, daß er immer luftdurchlässig ist, also nicht mit einer Plastikfolie abgedeckt wird.

Franzbranntwein

Auch ein Umschlag mit Franzbranntwein (aus der Apotheke) wird seit langer Zeit in der Volksmedizin zur Kühlung bei Prellungen, Zerrungen, Verstauchungen, stumpfen Ver-letzungen oder Knochenbrüchen gebraucht.

• Anwendung: Ein Stückchen Mullverband oder Watte mit Franzbranntwein tränken, auf die schmerzenden, verletzten Stellen legen und mit einer Mullbinde umwickeln. Sobald der Umschlag ausgetrocknet ist, erneut mit der Flüssigkeit befeuchten, wobei der Ver-band aber nicht abgenommen werden muß. Wichtig ist, daß er immer luftdurchlässig ist, also nicht mit einer Plastikfolie abgedeckt wird.

Petersilie mit Eischnee

Auch dies ist ein bewährtes Hausmittel zur Schmerzlinderung bei verstauchten Gelenken und bei Schwellungen.

• Zubereitung und Anwendung: 2 gehäufte Eßlöffel geschnittene frische Petersilie mit dem zu Eischnee geschlagenen Eiweiß von 3 Eiern vermischen und die Masse auf ein Leinentuch streichen. Das Tuch auf das ver-

stauchte Gelenk legen und mit einer elastischen Binde befestigen. Den Umschlag alle 2 Stunden erneuern; die Behandlung so lange fortsetzen, bis Schmerzfreiheit erreicht ist.

Majoran-Salbe

Majoran-Salbe ist durch ihren großen Anteil an ätherischen Ölen ein weiteres probates Mittel zur Schmerzlinderung bei Verrenkungen, Prellungen, Zerrungen oder Verstauchungen. Man kann die fertige Majoran-Salbe in der Apotheke kaufen oder sie selbst zubereiten.

• Zubereitung und Anwendung: 3 Teelöffel gepulverten Majoran mit 1 Eßlöffel Weingeist (beides aus der Apotheke) übergießen und einige Stunden stehenlassen. Den Ansatz mit 2 Eßlöffeln frischer, ungesalzener Butter vermischen und 5 Minuten im Wasserbad erhitzen; durch ein Mulltuch abseihen und abkühlen lassen.
Ein Mulläppchen mit Majoran-Salbe bestreichen, auf die Wunden oder die schmerzenden Stellen legen und mit einer Mullbinde umwickeln. Den Verband täglich wechseln.

Geschwüre, Abszesse

Lorbeer-Öl

Ein altes Hausmittel zum Erweichen oder »Verteilen« von Geschwülsten ist das grüne, salbenartige Lorbeer-Öl (aus der Apotheke). Auch Sportverletzungen lassen sich dadurch mit Erfolg behandeln. Es fördert die Durchblutung, und sein ätherisches Öl wirkt zugleich antiseptisch.

Wichtig: Manche Menschen reagieren auf Lorbeer-Öl mit allergischen Hautreizungen. Testen Sie Ihre Reaktion vor der Anwendung durch probeweises Auftragen.

• Anwendung: Das Lorbeer-Öl behutsam und ohne Anwendung von Druck auf den betroffenen Stellen in die Haut einreiben.

Leinsamen-Säckchen

Ein Leinsamen-Säckchen gehört ebenfalls zu jenen alten Hausmitteln, die helfen, Furunkel und Geschwüre zu erweichen, »aufzuziehen« und die Schmerzen zu lindern. Seine wohltuende Wärme wirkt in die Tiefe und lindert den Schmerz nachhaltig.

• Zubereitung und Anwendung: Ein Mullsäckchen in entsprechender Größe mit ganzen Leinsamen füllen, 10 Minuten in siedendes Wasser hängen und auf etwa 42° C abkühlen lassen (wenn dies zu heiß ist, auf eine Temperatur, die vertragen wird). Das Säckchen auf die schmerzende Stelle legen und mit einem Wolltuch so umwickeln, daß es fest am Körper anliegt; etwa 30 Minuten liegen lassen.

Bockshornklee-Auflage

Von besonders guter Wirkung zum »Aufziehen« von Abszessen und Furunkeln sowie zum »Verteilen« von Geschwülsten sind Auflagen mit Bockshornklee (aus der Apotheke).

• Zubereitung und Anwendung: 1 Eßlöffel gemahlenen Bockshornsamen mit wenig heißem Wasser zu einem Brei anrühren, der auf ein Mulläppchen gestrichen wird. Diese Auflage, so heiß sie vertragen wird, auf die zu behandelnden Stellen legen; etwa 15 bis 20 Minuten liegen lassen.

Weißkohl-Auflage

Eine sicherlich nicht so bekannte Methode ist das Auflegen von Kohlblättern auf Geschwüre, schlecht heilende Wunden und eitrige Nagelbettentzündungen (Seite 152). Doch es ist vielfach erprobt worden, und die positive Wirkung dieser Anwendung wird immer wieder bestätigt.

• Zubereitung und Anwendung: Frische Blätter aus dem Inneren eines Weißkohlkopfes von der Mittelrippe befreien, mit einem Nudelholz durchwalken, damit sie weich werden, und auf die betroffenen Stellen legen. Das Ganze mit einer Mullbinde locker umwickeln. Bei Wunden muß der Verband täglich zweimal, in den anderen Fällen täglich einmal gewechselt werden. Bevor ein neues Kohlblatt aufgelegt wird, ist es ratsam, den betroffenen Bereich in einem Kamillen-Aufguß (Seite 152) zu baden; so wird die Heilwirkung unterstützt.

Honig mit Lebertran

Auch Honig eignet sich hervorragend zur Wundbehandlung. Diese Anwendung, eine Mischung aus Honig und Lebertran (aus der Apotheke oder dem Reformhaus), so wird gesagt, heilt eiternde Geschwüre, aber auch Schnittwunden, Blasen an den Füßen oder wunde Stellen auf der Haut fast über Nacht.

• Zubereitung und Anwendung: Honig und Lebertran zu gleichen Teilen mischen und die betroffenen Stellen damit bestreichen. Mit einem Mulläppchen bedecken und mit einer Binde umwickeln. Den Verband täglich wechseln.

Schachtelhalm-Bad

Ein Vollbad mit Schachtelhalm wird durch seine den Hautstoffwechsel anregende Wirkung mit großem Erfolg bei Schwellungen nach Knochenbrüchen und bei Unterschenkelgeschwüren, den »offenen Beinen«, angewendet. Man kann den fertigen Badextrakt in der Apotheke kaufen, das Schachtelhalm-Bad aber auch selbst zubereiten.

• Zubereitung und Anwendung: 100 Gramm Schachtelhalmkraut etwa 1 Stunde in heißem Wasser ausziehen, abseihen und dem Badewasser zusetzen. Die empfohlene Badetemperatur liegt bei etwa 38° C, die empfohlene Badedauer bei etwa 10 Minuten.

Majoran-Salbe

Majoran-Salbe hilft nicht nur bei der Linderung von Schmerzen, die durch Verrenkungen, Prellungen, Zerrungen oder Verstauchungen entstanden sind (Seite 154), sondern ist ebenso nützlich beim »Aufziehen« von Geschwüren, weil sie auch hier schnelle Schmerzlinderung bewirkt.

Man kann die fertige Majoran-Salbe in der Apotheke kaufen oder sie selbst zubereiten.

• Zubereitung und Anwendung: Seite 154

Tomate oder Zwiebel

Größere Splitter in der Haut müssen vom Arzt entfernt werden, kleinere Splitter darf man selbst herausziehen. Das gelingt sehr gut mit Hilfe einer Zwiebel oder einer Tomate.

• Anwendung: Etwa 1 Stunde lang die Scheibe einer frischen Zwiebel oder Tomate auf die betroffene Stelle legen und mit einer Binde befestigen. Anschließend den Splitter mit einer Pinzette herausziehen.

Salzwasser

Insektenstiche, ja selbst Wespenstiche, schwellen nach einer Behandlung mit Salzwasser rasch ab und jucken nicht mehr lange. Bei hartnäckigem Juckreiz ist ein Umschlag mit dieser Salzwasser-Lösung angezeigt:

• Zubereitung und Anwendung: 5 Teelöffel Kochsalz in 1 Liter kaltem Wasser auflösen. Einen Wattebausch mit dieser Lösung tränken und die Stichstellen damit gründlich einreiben. Als Umschlag einen mehrlagigen Mullappen mit der Lösung tränken, auf die betroffenen Stellen legen und mit einer Mullbinde befestigen. Ist der Verband trocken, etwas neue Salzlösung darübergießen.

15 Verbrennungen, Verbrühungen, Sonnenbrand

Zur Selbstbehandlung von Verbrennungen, Verbrühungen, Sonnenbrand

Wie oft passiert es, daß man sich verbrennt oder verbrüht. Mal an der heißen Herdplatte, an einer Kerze oder am Bügeleisen, mal durch Fettspritzer aus der Bratpfanne oder durch heiße Dämpfe aus dem Kochtopf. Und jeder weiß, wie schmerzhaft selbst kleine Verbrennungen sind. Auch ein Sonnenbrand kann das körperliche Wohlbefinden erheblich beeinträchtigen.

Selbstverständlich gehören schwere Verbrennungen, Verbrühungen, Verkohlungen oder großflächige Brandwunden sofort in ärztliche Behandlung. Doch für kleinere Brandverletzungen und als Erste Hilfe-Maßnahmen läßt sich mit einigen Hausmitteln schnelle Schmerzlinderung herbeiführen. Auch gegen die unangenehmen Folgen eines Sonnenbrands gibt es probate Mittel.

Erste Hilfe bei Verbrennungen und Verbrühungen

Kaltes Wasser

Erste Hilfe bei Verbrennungen und Verbrühungen bringen kaltes Wasser oder Eiswürfel. Nach etwa 20 Minuten sind die Schmerzen verschwunden. Beginnt man mit der Behandlung unmittelbar nach dem Verbrennen, kann meistens sogar die Ausbildung von Brandblasen verhindert werden.

• Anwendung: Die verbrannten Stellen sofort in kaltes Wasser tauchen oder unter fließendes kaltes Wasser halten. Bei offenen Brandwunden Eiswürfel in einen Beutel geben, die betroffene Stelle mit einem keimfreien Mulltuch bedecken und den Beutel darauflegen.

Essig

Auch Essig ist ein wirksames Erste-Hilfe-Mittel bei Verbrennungen und Verbrühungen; es darf aber nur dann angewendet werden, wenn keine offenen Brandwunden vorhanden sind. Essig kühlt und nimmt meist schon nach wenigen Minuten schnell und nachhaltig den Schmerz.

• Zubereitung und Anwendung: Essig mit Wasser im Verhältnis 1:1 verdünnen. Die verbrannten Stellen sofort in das Essigwasser tauchen, oder ein Tuch mit Essigwasser tränken und auf die betroffenen Stellen legen.

Erste Hilfe bei Sonnenbrand

Labkraut-Bad

Ein Labkraut-Vollbad ist bei Sonnenbrand angezeigt. Es lindert die Schmerzen sonnenverbrannter Haut schnell und nachhaltig.

• Zubereitung und Anwendung: 100 Gramm getrocknetes Labkraut mit 2 Liter kaltem Wasser übergießen, zum Sieden erhitzen, 1 bis 2 Minuten kochen lassen und abseihen. Diese Flüssigkeit dem Vollbad zusetzen. Die empfohlene Badetemperatur liegt bei 35° C, die empfohlene Badedauer bei etwa 10 bis 15 Minuten.

Quark-Auflage

Ein weiteres probates Hausmittel gegen Sonnenbrand ist eine Quark-Auflage, denn sie kühlt angenehm und lindert den Schmerz.

• Zubereitung und Anwendung: 5 Eßlöffel Magerquark mit soviel Milch versetzen, daß er streichfähig wird, fingerdick auf einen Leinenlappen streichen und diesen auf die betroffenen Stellen legen. Die Auflage so lange liegen lassen, wie sie zu kühlen vermag; danach den Umschlag erneuern.

16 Frühjahrs- und Herbstkur

Wissenswertes zur Frühjahrs- und Herbstkur

Umgangssprachlich wird eine Frühjahrs- und Herbstkur mit Heilkräutern häufig auch »Blutreinigungskur« genannt, eine Bezeichnung, die schon viel Verwirrung gestiftet hat. Natürlich geht es bei dieser Kur nicht um eine »Blutwäsche«, auch nicht um die bei einem Laien häufig falsche Vorstellung, daß auf »schlechtes« Blut so manche Krankheit zurückzuführen sei und daß Blut durch eine Blutreinigungskur gereinigt werden könne, damit auch die Krankheit verschwinde.

Was bewirkt eine Frühjahrs- und Herbstkur wirklich? Um diese Frage beantworten zu können, muß man sich zunächst die Bestandteile der verschiedenen Heilpflanzen-Tees zur Frühjahrs- und Herbstkur ansehen:

Da sind etwa der Löwenzahn und die Birke, sie regen die beiden großen Drüsen unseres Körpers, die Niere und die Leber, zu erhöhter Ausscheidung an. Dann sind es Heilpflanzen mit viel ätherischem Öl, die desinfizieren und leicht reizend wirken, beispielsweise Kamille oder Pfefferminze, Kümmel oder Fenchel. Dazu kommen die Bitterstoffdrogen wie Tausendgüldenkraut oder Wermut, die Magen und Darm zu vermehrter Verdauungssaftproduktion anregen. Auch gibt es Heilkräuter wie den Schachtelhalm und, noch einmal, den Löwenzahn, die das Bindegewebe kräftigen. Eine weitere Komponente ist eine leichte bis stärkere Abführwirkung, die zwar schon durch einige der bisher genannten Heilkräuter gegeben ist, jedoch durch die Wirkstoffe von Faulbaumrinde und Sennesblätter verstärkt werden kann. Schließlich sind noch "Vitamindrogen" wie die Hagebutte wichtig. Alle hier genannten Heilpflanzen verfügen auch über Mineralstoffe und Spurenelemente, für den menschlichen Organismus lebenswichtige Substanzen. Daß der Tee zudem gut schmecken und auch durch seine Farbe ansprechen soll, ist eine weitere Bedingung, die durch Zusätze von Ringelblume, Kornblume und Sandelholz erfüllt wird.

Die Aufzählung der verschiedenen Eigenschaften der geeigneten Heilpflanzen zeigt also, welche Wirkung mit einer Frühjahrs- und Herbstkur angestrebt wird: Auffrischung, Anregung und Tonisierung (Stärkung) aller Körperorgane. So wird die Widerstandskraft des Körpers erhöht, die Durchblutung gefördert, was wiederum zu einem besseren Aussehen von Haut und Haaren führt; schließlich wird die Leistungsfähigkeit spürbar gesteigert. All dies zusammen bewirkt, daß wir uns wohler und gesünder fühlen.

Ein weiterer Effekt der Frühjahrs- und Herbstkur ist nicht zuletzt der Abbau von Übergewicht, wenn man damit eine gesunde Einschränkung der Nahrungsaufnahme verbindet.

Die im folgenden empfohlenen Teemischungen eignen sich besonders gut für die Frühjahrs- und Herbstkur, Dauer jeweils 4 bis 6 Wochen, so wird der gewünschte Erfolg erzielt. Wählen Sie den Tee aus, der für Sie paßt und Ihnen schmeckt!

Wichtig: Wer unter Ödemen (Wasseransammlungen im Körper) leidet, die durch eingeschränkte Herz- oder Nierentätigkeit ausgelöst werden, sollte nach Empfehlung des Bundesgesundheitsamtes Tees oder Teemischungen, die wassertreibend wirken, nicht oder zumindest nicht in großer Menge und über einen längeren Zeitraum anwenden. Dazu gehören zum Beispiel Brennessel, Birke, Schachtelhalm, Orthosiphon (Indischer Blasen- und Nierentee), Goldrute und Hauhechel. Befragen Sie dazu bitte den Arzt; er entscheidet darüber, ob die empfohlenen Tees für Sie geeignet sind.

Bei extrem magenempfindlichen Patienten kann es in seltenen Fällen bei längerer Anwendung von Löwenzahn zu Magenschmerzen kommen. Dann ist die Kur sofort abzubrechen.

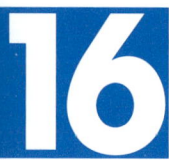

Löwenzahn-Brennessel-Teemischung

Dieser Tee ist für Rheumatiker oder Gicht-patienten zu empfehlen sowie für Menschen, die unter Nieren- und Gallensteinen leiden.

Wichtig: Bitte den Hinweis auf Seite 159 beachten.

Löwenzahnwurzel mit Kraut	20,0
Brennesselblätter	10,0
Schachtelhalm	10,0
Birkenblätter	5,0
Hagebuttenfrüchte mit Samen	5,0

• Zubereitung und Anwendung: 2 gehäufte Teelöffel dieser Mischung mit $1/4$ Liter kochendem Wasser übergießen, 15 Minuten ziehen lassen und abseihen. Kurmäßig über einen Zeitraum von 6 Wochen täglich 3 Tassen ungesüßten Tee trinken.

Faulbaum-Fenchel-Teemischung

Bei Stuhlträgheit und Appetitlosigkeit ist diese Teemischung angezeigt.

Wichtig: Bitte den Hinweis auf Seite 159 beachten.

Faulbaumrinde	10,0
Fenchel, zerstoßen	10,0
Goldrutenkraut	10,0
Hibiskusblüten	10,0
Kamillenblüten	10,0
Pfefferminzblätter	10,0
Stiefmütterchenkraut	10,0
Tausendgüldenkraut	10,0
Brennesselblätter	5,0
Sennesblätter	5,0
Ringelblumenblüten	5,0
Sandelholz (rot)	5,0

Birkenblätter-Schachtelhalm-Teemischung

Diese Teemischung eignet sich vorzüglich als »Schlankheitstee«.

Wichtig: Bitte den Hinweis auf Seite 159 beachten.

Birkenblätter	10,0
Schachtelhalm	10,0
Brennesselblätter	5,0
Faulbaumrinde	5,0
Hagebuttenfrüchte mit Samen	5,0
Hauhechelwurzel	5,0
Löwenzahnwurzel mit Kraut	5,0

Birkenblätter-Brennessel-Teemischung, Holunderblüten-Pfefferminz-Teemischung

Zur Entwässerung sind diese beiden Teemischungen besonders gut geeignet.

Wichtig: Bitte den Hinweis auf Seite 159 beachten.

Birkenblätter-Brennessel-Teemischung

Birkenblätter	10,0
Brennesselblätter	10,0
Hagebuttenfrüchte mit Samen	10,0
Goldrutenkraut	10,0
Löwenzahnwurzel mit Kraut	10,0

Holunderblüten-Pfefferminz-Teemischung

Holunderblüten	10,0
Pfefferminzblätter	10,0
Schachtelhalm	10,0
Bohnenschalen	10,0
Brennesselblätter	10,0
Katzenpfötchen	5,0
Sandelholz (rot)	5,0

• Zubereitung und Anwendung: 2 gehäufte Teelöffel der jeweiligen Mischung mit $1/4$ Liter kochendem Wasser übergießen, 10 Minuten ziehen lassen und abseihen. Kurmäßig über einen Zeitraum von 4 Wochen täglich 3 Tassen ungesüßten Tee trinken.

Birkenblätter-Fenchel-Teemischung

Diese Teemischung ist ein wohlschmeckender Frühstücks-Kräutertee.

Wichtig: Bitte den Hinweis auf Seite 159 beachten.

Birkenblätter	10,0
Fenchelfrüchte, zerstoßen	10,0
Hagebuttenfrüchte mit Samen	10,0
Hibiskusblüten (Rote Malve)	10,0
Kamillenblüten	10,0
Lindenblüten	10,0
Löwenzahnwurzel mit Kraut	10,0
Melissenblätter	10,0
Pfefferminzblätter	10,0
Stiefmütterchenkraut	10,0

• Zubereitung und Anwendung: 2 gehäufte Teelöffel der jeweiligen Mischung mit 1/4 Liter kochendem Wasser übergießen, 10 Minuten ziehen lassen und abseihen. Kurmäßig über einen Zeitraum von 4 Wochen täglich 3 Tassen ungesüßten Tee trinken.

Grapefruit-Saft

Frischer Grapfruit-Saft ist durch seinen hohen Vitamin-C-Gehalt und durch seine aktivierenden Bitterstoffe ein ausgezeichnetes Mittel gegen Frühjahrsmüdigkeit.

• Anwendung: Mindestens 3mal täglich den Saft je einer frisch ausgepreßten Grapefruit trinken.

Löwenzahn-Saft

Für die Frühjahrs- und Herbstkur eignet sich frischer Löwenzahn-Saft (aus der Apotheke, dem Reformhaus oder der Drogerie) ganz hervorragend.

Wichtig: Nicht anwenden bei Verschluß der oder Entzündung der Gallenwege.

• Anwendung: nach Angabe der Packungsbeilage.

Birkenblätter-Saft

Die gleiche Wirkung gilt für Birkenblätter-Saft (aus der Apotheke, dem Reformhaus oder der Drogerie), wobei vor allem die Harnsäureausschwemmung durch die Wirkstoffe der Birkenblätter von besonderer Bedeutung ist.

Wichtig: Nicht anwenden bei Ödemen infolge eingeschränkter Herz- oder Nierentätigkeit.

• Anwendung: nach Angabe der Packungsbeilage.

Brennessel-Saft

Auch Brennessel-Saft (aus der Apotheke) ist ein gutes Hausmittel für die Frühjahrs- und Herbstkur.

Wichtig: Nicht anwenden bei Ödemen infolge eingeschränkter Herz- oder Nierentätigkeit.

• Anwendung: nach Angabe der Packungsbeilage.

Löwenzahn-Salat, Brennessel-Salat, Birkenblätter-Salat

Ein Löwenzahn-Salat, aus frischen Löwenzahn-Blättern zubereitet, ist eine vorzügliche und wohlschmeckende Ergänzung der Frühjahrs- und Herbstkur. Auch frische junge Brennesseln oder Birkenblätter können, einzeln oder kombiniert, als Salat die entsprechenden Tees und Säfte bei der Kur wirksam unterstützen.
Fein zerhackt, kann man die Blätter von Löwenzahn, Brennessel und Birke auch Suppen kurz vor dem Servieren zugeben oder Frischkäse damit würzen.

16

17 Hausmittel von A bis Z

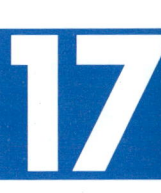

In dieser Zusammenstellung finden Sie alle in diesem Ratgeber empfohlenen Hausmittel in alphabetischer Reihenfolge. Jeweils zugeordnet sind die Beschwerden, bei denen die Hausmittel angewendet werden; die Seitenzahlen führen Sie zu den Erläuterungen im Text.

Bitte beachten Sie: Alle Beschwerden sind im Text genauer beschrieben. Lesen Sie diese Erläuterung vor der Anwendung eines Hausmittels aufmerksam durch. Halten Sie sich vor allem sorgfältig an die jeweils dargestellten Grenzen der Selbstbehandlung.

Um Ihnen ein schnelleres Auffinden des passenden Hausmittels zu ermöglichen, sind im Beschwerden-Register (Seite 175) alle Beschwerden, die in diesem Ratgeber erläutert sind, in alphabetischer Reihenfolge zusammengestellt. Die Seitenzahlen führen Sie zu den Erläuterungen im Text und den dort zur Behandlung empfohlenen Hausmitteln.

Aconitum D4 oder Aconitum D6
– Fieber 27
– Fieber bei Kindern 114
– Ohrenschmerzen 104

Allium cepa D4 oder Allium cepa D6
– Säuglingsschnupfen 109
– Schnupfen 25
– Schnupfen bei Kindern 114

Ammoniak-Anis-Tropfen
– Husten 30

Ananas
– Verdauungsschwäche 39

Anisplätzchen
– Blähungen 42
– Keuch- und Krampfhusten bei Kindern 115

Anis-Tee
– Bauchkrämpfe bei älteren Menschen 141
– Bauchkrämpfe bei Säuglingen und Kleinkindern 107
– Blähungen 41
– Blähungen bei älteren Menschen 141
– Blähungen bei Säuglingen und Kleinkindern 107

Ansteigendes Armbad
– Menstruationsbeschwerden (Dysmenorrhoe) 127

Apis mellifica D6
– Gicht 72
– rheumatische Beschwerden 72

Arnika–Aufguß
– Blutergüsse 151
– Schwellungen nach Knochenbrüchen 151
– Unterschenkelgeschwüre (»offene Beine«) 151
– Verrenkungen 151
– Verstauchungen 151
– Wunden, schlecht heilende 151
– Zerrungen 151

Arnika–Salbe
– Blutergüsse 151
– Gicht 72
– rheumatische Beschwerden 72
– Schwellungen nach Knochenbrüchen 151
– Unterschenkelgeschwüre (»offene Beine«) 151
– Verrenkungen 151
– Verstauchungen 151

– Wunden, schlecht heilende 151
– Zerrungen 151

Arnika–Seifenbad
– Nagelbettentzündung (Umlauf) 152

Arnika–Tinktur
– Blutergüsse 151
– Schwellungen nach Knochenbrüchen 151
– Unterschenkelgeschwüre (»offene Beine«) 151
– Verrenkungen 151
– Verstauchungen 151
– Wunden, schlecht heilende 151
– Zerrungen 151

Arnika–Tinktur – bitte nicht anwenden!
– Herzbeschwerden, nervöse 98

Artischocken–Saft
– Leber- und Gallebeschwerden 57
– Gallensteine, Vorbeugung 57

Ascorbinsäure
– Warzen 146

Augentrost-Aufguß
– Akne 143
– Hautunreinheiten 143

Augentrost-Kamillen-Aufguß
– Ekzeme, trockene 147
– Schuppenflechte (Psoriasis) 147

Augentrost–Tee
– Abwehrkräfte, geschwächte, bei Kindern 110

Avena sativa D2
– Erschöpfung, nervöse 89
– Schlafstörungen 89

Avena sativa Ø und Chamomilla D4
– Erschöpfung, nervöse, bei Kindern 122

Baldrian–Bad
– Magenschmerzen, nervöse 50
– Nervosität, Unruhe 89
– Schlafstörungen, nervöse 89
– Verspannung 89

Baldrian–Tee
– Herzbeschwerden, nervöse 97
– Nervosität, Unruhe 85
– Schlafstörungen, nervöse 85
– Verspannung 85

Baldrian-Johanniskraut-Teemischung
– Nervosität, Unruhe 91
– Schlafstörungen durch depressive Verstimmung 91
– Verspannung 91

Baldrian-Melissen-Teemischung
– Nervosität, Unruhe 86
– Schlafstörungen, nervöse 86
– Verspannung 86

Baldrian-Melissen-Koriander-Teemischung
– Schlafstörungen durch Verdauungsbeschwerden 86

Baldrian–Tinktur
– Herzbeschwerden 98
– Nervosität, Unruhe 98
– Schlafstörungen, nervöse 98

Baldrian–Tropfen
– Magenschmerzen, nervöse 50
– Nervosität, Unruhe 87
– Verspannung 87

Baldrian–Wein
– Herzbeschwerden, nervöse 98
– Nervosität, Unruhe 87
– Schlafstörungen, nervöse 87

Bananenschalen
– Warzen 146

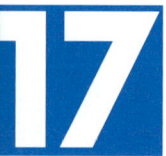

Bärentraubenblätter-Tee
– Blasenentzündung, akute oder chronische 78
– Reizblase 78

Bärentraubenblätter-Goldruten-Teemischung
– Blasenentzündung, akute oder chronische 78
– Reizblase 78

Bärentraubenblätter-Orthosiphon-Teemischung
– Blasenentzündung, akute oder chronische 78
– Blasenbeschwerden, akute, bei Kindern 120
– Reizblase 78

Bärentraubenblätter-Schachtelhalm-Teemischung
– Blasenentzündung, akute oder chronische 78
– Reizblase 78

Beifuß-Tausendgülden-kraut-Teemischung
– Gallensteine 62

Beifuß-Wein
– Appetitlosigkeit 37

Belladonna D4 oder D6
– Fieber 27
– Fieber bei Kindern 114
– Ohrenschmerzen 104

Benediktenkraut-Tee
– Magen- und Darmbeschwerden 37

Bienenwaben
– Stirnhöhlenentzündung 25

Bindfaden
– Nasenbluten 105

Bingelkraut-Aufguß
– Fußpilz 148

Birkenblätter-Saft
– Frühjahrs- und Herbstkur 161
– Gicht 70

Birkenblätter-Salat
– Frühjahrs- und Herbstkur 161
– rheumatische Beschwerden 71

Birkenblätter-Tee
– Gicht 67
– rheumatische Beschwerden 67

Birkenblätter-Brennessel-Teemischung
– Frühjahrs- und Herbstkur 160
– Gicht, verminderte Wasserausscheidung 69
– Nieren– und Blasenspülung

Birkenblätter-Fenchel-Teemischung
– Frühjahrs- und Herbstkur 161

Birkenblätter-Schachtel-halm-Teemischung
– Frühjahrs- und Herbstkur 160
– Nieren– und Blasenspülung 80

Bittersalz
– Warzen 145

Blutwurz-Tee
– Durchfall, akuter und chronischer 44
– Hals- und Rachenentzündung 23

Blutwurz-Pfefferminz-Teemischung
– Durchfall, akuter 44

Blutwurz-Tinktur
– Durchfall, akuter 44

Bockshornklee-Auflage
– Abszesse 154
– Geschwülste 154
– Furunkel 154
– Mumps 118

Bohnenkaffee
– Schlafstörungen bei älteren Menschen 139

Brauner Zuckerrüben-dicksaft mit Milch
– Leberschutz 57

Brennessel-Rute
– Ischias 75
– Hexenschuß 75

Brennessel-Saft
– Frühjahrs- und Herbstkur 161
– rheumatische Beschwerden 70

Brennessel-Salat
– Frühjahrs- und Herbstkur 161
– rheumatische Beschwerden 71

Brennessel-Tee
– Gicht 67
– Hexenschuß 67
– Prostatabeschwerden 137
– rheumatische Beschwerden 67

Brennessel-Birkenblätter-Teemischung
– Prostatabeschwerden 138

Brennesselsamen-Wein
– Stärkungsmittel für ältere Menschen 133

Brombeer-Saft
– Hals- und Rachenentzündung 24
– Heiserkeit 24

Brombeer-Himbeer-Kamillen-Teeemischung
– Fehlender Durst bei älteren Menschen 140

Bruchkraut-Hauhechel-Teemischung
– Nieren- und Blasenspülung 79

Bullrichsalz
– Sodbrennen 43

Chamomilla D4 oder Chamomilla D6
– Kopfschmerzen 101
– Ohrenschmerzen 104
– Säuglingsschnupfen 109

Chicorée–Salat
– Leber- und Galleschutz 58

Chillie
– Mundgeruch 39
– Verdauungsschwäche 39

Coffea D12
– Schlafstörungen 89

Digitalis D6
– Kopfschmerzen, Migräne 102

Dörrpflaumen
– Verstopfung, chronische 46

Dreierlei-Tropfen
– Gallefluß, gestörter 60
– Galleschmerzen 62

Drosera D4
– Husten, trockener 31
– Keuchhusten 31
– Keuch- und Krampfhusten bei Kindern 116

Ehrenpreis-Schafgarben-Teemischung
– Wechseljahre, Beschwerden während der 131

Eibisch-Tee
– Hals- und Rachenentzündung 23

Eichenrinden-Bad
– Frostbeulen 149

Eichenrinden-Sitzbad
– Hämorrhoiden 53

Eichenrinden-Tee
– Hals- und Rachenentzündung 23

Eisstückchen
– Bewußtlosigkeit 99**

Eis-Auflage
– Kopfschmerzen,
  Migräne 102

Emser Salz
– Hals- und
  Rachenentzündung 24
– Schnupfen 25

**Emser Salz mit
Honig und Zwiebeln**
– Husten 30

Engelwurz–Tee
– Magen- und
  Darmbeschwerden 37

**Engelwurz-Beifuß-
Teemischung**
– Verdauungsschwäche 38

**Engelwurz-Schafgarben-
Teemischung**
– Magenschmerzen,
  nervöse 49

Enzian-Tee
– Appetitlosigkeit 34
– Blähungen 34
– Magenschwäche 34

**Enzian-Pfefferminz-
Teemischung**
– Leber- und
  Gallebeschwerden 59

**Enzian-Tausendgülden-
kraut-Teemischung**
– Appetitlosigkeit 35
– Blähungen 35
– Magenschwäche 35

Enzian-Tropfen
– Appetitlosigkeit 37
– Blähungen 37
– Magenschwäche 37

Erdbeeren
– Akne 144
– Hautunreinheiten 144

Erdbeeren-Maske
– Akne 144
– Hautunreinheiten 144

Erdrauch-Tee
– Gallebeschwerden,
  chronische 63
– Gallefluß, gestörter 63

**Erdrauch-Liebstöckel-
Teemischung**
– Gicht, verminderte
  Leberfunktion 70

Essig
– Verbrennungen 157
– Verbrühungen 157

Essigsaure Tonerde
– Blutergüsse 153
– Prellungen 153
– Verrenkungen 153
– Verstauchungen 153
– Zerrungen 153

Essigstrumpf
– Fieber 27
– Nervosität, Unruhe 90
– Schlafstörungen,
  nervöse 90

Essigwasser-Umschläge
– Herzbeschwerden 96
– Nervosität, Unruhe 96

Eukalyptus-Bad
– Erkältung,
  Vorbeugung 22

Eukalyptus–Öl
– Erkältung,
  Vorbeugung 20
– Kopfschmerzen 102
– rheumatische
  Beschwerden 72

Eukalyptus-Öl-Dampfbad
– Schnupfen 26

**Faulbaum-Fenchel-
Teemischung**
– Frühjahrs- und
  Herbstkur 160

Feigen
– Verstopfung,
  chronische 46

Feigen-Sirup
– Hals- und
  Rachenentzündung 24
– Heiserkeit 24

Fenchel-Honig
– Blähungen bei
  Säuglingen und
  Kleinkindern 107
– Husten bei Kindern 116

Fenchel-Tee
– Bauchkrämpfe bei
  älteren Menschen 141
– Bauchkrämpfe
  bei Säuglingen und
  Kleinkindern 107
– Blähungen 41
– Blähungen bei
  älteren Menschen 141
– Blähungen
  bei Säuglingen und
  Kleinkindern 107

Fichtennadel-Bad
– Erkältung,
  Vorbeugung 22

Franzbranntwein
– Gicht 73
– rheumatische
  Beschwerden 73
– Schwellungen nach
  Knochenbrüchen 153
– Verrenkungen 153
– Verstauchungen 153
– Zerrungen 153

Frauentropfen
– Menstruations-
  beschwerden
  (Dysmenorrhoe) 126

Galletropfen
– Gallefluß, gestörter 60
– Galleschmerzen 62

Ganzkörperwaschung
– Fieber bei Kindern 113
– Schlafstörungen 90

Gewürze
– Kreislaufstärkung 135
– Verdauungs-
  beschwerden 135

Giersch (Geißfuß)-Auflage
– Gicht 73

Giersch (Geißfuß)-Tee
– Gicht 68

Ginkgo
– Arteriosklerose 134
– Schlafstörungen bei
  älteren Menschen 134

Ginseng
– Abwehrkräfte,
  geschwächte 88
– depressive
  Verstimmung 88
– Stärkungsmittel für
  ältere Menschen 134

Glycerin
– wunde, spröde Haut 145

Glycerin-Seife
– wunde, spröde Haut 145

**Goldruten-Birkenblätter-
Teemischung**
– Gicht, verminderte
  Wasserausscheidung 69

Grapefruit-Saft
– Frühjahrs- und
  Herbstkur 161
– Frühjahrsmüdigkeit 161

Gurken, saure
– Appetitlosigkeit 38

Hagebutten-Tee
– Abwehrkräfte,
  geschwächte 26
– Fieber 26

**Hagebutten-Lindenblüten-
Teemischung**
– Abwehrkräfte,
  geschwächte, bei
  Kindern 117
– Fieber bei Kindern
  (Masern, Mumps,
  Windpocken) 117

**Hagebutten-Schachtelhalm-
Teemischung**
– Bronchitis, akute 28

Harongabaumrinde
– Bauchspeichel-
  drüsenstörung 52
– Verdauungs-
  beschwerden nach zu
  fettem Essen 40

Heidelbeer-Saft
– Nieren- und
  Blasenstärkung 80

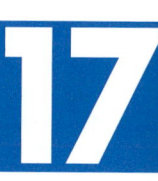

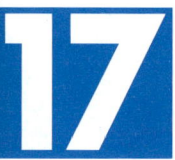

Heidelbeeren-Tee
– Durchfall, akuter 43
– Durchfall, akuter, bei
  älteren Menschen 141
– Durchfall, akuter,
  bei Kindern 121
– »Zahnungsdurchfall«
  bei Säuglingen und
  Kleinkindern 108

**Heidelbeeren-Kamillen-
Teemischung**
– Durchfall, akuter,
  bei Kindern 121
– »Zahnungsdurchfall«
  bei Säuglingen und
  Kleinkindern 108

**Heidelbeeren-Melissen-
Teemischung**
– Durchfall, akuter 44

**Heilerde-Orangensaft-
Maske**
– müde Haut 144

Heißes Fußbad
– Erkältung,
  Vorbeugung 19
– Erkältung, Vorbeugung,
  bei Kindern 111

Heublumen-Bad
– Gicht 74
– Hautausschläge 145
– Magenschmerzen,
  nervöse 50
– Nieren- und
  Blasenkolik 83
– Prostata-
  beschwerden 139
– rheumatische
  Beschwerden 74
– Nervosität, Unruhe 89
– Wechseljahre,
  Beschwerden
  während der 131

Heublumen-Fußbad
– Blasenentzündung 78

Heublumen-Hemd
– Fieber bei Kindern 113

Heublumen-Sack
– Blasenkolik 82
– Darmkolik 48
– Gallekolik 61

– Leberkolik 61
– Magenkolik 48
– Menstruations-
  beschwerden
  (Dysmenorrhoe) 126
– Nierenkolik 82
– rheumatische
  Beschwerden 73
– Vegetative Dystonie
  des kleinen Beckens 130

Himbeer-Saft
– Menstruations-
  beschwerden
  (Dysmenorrhoe) 126

Himbeerblätter-Tee
– Nieren- und
  Blasenstärkung 80

Hirschtalg
– Lippenpflege 144
– wunde, spröde Haut 144

Hoffmannstropfen
– Magenschmerzen,
  nervöse 49
– Übelkeit, Brechreiz 41
– Völlegefühl 41

Holunderbeer-Saft
– rheumatische
  Beschwerden

Holunderbeer-Wein
– rheumatische
  Beschwerden 70

Holunderblüten-Tee
– Erkältung,
  Vorbeugung 20
– rheumatische
  Beschwerden,
  chronische 67

**Holunderblüten-Tee
und Aspirin–Tablette
(Schwitzkur)**
– Abwehrkräfte,
  geschwächte 21
– Erkältung,
  Vorbeugung 21

**Holunderblüten-Fenchel-
Teemischung**
– Verstopfung, akute 46

**Holunderblüten-Huflattich-
Teemischung**
– Asthma bei Kindern 117

**Holunderblüten-
Pfefferminz-Teemischung**
– Frühjahrs- und
  Herbstkur 160

**Holunderblüten-Schachtel-
halm-Teemischung**
– Hexenschuß 68
– rheumatische
  Beschwerden 68

Honig
– Abwehrkräfte,
  geschwächte 21
– Erkältung,
  Vorbeugung 21
– Kreislauf-
  stabilisierung 21

Honig mit Ei
– Gallefluß, gestörter 60

Honig mit Lebertran
– Blasen an den
  Füßen 155
– Geschwüre 155
– Wunden 155
– Wundbehandlung
  bei Säuglingen und
  Kleinkindern 110

Honig und Milch
– Akne bei
  Jugendlichen 122

Honig-Emulsion
– Akne 143
– Hautunreinheiten 143

**Honig-Eigelb-
Glycerin-Maske**
– müde Haut 144

**Honig-Eigelb-
Hafermehl-Maske**
– müde Haut 144

Honig-Mandelöl-Emulsion
– müde Haut 144

Honig-Zitrone-Glycerin-Saft
– Sommersprossen 146

Honigmilch
– Gallefluß, gestörter 60
– Gallensteine,
  Vorbeugung 60

Hopfen-Tee
– Appetitlosigkeit 35
– Nervosität, Unruhe 35

**Hopfen-Melissen-
Teemischung**
– depressive
  Verstimmung 86
– Nervosität, Unruhe 86
– Schlafstörungen,
  nervöse 86
– Verspannung 86

Hopfen-Wein
– Nervosität, Unruhe 87
– Schlafstörungen,
  nervöse 87

Huflattich-Tee
– Lungenemphysem 29
– Staublunge 29

**Huflattich-Königskerzen-
Teemischung**
– Asthma 29
– Bronchitis, chronische 29
– Husten bei Kindern 115
– Lungenemphysem 29
– Staublunge 29

**Huflattich-Schlüssel-
blumen-Teemischung**
– Asthma 29
– Bronchitis, chronische 29
– Lungenemphysem 29
– Staublunge 29

**Huflattich-Spitzwegerich-
Teemischung**
– Asthma 29
– Bronchitis, chronische 29
– Lungenemphysem 29
– Staublunge 29

Hühnersuppe mit Gemüse
– Schnupfen bei
  Kindern 114

Ingwer, kandierter
– Appetitlosigkeit 38
– Appetitlosigkeit bei
  älteren Menschen 140

Ipecacuanha D2
– Husten 31

Isländisches Moos-Huflattich-Teemischung
– Reizhusten 28
– Kehlkopfentzündung 28

Johanniskraut–Öl
– Blutergüsse 153
– depressive Verstimmung 91
– Galle- und Leberbeschwerden 60
– Gicht 72
– Gürtelrose 147
– Kopfschmerzen 102
– Magenschmerzen, nervöse 49
– rheumatische Beschwerden 72
– trockene Haut 145
– Vegetative Dystonie des kleinen Beckens 129
– Verrenkungen 153
– Verstauchungen 153
– Wunden, schlecht heilende 153

Johanniskraut-Tee
– depressive Verstimmung 90

Johanniskraut-Melissen-Teemischung
– Bettnässen bei Kindern 119

Johanniskraut-Melissen-Weißdorn-Teemischung
– Wechseljahre, Beschwerden während der 130

Kalte Dusche
– Abwehrkräfte, geschwächte 21
– Erkältung, Vorbeugung 21
– Kreislaufstabilisierung 21

Kalter Gesichtsguß
– Heuschnupfen 105

Kalter Wadenwickel
– Fieber 27
– Fieber bei Kindern 112

Kalter Wasserguß
– rheumatische Beschwerden 74

Kaltes Wasser
– Blutergüsse 151
– Nasenbluten 105
– Verbrennungen 157
– Verbrühungen 157
– Verrenkungen 151
– Zerrungen 151

Kaltes Armbad
– Blutunterdruck 95
– Herzbeschwerden, nervöse 95
– Kopfschmerzen 103

Kaltes Fußbad
– Blutunterdruck 96
– Herzbeschwerden, nervöse 96
– Kopfschmerzen 96
– Verstopfung, chronische 47

Kamillen-Aufguß
– Wunden 152
– Wunden, schlecht heilende 152

Kamillen-Bad
– Schweißfüße und schwitzende Hände 148

Kamillen-Dampfbad
– Frauenbeschwerden 128
– Schnupfen 25

Kamillen-Thymian-Salbei-Dampfbad
– Husten 26
– Schnupfen 26

Kamillen-Einlauf
– Fieber bei Kindern 113

Kamillen-Inhalation
– Säuglingsschnupfen 109

Kamillen–Sitzbad
– Hämorrhoiden 53

Kamillen-Frauenmantel-Sitzbad
– Konstitutioneller Fluor (Weißfluß) 128

Kamillen-Thymian-Sitzbad
– Konstitutioneller Fluor (Weißfluß) 128

Kamillen-Weiße Taubnessel-Sitzbad
– Konstitutioneller Fluor (Weißfluß) 128

Kamillen-Tee
– Bauchschmerzen bei Kindern 118
– Hals- und Rachenentzündung 23
– Magengeschwür 51
– Magenschleimhautentzündung, chronische 51
– Schnupfen 25

Kamillen-Fenchel-Teemischung
– Hals- und Rachenentzündung 23

Kamillen-Huflattich-Teemischung
– Hals- und Rachenentzündung 23

Kamillen-Kümmel-Teemischung
– Magengeschwür 51
– Magenschleimhautentzündung, 51

Kamillen-Lindenblüten-Melissen-Teemischung
– Hals- und Rachenentzündung 24

Kamillen-Malven-Teemischung
– Akne bei Jugendlichen 122

Kamillen-Melissen-Teemischung
– Magengeschwür 51
– Magenschleimhautentzündung, chronische 51
– Menstruationsbeschwerden (Dysmenorrhoe) 125

Kamillen-Pfefferminz-Teemischung
– Magengeschwür 51
– Magenschleimhautentzündung, chronische 51

Kamillen-Pfefferminz-Enzian-Teemischung
– Verdauungsschwäche 38

Kamillen-Pfefferminz-Melissen-Teemischung
– Gallebeschwerden 63
– Magenschmerzen 63

Kamillen-Salbei-Teemischung
– Hals- und Rachenentzündung 23

Kamillen-Salbei-Heidelbeeren-Teemischung
– Hals- und Rachenentzündung 23

Kamillen-Schafgarben-Baldrian-Teemischung
– Menstruationsbeschwerden (Dysmenorrhoe) 126

Kamillen-Schafgarben-Melissen-Teemischung
– Menstruationsbeschwerden (Dysmenorrhoe) 125

Kampferspiritus
– Gicht 73
– rheumatische Beschwerden 73

Kandierter Ingwer
– Appetitlosigkeit 38
– Appetitlosigkeit bei älteren Menschen 140

Karlsbader Salz
– Verstopfung, chronische 47
– Verstopfung bei Gelbsucht 58

Kartoffel-Wickel
– Heiserkeit 24
– Kehlkopfentzündung 24

17

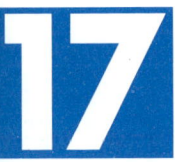

Kartoffel-Wasser – bitte nicht anwenden!
– Magenschmerzen 48

Kinder-Tropfen
– Angst 88
– Nervosität, Unruhe 88

Knoblauch
– Arteriosklerose 134
– Bluthochdruck 134
– Erschöpfung 88
– Fußpilz 148
– Gallefluß, gestörter 60
– Hautpilz 148
– Leistungsminderung 88
– Schlafstörungen 88
– Stärkungsmittel für ältere Menschen 134

Knoblauch und Zwiebel
– Durchfall, akuter und chronischer 45

Knoblauch-Saft
– Husten 30
– Husten bei Kindern 116

Kohlepulver, Kohlegranulat, Kohlekompretten
– Durchfall, akuter 45

Kondurango-Wein
– Appetitlosigkeit 37
– Verdauungsschwäche 37

Kondurango-Pfefferminz-Teemischung
– Magenschwäche 34

Koriander-Tee
– Bauchkrämpfe bei älteren Menschen 141
– Blähungen 36
– Blähungen bei älteren Menschen 141
– Magenschmerzen 36
– Verdauungsschwäche 36

Koriander-Kümmel-Teemischung
– Blähungen 42

Königs-Öl
– Gehörgangsekzem 104
– Ohrenschmerzen 104

Kräuterkissen
– Schlafstörungen 90

Kurkuma
– Gallefluß, gestörter 59

Kümmelschnaps
– Blähungen 42
– Magenschmerzen, nervöse 50

Kümmel-Tee
– Bauchkrämpfe bei älteren Menschen 141
– Bauchkrämpfe bei Säuglingen und Kleinkindern 107
– Blähungen 41
– Blähungen bei älteren Menschen 141
– Blähungen bei Säuglingen und Kleinkindern 107

Kümmel-Fenchel-Anis-Teemischung (»Blähsuchts- und Krampf-Tee«)
– Blähungen 42

Kümmel-Fenchel-Tausendgüldenkraut-Teemischung
– Blähungen 41
– Völlegefühl 41

Kürbiskerne
– Blasenstärkung 80
– Prostatabeschwerden 138

Labkraut-Bad
– Sonnenbrand 157

Lakritze
– Magengeschwür 52

Latschenkiefer-Öl-Dampfbad
– Schnupfen 26

Lavendel-Bad
– Blutunterdruck 95
– Magenschmerzen, nervöse 50
– Nervosität, Unruhe 89

Ledum palustre D2
– Hexenschuß 71
– Ischias 71
– rheumatische Beschwerden 71

Lehm-Umschlag
– Verstauchungen 153

Lein-Öl
– Gürtelrose 147
– Schuppenflechte (Psoriasis) 147

Leinsamen
– Verstopfung, chronische 47

Leinsamen-Säckchen
– Blasenkolik 82
– Furunkel 154
– Geschwüre 154
– Leberschwellung 57

Leinsamen-Tee
– Hals- und Rachenentzündung 23
– Magenschleimhautentzündung 52

Leukoplast
– Zecken 148

Lindenblüten-Tee
– Abwehrkräfte, geschwächte 19
– Erkältung, Vorbeugung 19
– Erkältung, Vorbeugung, bei Kindern 111
– Fieber bei Kindern 113

Lindenblüten-Tee und Aspirin-Tablette (Schwitzkur)
– Abwehrkräfte, geschwächte 21
– Erkältung, Vorbeugung 21

Lindenblüten-Holunderblüten-Teemischung
– Erkältung, Vorbeugung, bei Kindern 111

Lindenblüten-Kamillen-Teemischung
– Abwehrkräfte, geschwächte 20
– Halsschmerzen bei Kindern 112

Lindenblüten-Melissen-Teemischung
– Abwehrkräfte, geschwächte 20

Lorbeer-Öl
– Geschwülste 154
– Sportverletzungen 154

Löwenzahn-Saft
– Frühjahrs- und Herbstkur 161
– rheumatische Beschwerden 70
– Warzen 146

Löwenzahn-Salat
– Frühjahrs- und Herbstkur 161
– rheumatische Beschwerden 71

Löwenzahn-Tee
– Arthrose 136
– Frühjahrs- und Herbstkur 159
– Gallensteine, Vorbeugung 61
– rheumatische Beschwerden 66

Löwenzahn-Birkenblätter-Teemischung
– Verdauungsbeschwerden 38

Löwenzahn-Birkenblätter-Goldruten-Teemischung
– Nieren- und Blasenspülung 81
– Nieren- und Blasensteine, Vorbeugung 81

Löwenzahn-Birkenblätter-Pfefferminz-Teemischung
– Nieren- und Blasenspülung 81
– Nieren- und Blasensteine, Vorbeugung 81

Löwenzahn-Birkenblätter-Schachtelhalm-Teemischung (Wasserstoß)
– Nieren- und Blasensteine, Austreibung 81

Löwenzahn-Brennessel-Teemischung
– Frühjahrs- und Herbstkur 160
– Nieren- und Blasenspülung 79

Löwenzahn-Hauhechel-Teemischung
– Nieren- und Blasenspülung 79

Löwenzahn-Pfefferminz-Teemischung
– rheumatische Beschwerden 66

Löwenzahn-Tausendgüldenkraut-Teemischung
– Gicht, verminderte Leberfunktion 70

Magen-, Wind- und Krampftropfen
– Blähungen 41
– Magenschmerzen 41
– Übelkeit, Brechreiz 41
– Völlegefühl 41

Magnesiumsulfat
– Warzen 145

Majoran-Salbe
– Blähungen 43
– Blähungen bei Säuglingen und Kleinkindern 108
– Geschwüre 155
– Prellungen 154
– Säuglingsschnupfen 109
– Verrenkungen 154
– Verstauchungen 154
– Zerrungen 154

Maracuja-Saft
– Bettnässen bei Kindern 120
– Schlafstörungen bei Kindern 111

Mariendistel-Tee
– Leberschutz 55

Mariendistel-Löwenzahn-Teemischung
– Leberschutz 55

Mariendistel-Löwenzahn-Brennessel-Teemischung
– Leberschutz 55

Mariendistel-Löwenzahn-Pfefferminz-Teemischung
– Galleschmerzen 58
– Völlegefühl 58

Mariendistel-Löwenzahn-Pfefferminz-Kümmel-Teemischung
– Blähungen 59
– Galleschmerzen 59
– Völlegefühl 59

Mariendistel-Pfefferminz-Teemischung
– Leberschutz 55

Mäuseklee-Tee
– Durchfall, akuter 44

Meerettich-Auflage
– Ischias 75
– Hexenschuß 75
– Kopfschmerzen 102
– rheumatische Beschwerden 75
– Zahnschmerzen 103

Meerrettich-Honig
– Asthma 30
– Erkältung, fieberhafte 30
– Husten 30

Meerrettich-Milch
– Blähungen 46
– Gallefluß, gestörter 46
– Gallenwegsentzündung 46
– Verstopfung, chronische 46

Meerrettich-Zwiebel-Honig
– Husten 30

»Mehrerlei-Tropfen«
– Herzbeschwerden 98
– Herzklopfen, nervöses 98
– Magenschmerzen 41

– Nervosität, Unruhe 87
– Übelkeit, Brechreiz 41
– Verspannung 87

Melissen-Bad
– Magenschmerzen, nervöse 50
– Nervosität, Unruhe 89

Melissen-Tee
– Blähungen 49
– Herzbeschwerden 97
– Kopfschmerzen, Migräne, nervöse 101
– Magenschmerzen, nervöse 49
– Nervosität, Unruhe 85
– Schlafstörungen, nervöse 85

Melissen-Enzian-Kümmel-Teemischung
– Verdauungsbeschwerden nach zu fettem Essen 39

Melissen-Fenchel-Kümmel-Teemischung
– Schlafstörungen durch Verdauungsbeschwerden 86

Melissen-Hopfen-Teemischung
– Antriebsschwäche bei Kindern 121
– Erschöpfung, nervöse, bei Kindern 121
– Verspannung bei Kindern 121

Melissen-Johanniskraut-Baldrian-Teemischung
– depressive Verstimmung 91
– Nervosität, Unruhe 91

Melissen-Johanniskraut-Hopfen-Teemischung
– depressive Verstimmung 91
– Nervosität, Unruhe 91

Melissen-Orangenblüten-Teemischung
– Schlafstörungen durch Überforderung 86

Melissen-Orangenblüten-Lavendelblüten-Teemischung
– depressive Verstimmung 91
– Nervosität,Unruhe 91

Melissen-Pfefferminz-Teemischung
– Appetitlosigkeit bei Kindern 121
– Magenbeschwerden, nervöse, bei Kindern 121
– Völlegefühl bei Kindern 121

Melissen-Wein
– Nervosität, Unruhe 87
– Schlafstörungen, nervöse 87

Melissengeist
– Erkältung, Vorbeugung 21
– Herz- und Kreislaufbeschwerden 95
– Magenschmerzen 40
– Übelkeit 40

Milch
– Gallensteine, Vorbeugung 62

Milch-Fenchel-Honig
– Husten 30
– Schlafstörungen 88

Mistel-Tee
– »Altersherz« 135
– Arthrose 136
– Bluthochdruck 94
– Herzstärkung 94

Mixtura solvens
– Husten 31

Möhren
– Madenwürmer bei Kindern 121

Mokka
– Pollen-Allergie 105

Moor- und Schwefelbad
– rheumatische Beschwerden 74

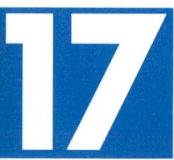

Muskatnuß-Wickel
– Husten 31

Mutterkraut-Blätter (Chrysanthemum parthenium)
– Kopfschmerzen, Migräne 101

Muttermilch
– Säuglingsschnupfen 109

Myrrhen-Tinktur
– Hals- und Rachenentzündung 24

Nachtkerzen-Öl
– Menstruationsbeschwerden (Dysmenorrhoe) 126

Nelken-Öl
– Zahnschmerzen 103

Nux vomica D6
– Hals, rauher 25
– Kopfschmerzen (»Kater«) 102
– Säuglingsschnupfen 109
– Schnupfen 25

Obstessig
– Akne bei Jugendlichen 123

Obstessig mit Honig
– rheumatische Beschwerden, Vorbeugung 71

Oliven-Tee
– Bluthochdruck 96
– Schlafstörungen, nervöse 87

Passionsblumen (Passiflora)-Tee
– Bluthochdruck 97
– Herzbeschwerden 97
– Nervosität, Unruhe 87
– Schlafstörungen, nervöse 87
– Verspannung 87

Passionsblumen (Passiflora)-Tinktur
– Bluthochdruck 97
– Herzbeschwerden 97
– Nervosität, Unruhe 87
– Schlafstörungen, nervöse 87
– Verspannung 87

Pepsin-Wein
– Verdauungsbeschwerden 39

Perubalsam
– Schuppenflechte (Psoriasis) 146

Petersilie mit Eischnee
– Verstauchungen 153

Petersilien-Wein
– Herzstärkung 94

Pfefferminz-Öl
– Kopfschmerzen 102

Pfefferminz-Tee
– Darmentzündung 40
– Erbrechen, akutes 40
– Gallefluß, gestörter 58
– Gallensteine, Vorbeugung 58
– Übelkeit, Brechreiz 40

Pfefferminz-Kamillen-Melissen-Teemischung
– Magenschmerzen 40
– Übelkeit, Brechreiz 40

Pfefferminz-Kamillen-Schafgarben-Teemischung
– Magenbeschwerden durch eine Erkältung 40
– Magenbeschwerden nach zu fettem Essen 40
– Magenschmerzen 40
– Übelkeit, Brechreiz 40

Pfefferminz-Melissen-Hopfen-Teemischung
– Wechseljahre, Beschwerden während der 131

Plantago D3
– Bettnässen bei Kindern 120

Pomeranzen-Tausend-güldenkraut-Teemischung
– Appetitlosigkeit 34
– Verdauungsschwäche 34

Preiselbeer-Mus
– Appetitlosigkeit bei älteren Menschen 140
– Appetitlosigkeit bei Kindern 119

Propolis
– Menstruationsbeschwerden (Dysmenorrhoe) 126

Propolis-Salbe
– Akne 147
– Akne bei Jugendlichen 123
– Gürtelrose 147
– Schuppenflechte (Psoriasis) 147

Quark-Auflage
– Sonnenbrand 157
– Vegetative Dystonie des kleinen Beckens 130

Quark-Wickel
– Fieber bei Kindern 112

Quecke-Stiefmütterchen-Teemischung
– Akne bei Jugendlichen 122

Rademachers Stechkörner-Tinktur
– Leberschutz 58

Rettich
– Asthma bei Kindern 116
– Erkältung, fieberhafte, bei Kindern 116
– Husten bei Kindern 116

Rettich-Honig
– Asthma 30
– Asthma bei Kindern 116
– Husten 30
– Husten bei Kindern 116
– Erkältung, fieberhafte 30
– Erkältung, fieberhafte, bei Kindern 116

Rettich-Saft
– Blähungen 46
– Gallefluß, gestörter 60
– Gallenwegsentzündung 60
– Verstopfung, chronische 46

Rettichsaft-Honig
– Leber- und Galleschutz 58

Rettich mit Sauerrahm
– Gallefluß, gestörter 60

Rhabarber-Sennesschoten-Teemischung
– Gicht, chronische Verstopfung 69

Rhus toxicodendron D6
– Hexenschuß 71
– Ischias 71
– rheumatische Beschwerden 71

Ringelblumen-Aufguß
– Auf- und Durchliegeschäden (Decubitus) 152
– Furunkel 152
– Karbunkel 152
– Sportverletzungen 152

Ringelblumen-Salbe
– Auf- und Durchliegeschäden (Decubitus) 149
– Furunkel 152
– Gicht 72
– Karbunkel 152
– rheumatische Beschwerden 72
– Wundbehandlung bei Säuglingen und Kleinkindern 110

Ringelblumen-Seifenbad
– Nagelbettentzündung (Umlauf) 153

Rizinus-Öl
– Hämorrhoiden 53
– Verstopfung, akute 46
– Warzen 145
– wunde, spröde Haut 145

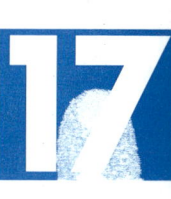

Rizinus-Eukalyptus-Latschenkiefern-Terpentin-Pfefferminz-Öl
– Husten bei Kindern 116
– Schnupfen bei Kindern 116

Rizinus-Latschenkiefern-Terpentin-Pfefferminz-Öl
– Husten 31
– Schnupfen 26

Roher Apfel
– Durchfall, akuter 45
– Durchfall, akuter, bei älteren Menschen 141
– Durchfall, akuter, bei Kindern 121

Rosinen
– Hühneraugen 148

Rosmarin-Bad
– Blutunterdruck 95
– Herz- und Kreislaufbeschwerden 95

Rosmarin-Melissen-Teemischung
– Blutunterdruck bei älteren Menschen 94
– Herz- und Kreislaufbeschwerden 94

Rosmarin-Wein
– Blutunterdruck 98
– Herzstärkung 98
– Herz- und Kreislaufbeschwerden, nervöse 98

Roßkastanien-Extrakt
– Herzstärkung 95

Rote Rüben
– Bauchspeicheldrüsenentzündung 52

Roter Sonnenhut (Echinacea)
– Abwehrkräfte, geschwächte 20
– Erkältung, Vorbeugung 20

Rotwein ohne Zusätze
– Herzstärkung 94
– Stärkungsmittel für ältere Menschen 133

Rotwein mit Zusätzen
– Schlafstörungen 88
– Stärkungsmittel für ältere Menschen 133

Sabal serrulata D3
– Prostatabeschwerden 138

Salbei-Blätter
– Abwehrkräfte, geschwächte bei Kindern 110

Salbei-Tee
– Wechseljahre, Beschwerden während der 131

Salbei-Tee und Kamillen-Tee
– Halsschmerzen bei Kindern 112

Salmiakgeist mit Lavendel-Öl
– Bewußtlosigkeit 99

Salzwasser
– Insektenstiche 155

Sambucus nigra D3
– Asthma bei Kindern 117

Saure Äpfel mit Nägeln
– Eisenmangel und Blutarmut bei Kindern 111
– Eisenmangel und Blutarmut bei Frauen 127

Saure Gurken
– Appetitlosigkeit 38

Sauerkraut
– Verstopfung, chronische 47

Schachtelhalm-Bad
– Gicht 74
– Nieren- und Blasenerkrankung, Vorbeugung 79
– Prostatabeschwerden 139
– Reizblase 79
– rheumatische Beschwerden 74
– Schwellungen nach Knochenbrüchen 155

– Unterschenkelgeschwüre (»offene Beine«) 155

Schachtelhalm-Fußbad
– Blasenentzündung 78

Schachtelhalm-Tee
– Husten, chronischer 29

Schachtelhalm-Tee mit Obstessig
– Nieren- und Blasensteine, Vorbeugung 82

Schachtelhalm–Tee mit Krappwurzel
– Nieren- und Blasensteine, Austreibung 82
– Nieren- und Blasensteine, Vorbeugung 82

Schafgarben-Bad
– Konstitutioneller Fluor (Weißfluß) 130
– Vegetative Dystonie des kleinen Beckens 130

Schafgarben-Tee
– Appetitlosigkeit 35
– Leber- und Gallebeschwerden 57
– Magenbeschwerden 35
– Vegetative Dystonie des kleinen Beckens 128

Schafgarben-Johanniskraut-Teemischung
– Vegetative Dystonie des kleinen Beckens 129

Schafgarben-Johanniskraut-Melissen-Teemischung
– Vegetative Dystonie des kleinen Beckens 129

Schafgarben-Kamillen-Teemischung
– Appetitlosigkeit 36
– Leber- und Gallebeschwerden 57
– Magenbeschwerden 35

Schafgarben-Kamillen-Baldrian-Teemischung
– Vegetative Dystonie des kleinen Beckens 129

Schafgarben-Kamillen-Pfefferminz-Teemischung
– Vegetative Dystonie des kleinen Beckens 129

Schafgarben-Kamillen-Schachtelhalm-Teemischung
– Vegetative Dystonie des kleinen Beckens 129

Schafgarben-Melissen-Baldrian-Teemischung
– Vegetative Dystonie des kleinen Beckens 129

Schafgarben-Melissen-Hopfen-Teemischung
– Vegetative Dystonie des kleinen Beckens 129

Schafgarben-Schachtelhalm-Teemischung
– Hexenschuß 68
– rheumatische Beschwerden 68

Schafgarben–Weiße Taubnessel-Frauenmantel-Teemischung
– Vegetative Dystonie des kleinen Beckens 129

Schlehen-Marmelade
– Appetitlosigkeit 37
– Appetitlosigkeit bei älteren Menschen 140
– Appetitlosigkeit bei Kindern 119
– Verdauungsschwäche 37

Schlehen-Veilchen-Teemischung
– Gicht, chronische Verstopfung 69

Schlüsselblumen-Anis-Teemischung
– Bronchitis, chronische, bei älteren Menschen (»Altershusten«) 136

Schlüsselblumen-Spitzwegerich-Teemischung
– Keuch- und Krampfhusten bei Kindern 115

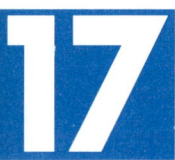

Schokolade
– Schlafstörungen bei
  älteren Menschen 139

Schöllkraut-Saft
– Warzen 146

Schöllkraut–Tee
– Gallenblasen-
  entzündung 63
– Gallenwegs-
  entzündung 63

**Schwarze
Johannisbeeren-Saft**
– Durchfall, akuter 44

Schwedenbitter
– Verdauungsschwäche 39

Schwitzkur
– Abwehrkräfte,
  geschwächte 21
– Erkältung,
  Vorbeugung 21

**Sennesblätter-
Sennesschoten-
Teemischung**
– Verstopfung, akute 45

**Sennesschoten-Faulbaum-
Teemischung**
– Gallebeschwerden 63
– Verstopfung, akute 63

Senf-Auflage
– Bronchitis 31
– rheumatische
  Beschwerden 73

Senf-Pflaster
– rheumatische
  Beschwerden 73

Senfkörner
– Verstopfung,
  chronische 47

**Senfspiritus mit
Ameisengeist**
– Gicht 72
– rheumatische
  Beschwerden 72

Sitzen auf nassem Tuch
– Hämorrhoiden 53
– Verstopfung,
  chronische 48

Sonnenblumenblüten-Tee
– Fieber bei Kindern
  (Masern) 118

**Sonnentau-Melissen-
Teemischung**
– Husten,
  krampfartiger 29
– Keuchhusten 29

Spargel
– Nieren- und Blasen-
  stärkung 80

Speichel
– Warzen 146

Speisesenf
– Appetitlosigkeit 38

Spitzwegerich-Saft
– Vegetative Dystonie
  des kleinen Beckens 130

Spitzwegerich-Tee
– Fieber bei Kindern 113

Stiefmütterchen-Tee
– Akne 143
– Hautunreinheiten 143
– Milchschorf und Ekzeme
  bei Säuglingen und
  Kleinkindern 110

**Stiefmütterchen-
Augentrost-Teemischung**
– Akne 143
– Hautunreinheiten 143

**Stiefmütterchen-Malven-
Teemischung**
– Akne bei
  Jugendlichen 122

Sulfur D4
– Schlafstörungen 89

Süßholz
– Magengeschwür 52

Tausendgüldenkraut-Tee
– Appetitlosigkeit 35
– Appetitlosigkeit bei
  älteren Menschen 140
– Appetitlosigkeit
  bei Kindern 119
– Gallefluß, gestörter 59
– Magenschwäche 35

**Tausendgüldenkraut-
Pfefferminz-Kamillen-
Teemischung**
– Blähungen 63
– Gallenblasen-
  entzündungen 63
– Gallenwegs-
  entzündungen 63

**Tausendgüldenkraut-
Pfefferminz-Kümmel-
Teemischung**
– Verdauungs-
  beschwerden nach zu
  fettem Essen 39

**Tausendgüldenkraut-
Pfefferminz-Schafgarben-
Teemischung**
– Appetitlosigkeit 63
– Gallenblasen-
  entzündung 63
– Gallenwegs-
  entzündung 63

Tausendgüldenkraut-Wein
– Appetitlosigkeit 37

Terpentin-Öl-Dampfbad
– Schnupfen 26

Teufelskrallen-Tee
– Arthrose 135
– rheumatische
  Beschwerden 68

Thymian-Bad
– Erkältung,
  Vorbeugung 20
– Keuch- und Krampf-
  husten bei Kindern 117

Thymian-Tee
– Keuch- und Krampf-
  husten bei Kindern 115

**Thymian-Fenchel-
Teemischung**
– Husten,
  krampfartiger 29
– Keuchhusten 29

**Thymian-Isländisches
Moos-Teemischung**
– Bronchitis, akute 28
– Reizhusten 28

**Thymian-Pfefferminz-
Teemischung**
– Durchfall, akuter 44

**Thymian-Senega-
Teemischung**
– Bronchitis, akute 28
– Reizhusten 28

Tomate
– Splitter 155

Traubensaft
– Leberschutz 58

Traubenzucker
– Schlafstörungen bei
  älteren Menschen 139

**Viola odorata D3 und
Arctium lappa D3**
– Akne bei
  Jugendlichen 123

Vogelbeeren
– Nieren- und Blasen-
  steine, Vorbeugung 82

Vogelbeer-Marmelade
– Appetitlosigkeit 37

Wacholderbeeren
– Blähungen 42
– Hexenschuß 71
– rheumatische
  Beschwerden 71

**Wacholderbeer-Öl-
Dampfbad**
– Schnupfen 26

**Wacholderbeeren-
Brennessel-Teemischung**
– Hexenschuß 68
– rheumatische
  Beschwerden 68

Walderdbeeren
– Akne 144
– Hautunreinheiten 144
– Nieren- und Blasen-
  stärkung 80

Wasserstoß
– Nieren- und Blasen-
  steine 81

Wassertreten
– Abwehrkräfte, geschwächte 21
– Erkältung, Vorbeugung 21
– Kreislaufstabilisierung 21
– Schlafstörungen 90

Wärmflasche
– Blasenkolik 83
– Bauchschmerzen bei Kindern 118
– Darmkatarrh 48
– Gallekolik 61
– Hexenschuß 75
– Leberkolik 61
– Magenschmerzen 48
– Nierenkolik 83

Wechselfußbad
– Wechseljahre, Beschwerden während der 131

Weißdorn-Saft
– »Altersherz« 135
– Herzstärkung 94
– Herz- und Kreislaufbeschwerden 94
– Leistungsminderung 94
– Nervosität, Unruhe 94
– Schlafstörungen 94

Weißdorn-Tee
– »Altersherz« 135
– Herzstärkung 93
– Herz- und Kreislaufbeschwerden 93
– Leistungsminderung 93
– Nervosität, Unruhe 93
– Schlafstörungen 93

Weißdorn-Herzgespann-Teemischung
– Herzbeschwerden 97
– Nervosität, Unruhe 97

Weißdorn-Johanniskraut-Teemischung
– depressive Verstimmung 97
– Herzbeschwerden 97
– Leistungsminderung 97
– Nervosität, Unruhe 97

Weißdorn-Melissen-Teemischung
– »Herzbauchweh« (Roemheld-Syndrom) 99
– Schlafstörungen bei älteren Menschen 139

Weißdorn-Mistel-Teemischung
– Bluthochdruck 96

Weißdorn-Tropfen
– »Altersherz« 135
– Herzstärkung 94
– Herz– und Kreislaufbeschwerden 94
– Leistungsminderung 94
– Nervosität, Unruhe 94
– Schlafstörungen 94

Weiße Taubnessel-Frauenmantel-Schachtelhalm-Gänsefingerkraut-Teemischung
– Konstitutioneller Fluor (Weißfluß) 127

Weiße Taubnessel-Frauenmantel-Schachtelhalm-Schafgarben-Teemischung
– Konstitutioneller Fluor (Weißfluß) 127

Weißkohl-Auflage
– Geschwüre 154
– Nagelbettentzündung 154
– Wunden, schlecht heilende 154
– Zahnschmerzen 103

Weißkohl-Saft
– Magengeschwür 52
– Magenschleimhautentzündung 52

Weißwein mit Zusätzen
– Appetitlosigkeit 37

Weißwein ohne Zusätze
– Herzstärkung 94

Weizenkleie mit Leinsamen
– Verstopfung, chronische 47

Wermut-Tee
– Appetitlosigkeit 36
– Blähungen 36
– Gallenblasenbeschwerden 61
– Gallekolik, Vorbeugung 61
– Gallensteine 61
– Magen- und Darmbeschwerden 36
– Verdauungsschwäche 36
– Völlegefühl 36

Wermut-Tausendgüldenkraut-Teemischung
– Appetitlosigkeit 36
– Blähungen 36
– Gallenblasenbeschwerden 61
– Gallekolik, Vorbeugung 61
– Gallensteine 61
– Magen- und Darmbeschwerden 36
– Verdauungsschwäche 36
– Völlegefühl 36

Wermut-Tinktur
– Galleschmerzen 62

Wermut–Tropfen
– Appetitlosigkeit 37
– Blähungen 37

– Magen- und Darmbeschwerden 37
– Verdauungsschwäche 37
– Völlegefühl 37

Wermut-Wein
– Appetitlosigkeit 37

Windsaft
– Blähungen bei Säuglingen und Kleinkindern 108

Windsalbe
– Bauchkrämpfe 43
– Bauchkrämpfe bei älteren Menschen 141
– Blähungen 43
– Blähungen bei älteren Menschen 141
– Verdauungsschwäche, chronische, bei älteren Menschen 141

Zimt-Rinden-Tee
– Verdauungsschwäche 36

Zimt-Tropfen – bitte nicht anwenden!
– Menstruationsbeschwerden (Dysmenorrhoe) 127

Zitronen–Saft
– Hals- und Rachenentzündung 24

Zucker und Essig
– Schluckauf 43

Zwiebel
– Splitter 155

Zwiebel-Saft
– Husten 30
– Husten bei Kindern 116

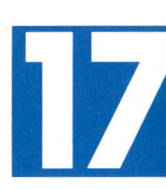
17

18 Beschwerden-Register

In dieser Zusammenstellung finden Sie alle in diesem Ratgeber dargestellten Beschwerden in alphabetischer Reihenfolge. Die Seitenzahlen führen Sie zu den Erläuterungen im Text und den dort zur Behandlung empfohlenen Hausmitteln.

Bitte beachten Sie: Alle Beschwerden sind im Text genauer beschrieben. Lesen Sie diese Erläuterung vor der Anwendung eines Hausmittels aufmerksam durch. Halten Sie sich bitte sorgfältig an die jeweils dargestellten Grenzen der Selbstbehandlung.

In der Zusammenstellung »Hausmittel von A bis Z« (Seite 163) finden Sie alle in diesem Ratgeber empfohlenen Hausmittel in alphabetischer Reihenfolge. Jeweils zugeordnet sind die Beschwerden, bei denen die Hausmittel angewendet werden.

A

Abgeschlagenheit,
allgemeine 21, 28, 88, 93
– bei Kindern 121
Abszesse 154
Abwehrkräfte,
geschwächte 19, 20, 21
– bei Kindern 110
Akne 143
– bei Jugendlichen 122, 123
»Altersherz« 135
»Altershusten« 136
Angina 22
Angst 88
– bei Kindern 119, 126
Antriebsschwäche 129
– bei Kindern 121
Apathie bei Kindern 121
Appetitlosigkeit 34, 35, 36, 37, 38, 63, 160
– bei älteren Menschen 140
– bei Kindern 118, 119, 121
Arteriosklerose 93, 134
Arterienverkalkung 93, 134
Arthrose 68, 135, 136
Asthma 28, 30
– bei Kindern 116, 117
Aufstoßen nach dem Essen 38
– bei Kindern 121
Auf- und Durchliegeschäden (Decubitus) 149, 152

B

Bauchkrämpfe 40, 41, 43
– bei älteren Menschen 141
– bei Säuglingen und Kleinkindern 107
Bauchschmerzen bei Kindern 118
Bauchspeicheldrüsenstörung 40, 52, 53
Beine, offene 151
Bettnässen 119, 120
Bewußtlosigkeit 99
Blasen an den Füßen 145, 155
Blasenentzündung 77
– akute 77, 78
– chronische 77, 78
– bei Kindern 120
Blasenkolik 82, 83
Blasenstärkung 78, 80
Blähungen 36, 41, 42, 43, 44, 45, 49, 59, 63
– bei älteren Menschen 141
– bei Säuglingen und Kleinkindern 107, 108
Blinddarmentzündung 34
– bei Kindern 118
Bluterguß 151, 153
Bluthochdruck 94, 96
Blutunterdruck 93, 94, 95, 96
Brechreiz 40, 41
– bei Kindern 118

Bronchitis 27
– akute 27, 28
– chronische 28, 29, 31
– bei älteren Menschen (»Altershusten«) 136

C

chronische Darminfektion 45
chronischer Husten 28, 29, 31
chronische Verstopfung 45

D

Darmentzündung 40
Darminfektion 33, 43, 44, 45
– akute 43, 44, 45
– chronische 44, 45
Darmkatarrh 40, 48
Darmkolik 48
Decubitus (Durchliegeschäden) 149, 152
depressive Verstimmung 85, 86, 88, 90, 91, 97, 129
Druckstellen an den Füßen 145
Durchblutungsstörungen, periphere 95
Durchfall, akuter 43, 44, 45
– bei älteren Menschen 141
– bei Kindern 121
Durchliegeschäden (Decubitus) 149, 152
Durst, fehlender, bei älteren Menschen 140
Dysmenorrhoe (Periodenschmerzen) 125, 126, 127

E

Eisenmangel und Blutarmut 127
– bei Kindern 111
Ekzeme 147
– trockene 147
– bei Säuglingen und Kleinkindern 110
Entzündung der Bauchspeicheldrüse 40, 52, 53
Erbrechen, akutes 40, 41
– bei Kindern 118
Erfrierungen 149

Erkältung 21
– fieberhafte 21, 26
– fieberhafte, bei Kindern 111, 112, 113, 116
– Vorbeugung 19, 20, 21, 24
– Vorbeugung bei Kindern 111
Erregung, nervöse 85, 86
– bei Kindern 122
Erschöpfung 85, 86
– nervöse 85, 86, 89
– nervöse, bei Kindern 122

F

fehlender Durst bei älteren Menschen 140
Fieber 26, 27
– bei Kindern 112, 113, 114
Fluor, konstitutioneller (Weißfluß) 127, 128, 129, 130
Frostbeulen 149
Frühjahrsmüdigkeit 161
Furunkel 151, 152, 154, 155
Fußpilz 148
Fußsohlen, brennende 145

G

Gallenblasenbeschwerden 35, 36, 55, 63
Gallefluß, gestörter 58, 59, 60
Gallensteine 55, 61, 62, 160
– Vorbeugung 57, 61, 62
Gallenwegsentzündung 55, 63
Gallekolik 55, 61, 62
– Vorbeugung 61, 62
Galleschmerzen 55, 59, 61, 62, 63
Gastritis 33, 50
– akute 33, 50, 51, 52
– chronische 33, 50, 51, 52
Gehörgangsekzem 104
Gelenkrheuma 68

geschwächte
Abwehrkräfte 19, 20, 21
– bei Kindern 110
Geschwülste 151, 154, 155
Geschwüre 151, 154, 155
gestörte
Eiweißverdauung 39
Gicht 65, 66, 67, 70, 71,
72, 73, 74, 160
– verminderte
   Wasserausscheidung 69
– verminderte
   Leberfunktion 70
– chronische
   Verstopfung 69
grippaler Infekt 19, 21, 26
– bei Kindern 111, 112,
113, 116
Gürtelrose 147

H

Hals, rauher 25
Hals- und Rachen-
entzündung 22, 23, 24, 28
– bei Kindern 112
Hautausschläge 145
Hautpilz 148
Hautunreinheiten 143, 144
Haut 144, 145
– müde 144, 145
– trockene 145
– spröde 144, 145
– wunde 144, 145
Hämorrhoiden 53
Hände, schwitzende 148
Heiserkeit 24
»Herzbauchweh«
(Roemheld-Syndrom) 99
Herzbeschwerden 93
– nervöse 93
Herzinfarkt,
Vorbeugung 93
Herzklopfen,
nervöses 93, 98, 99
Herzstechen 93, 97
Herzstärkung 93, 94,
95, 96
Herz- und Kreislaufbe-
schwerden 93, 95, 96, 97
– nervöse 97
Heuschnupfen 105
Hexenschuß 66, 67, 68,
71, 75

Husten 26, 27, 28, 29
– bei Kindern 115, 116,
117
– bellender 31
– bellender,
   bei Kindern 116
– chronischer 28, 29
– krampfartiger 29
– krampfartiger,
   bei Kindern 115
– trockener 31
– trockener,
   bei Kindern 115, 116
– verschleimte
   Bronchien 28, 30, 31
– verschleimte Bronchien,
   bei Kindern 115, 116
Hühneraugen 148
Hypertonie 94, 96
Hypotonie 93, 94, 95, 96

I

Insektenstiche 155
Ischias 66, 71, 75

K

Karbunkel 151, 152, 154
Kehlkopfentzündung 24
Keuchhusten 29, 31
– bei Kindern 115, 117
Kieferhöhlen-
entzündung 25
– akute 25
– chronische 25
Knochenbrüchen,
Schwellungen bei 151,
153, 155
Kopfschmerzen 94, 101,
102, 103, 130
– »Kater« 102
– nervöse 101
Konstitutioneller Fluor
(Weißfluß) 127, 128,
129, 130
Kreislaufstärkung 21
Kreislaufstabilisierung 21

L

Leberkolik 55
Leberschutz 55, 57, 58,
Leberschwellung 57
Leber- und Galle-
beschwerden 55, 57, 58,
59, 60, 61, 62, 63
Leistungsminderung 88
Lippenpflege 144
Lumbago 66
Lungenemphysem 28, 29

M

Madenwürmer
bei Kindern 121
Magenbeschwerden 33,
36, 37, 55
– nervöse 33, 49, 50, 51
– nervöse, bei Kindern 121
– durch Erkältung 40
– durch seelische
   Probleme 33
– durch fettes Essen 39, 40
Magengeschwür 33, 50, 51
Magenkolik 48
Magenschleimhaut-
entzündung 33, 50
– akute 50, 51, 52
– chronische 50, 51, 52
Magenschmerzen 40, 41,
48
– akute 40, 48, 58
– nervöse 33, 49, 50, 51
Magenschwäche 34, 35, 36
Magenstärkung 34, 35, 36
Masern 117, 118
Menstruationsbeschwer-
den (Dysmenorrhoe) 125,
126, 127
Migräne 101, 102
– nervöse 101
Milchschorf bei Säuglingen
und Kleinkindern 110
Mumps 117, 118
Müdigkeit 85, 86, 93
müde Haut 144, 145
Muskel-
rheumatismus 65, 67, 68
Mundgeruch 39

N

Nagelbettentzündung
(Umlauf) 152, 153, 154
Nasenbluten 105
Nebenhöhlen-
entzündung 25
– akute 25
– chronische 25
Nervosität 35, 85, 86, 87,
89, 90, 96, 97, 129, 130,
131
– bei Kindern 121
Nieren- und
Blasenkolik 82, 83
Nieren- und
Blasenspülung 79, 80
Nieren- und
Blasenstärkung 78, 80
Nieren- und
Blasensteine 81, 160
– Austreibung 77, 81, 82
– Vorbeugung 81, 82

O

offene Beine 151, 152,
153, 155
Ohnmacht 99
Ohrenschmerzen 104
Oxyuriasis
(Madenwürmer) 121

P

periphere Durchblutungs-
störungen 95
Pickel 122, 123, 143, 144
Pollen-Allergie 105
Prellungen 151, 152, 153,
154
Prostatabeschwerden 133,
137, 138, 139
Psoriasis (Schuppen-
flechte) 146, 147
Puls, langsamer 95
Pusteln 122, 123, 143,
144, 145

18

R

Raucherkatarrh 19, 102
Reizblase 77
Reizhusten 28
Reizmagen 33
rheumatische
Beschwerden 65, 66, 67, 68, 70, 71, 72, 73, 74
Roemheld-Syndrom (»Herzbauchweh«) 99

S

Säuglingsschnupfen 109
Schlafstörungen 85, 86, 88, 89, 90, 91, 97, 129, 130, 131
– bei älteren
    Menschen 134, 139
– bei Kindern 111
– durch depressive
    Verstimmung 86
– durch Überforderung
    85, 86
– durch Verdauungs-
    beschwerden 86
– nervöse 85, 86, 87
Schluckauf 43
Schluckbeschwerden 22
Schnupfen 25
– akuter 25
– akuter,
    bei Kindern 114, 117
– »verschleppter« 25, 26
Schulprobleme 121
Schuppenflechte
(Psoriasis) 146, 147
Schweißfüße 148
Schwellungen nach
Knochenbrüchen 151, 153, 155

Schwielen an den
Füßen 144, 145
schwitzende Hände 148
Sodbrennen 43
Sommersprossen 146
Sonnenbrand 157
Splitter 155
Sportverletzungen 151, 154
spröde Haut 144, 145
Staublunge 28, 29
Stärkungsmittel für
ältere Menschen 133, 134
Stirnhöhlenentzündung 25
– akute 25
– chronische 25

T

trockene Haut 145
trockener Husten 31

U

Übelkeit 40, 41
– bei Kindern 118
Überforderung 85, 86, 93, 97
– bei Kindern 121, 122
Umlauf (Nagelbett-
entzündung) 152, 153
Unruhe 35, 85, 86, 87, 88, 89, 93, 96, 97, 126, 129, 130, 131
Unterschenkelgeschwür 151, 152, 153, 155

V

Vegetative Dystonie des
kleinen Beckens 125, 128, 129, 130
Verbrennungen 157

Verbrühungen 157
Verdauungsbeschwerden 34, 35, 36, 38
– bei älteren
    Menschen 135
– bei Kindern 118
– nach zu fettem
    Essen 39, 40
Verdauungsschwäche 34, 35, 36, 38, 39, 43
– bei älteren
    Menschen 135
»verdorbener« Magen 39, 40
– bei Kindern 118
Verkrampfung,
    seelische 121, 122
Verrenkungen 151, 152, 153, 154, 155
»verschleppte« Kiefer-
höhlenentzündung 25
»verschleppter«
Schnupfen 25
»verschleppte« Stirnhöhlenentzündung 25
Verspannung,
nervöse 85, 86, 87
– bei Kindern 121, 122
Verstauchungen 151, 152, 153, 154, 155
Verstimmung, depressive 85, 86, 88, 90, 91, 97
Verstopfung 45, 160
– akute 45, 46
– chronische 45, 46, 47, 48, 63
– bei Gelbsucht 58
Vorbeugung
Erkältung 19, 20, 21, 24
– bei Kindern 111

Vorbeugung
Gallekolik 57, 61, 62
Vorbeugung
Gallensteine 57, 61, 62
Vorbeugung
Herzinfarkt 93
Vorbeugung Nieren- und
Blasenerkrankung 77, 79
Vorbeugung Nieren- und
Blasensteine 77, 81, 82
Vorbeugung rheumatische
Beschwerden 71
Völlegefühl 41, 42, 43, 58
– bei Kindern 121

W

Warzen 145
Weißfluß,
konstitutioneller 125, 127, 128, 129, 130
Windeldermatitis 110
Windpocken 117
Wundbehandlung bei
Säuglingen und
Kleinkindern 110
Wunden, schlecht
heilende 151, 152, 153, 154, 155
wunde Haut 144, 145
Würmer bei Kindern 121

Z

Zahnungsdurchfall bei
Säuglingen und
Kleinkindern 108
Zahnschmerzen 103
Zecken 148
Zerrungen 151, 152, 153, 154, 155
Zwölffingerdarm-
geschwür 33, 50, 51

Wichtiger Hinweis

In diesem Buch ist die Behandlung der häufigsten
Alltagsbeschwerden mit bewährten Hausmitteln dargestellt. Jeder Leser ist aufgefordert, in eigener Verantwortung zu entscheiden, ob und inwieweit er Hausmittel
zur Behandlung seiner Beschwerden einsetzen möchte.
Beachten Sie unbedingt die Warnhinweise im Text
sowie die Ausführungen zu den »Grenzen der Selbstbehandlung« (Seite 15) und halten Sie sich genau an
Zubereitungs- und Dosierungsvorschriften.
Wenn Sie in ärztlicher Behandlung sind, informieren Sie
bitte Ihren Arzt über Ihr Vorhaben, sich mit Hausmitteln
selber zu behandeln.

Der Autor

Mannfried Pahlow, Apotheker, anerkannter Heilpflanzen-
Fachmann. Mitglied der Gesellschaft für Phytotherapie;
Inhaber der Sertürner-Medaille, 1963 verliehen von der
Deutschen Pharmazeutischen Gesellschaft.
Verfasser von Fachbüchern und populären Heilpflanzen-
Titeln, unter anderem »Der große GU Ratgeber Heil-
pflanzen« und »Das große Buch der Heilpflanzen«, beide
erschienen im Gräfe und Unzer Verlag, München.

Impressum

2. Auflage 1993
© 1992 Gräfe und Unzer Verlag GmbH, München
Alle Rechte vorbehalten. Nachdruck, auch auszugsweise,
sowie Verbreitung durch Film, Funk und Fernsehen,
durch fotomechanische Wiedergabe, Tonträger und
Datenverarbeitungssysteme jeder Art nur mit schriftlicher
Genehmigung des Verlages.

Redaktion: Doris Schimmelpfennig-Funke
Lektorat: Christine Pfützner
Herstellung: Michael von Bressensdorf
Gesamtherstellung:
BuchHaus.Kraxenberger.Gigler.GmbH, München
Druck und Bindung: Grafedit, Bergamo

Printed in Italy

ISBN 3-7742-1588-X